健康养生与膳食验方

主编 ● 刘建浩　周青云　牛兵

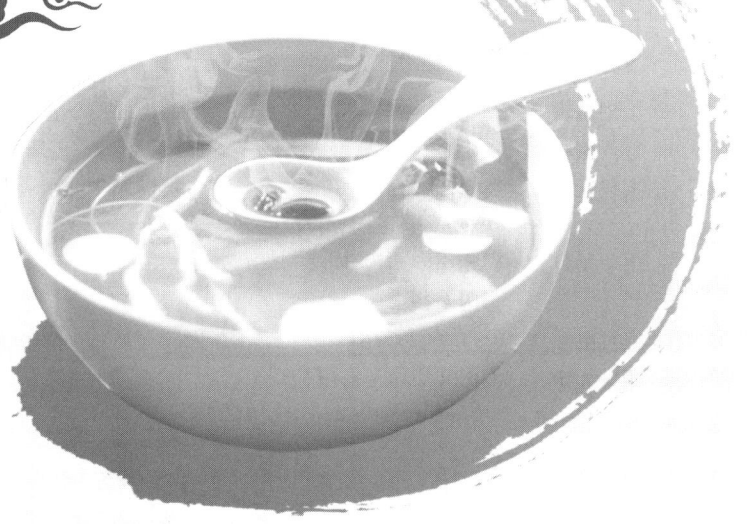

郑州大学出版社

图书在版编目(CIP)数据

健康养生与膳食验方 / 刘建浩，周青云，牛兵主编.
郑州：郑州大学出版社，2025.6. -- ISBN 978-7-5773-
1195-1

Ⅰ．R212；R247.1

中国国家版本馆 CIP 数据核字第 2025NS2788 号

健康养生与膳食验方
JIANKANG YANGSHENG YU SHANSHI YANFANG

策划编辑	李龙传	封面设计	曾耀东
责任编辑	白晓晓　张馨文	版式设计	曾耀东
责任校对	吕笑娟	责任监制	朱亚君

出版发行	郑州大学出版社	地　　址	河南省郑州市高新技术开发区
经　　销	全国新华书店		长椿路 11 号(450001)
发行电话	0371-66966070	网　　址	http://www.zzup.cn
印　　刷	河南文华印务有限公司		
开　　本	710 mm×1 010 mm　1 / 16		
印　　张	20.75	字　　数	352 千字
版　　次	2025 年 6 月第 1 版	印　　次	2025 年 6 月第 1 次印刷
书　　号	ISBN 978-7-5773-1195-1	定　　价	89.00 元

本书如有印装质量问题，请与本社联系调换。

主编简介

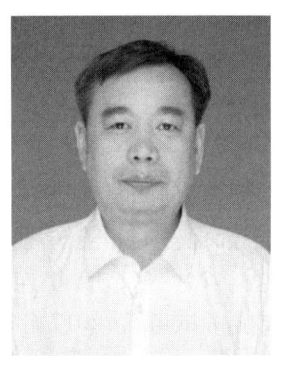

刘建浩,针灸推拿学博士,主任医师,广州中医药大学博士研究生导师,三亚市中医院院长,三亚市科协兼职副主席。海南省拔尖人才、三亚市委重点联系服务专家、三亚市劳模和工匠人才工作室领衔人、三亚市第三届道德模范、海南省基层老中医药专家指导老师。海南省临床医学研究中心中医康复学学科带头人。获海南省优秀医师奖。中国针灸学会火针专业委员会副主任委员、中国康复学会针灸康复技术委员会副主任委员、海南省中医药学会治未病专业委员会主任委员、海南省针灸学会常务理事。先后主持、参与国家级、省部级、厅局级科研课题10余项,发表论文20余篇;主编、参编《实用食疗和验方》《住院医师规范化培训心理健康教程》《古代医学针灸学术思想概要》《中医临床基础》等医学著作和教材6部。荣获各级科技奖和荣誉奖20余项。

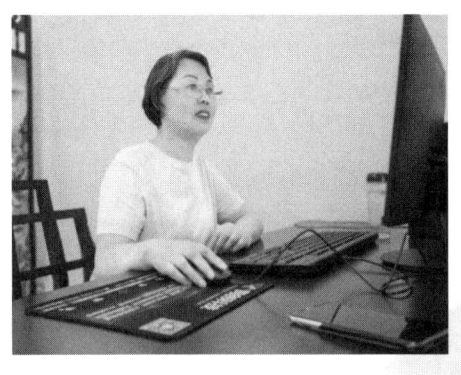

周青云,教育学教授,医学文化著作研究顾问指导。1976年于许昌农学院(现河南农业大学)毕业后留校,从事教学、科研工作,其间在学术期刊上发表论文60余篇,完成省部级科研项目20余项,荣获各级科技奖励10余项。退休后一直致力于弘扬中华优秀传统文化,策划成立了"河南力耘文化发展有限公司",创办了"河南忠泰心理咨询有限公司",服务社会和众多高校教师,累计策划、出版高校教材16部(其中省级规划教材6部)以及《新编常见病实用食疗》《实用食疗和验方》《住院医师规范化培训心理健康教程》等医学著作,成果丰硕。

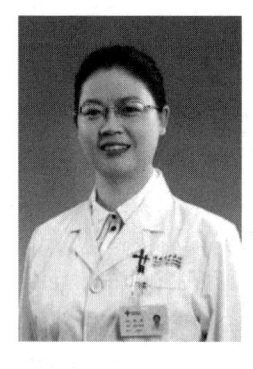　　牛兵,1976年生,中共党员,1999年毕业于河南医科大学(现郑州大学)口腔医学系。副主任医师,河南省中医院(河南中医药大学第二附属医院)口腔科副主任。河南省口腔医学会老年口腔医学专委会常委,河南省口腔健康管理委员会副主任委员,河南省中西医结合学会口腔分会秘书,河南省干部保健委员会专家组成员,河南省医院管理协会常委。2011—2019年连续8年任河南省医师资培考试技能考试考官;2017年获河南省中医院首批35-45人才奖。

　　先后主持厅局级课题3项,发表科研论文10余篇。主编、参编医学著作3部。荣获各级科技奖和荣誉奖6项。

《健康养生与膳食验方》
编委会

主　编　刘建浩　周青云　牛　兵

副主编　王素利　樊　伟　肖育志
　　　　寇志雄　王　波　薛川松

编　委　(按姓氏笔画排序)
　　　　王天磊　王文秀　王世尧　叶学远
　　　　白曼莫　朱　俊　刘　通　刘淑文
　　　　李　娜　李　黎　李余洁　时靖贻
　　　　陈　欣　陈　翔　陈　媛　凌绵聪
　　　　黄居海　梁铧瑛　韩媛媛　褚江海

前　言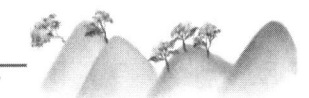

健康是人类永恒的追求,也是幸福生活的基石。随着现代生活节奏的加快和环境变化的加剧,健康问题日益受到全球关注。近年来,国内外在健康领域的研究与实践取得了显著进展,新的理念、方法和政策不断涌现,为人们的健康生活提供了科学指导。本书正是在这样的背景下应运而生,旨在结合传统智慧与现代科学,为读者提供一套实用、有效的健康养生方案。

在全球化背景下,世界卫生组织(WHO)多次强调"预防优于治疗"的健康理念,提倡通过健康饮食、适度运动和良好的生活习惯来预防疾病。例如,WHO 发布的《2025—2030 年健康饮食全球行动计划》指出,均衡的饮食结构是预防慢性病的关键,推荐增加全谷物、蔬菜和水果的摄入,减少盐、糖及饱和脂肪酸的用量。与此同时,美国膳食指南(2025—2030)也提出了类似的建议,特别强调了植物性饮食和可持续健康减重的重要性。这些国际指南为我们提供了科学的参考,也印证了中医"药食同源"理念的深远意义。

中国作为拥有五千多年文明历史的国度,中医药在健康养生领域有着独特的优势。中医药理论强调整体观念和辨证施治,认为人体是一个有机的整体,健康的状态依赖于阴阳平衡、气血调和。食疗作为中医药的重要组成部分,历史悠久,早在《黄帝内经》中就有"五谷为养,五果为助,五畜为益,五菜为充"的记载。唐代孙思邈在《备急千金要方》中明确提出"夫为医者,当须先洞晓病源,知其所犯,以食治之,食疗不愈,然后命药",体现了食疗在疾病防治中的优先地位。

近年来,中国政府高度重视中医药的传承与发展。2023 年,国家中医药管理局发布《中医药振兴发展重大工程实施方案》,进一步强调中医药在健康中国建设中的独特作用。2025 年,国家卫生健康委员会发布《全民健康减重行动计划》,明确提出将中医药健康养生理念融入减重策略,倡导通过食疗、运动和心理调适相结合的方式,实现科学减重。这一政策不仅回应了社会对肥胖问题的关注,也为健康养生领域的发展指明了方向。

本书的编写立足于传统中医药理论,同时融入了国内外最新的健康养生研究成果。全书分为内科、外科、妇科等多个章节,涵盖了常见疾病的食疗方案和药膳验方。每一节内容均以中医辨证为基础,结合现代营养学知识,力求科学性与实用性并重。例如,在感冒的食疗中,我们不仅提供了传统的姜糖粥、陈皮生姜粥等膳食,还结合现代研究,推荐了富含维生素 C 的食材以增强免疫力。这种传统与现代的结合,旨在为读者提供更全面的健康指导。

值得一提的是,本书特别注重食疗的个性化和安全性。中医强调"辨证施食",即根据个人的体质、病情和季节变化选择合适的食疗方案。例如,风寒感冒与风热感冒的食疗方法截然不同,盲目使用可能会适得其反。因此,我们在对应章节中详细介绍了食疗的适应证和禁忌证,帮助读者避开误区,科学养生。

此外,本书还收录了许多简单易行的家庭药膳验方。这些方剂大多采用常见食材,如红枣、枸杞、生姜等,既方便取材,又易于操作。例如,针对咳嗽的"大蒜冰糖水"和"雪梨桑叶炖冰糖",不仅疗效显著,而且适合家庭日常使用。我们希望通过这些实用的内容,让健康养生真正融入读者的日常生活。

本书的编写得到了众多专家学者的支持和指导,他们为内容的科学性和严谨性提供了宝贵意见。在此,我们向所有为本书付出努力的同行致以诚挚的感谢。由于健康养生领域的知识不断更新,书中难免存在不足之处,欢迎读者批评指正。

健康养生是一项长期的事业,需要科学的方法和持之以恒的努力。希望本书的出版,能为读者提供一份可靠的参考,帮助大家在繁忙的生活中找到适合自己的养生之道。同时,我们也希望通过这本书,让更多人了解中医药文化的博大精深,感受其独特的魅力。愿每一位读者都能从本书中获益,拥有健康、快乐的生活。

编者

2025 年 3 月

目 录

第一章　内科疾病健康养生食疗 ·································· 001
- 第一节　肺系病证健康养生食疗 ·································· 003
- 第二节　心脑病证健康养生食疗 ·································· 014
- 第三节　脾胃系病证健康养生食疗 ································ 036
- 第四节　肝胆病证健康养生食疗 ·································· 049
- 第五节　肾系病证健康养生食疗 ·································· 064
- 第六节　气血津液病证健康养生食疗 ······························ 071

第二章　外科疾病健康养生食疗 ·································· 083
- 第一节　躯干部疾病健康养生食疗 ································ 084
- 第二节　上肢疾病健康养生食疗 ·································· 086
- 第三节　下肢疾病健康养生食疗 ·································· 090
- 第四节　其他骨科疾病健康养生食疗 ······························ 095
- 第五节　皮肤病健康养生食疗 ···································· 124
- 第六节　肛门直肠病健康养生食疗 ································ 127
- 第七节　男性病健康养生食疗 ···································· 130

第三章　妇科疾病健康养生食疗 ·································· 134
- 第一节　月经病健康养生食疗 ···································· 136
- 第二节　带下病健康养生食疗 ···································· 152
- 第三节　产后病健康养生食疗 ···································· 154
- 第四节　妇科杂病健康养生食疗 ·································· 169

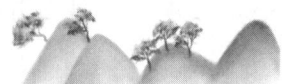

第四章　内科疾病养生验方 ……………………………… 180
第一节　肺系病证养生验方 …………………………… 180
第二节　心脑病证养生验方 …………………………… 192
第三节　脾胃系病证养生验方 ………………………… 204
第四节　肝胆病证养生验方 …………………………… 216
第五节　肾系病证养生验方 …………………………… 228
第六节　气血津液病证养生验方 ……………………… 236

第五章　外科疾病养生验方 ……………………………… 246
第一节　躯干部疾病养生验方 ………………………… 247
第二节　上肢疾病养生验方 …………………………… 256
第三节　下肢疾病养生验方 …………………………… 260
第四节　其他骨科疾病养生验方 ……………………… 264
第五节　皮肤病养生验方 ……………………………… 270
第六节　瘿病养生验方 ………………………………… 285
第七节　肛门直肠疾病养生验方 ……………………… 288
第八节　男性病养生验方 ……………………………… 294

第六章　妇科疾病养生验方 ……………………………… 298
第一节　月经病养生验方 ……………………………… 298
第二节　带下病养生验方 ……………………………… 308
第三节　妇科杂病养生验方 …………………………… 310
第四节　乳房疾病养生验方 …………………………… 316

参考文献 …………………………………………………… 320

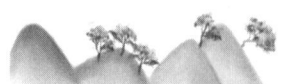

第一章
内科疾病健康养生食疗

中医内科疾病健康养生食疗,作为中医食疗的一个重要分支,历史悠久,源远流长。它基于中医基础理论,将食物与药物相结合,通过调节人体内部环境,达到预防和治疗内科疾病的目的。

【历史渊源】

健康养生食疗的历史源远流长,早在《周礼·天官》中就有记载。远在公元前5世纪,我国已有"食医"的设置,食医专门掌管食疗之事,安排帝王的一日三餐和四时饮食。随着中医基础理论的发展,食疗在内科领域的应用也逐渐丰富和完善。东汉医圣张仲景擅长运用食疗治疗疾病,唐代孙思邈的《备急千金要方》中设有"食治"专篇,收录了许多内科疾病的健康养生食疗方法。此后,历代医家不断积累和总结,形成了丰富的中医内科疾病健康养生食疗理论和实践经验。

【理论基础】

中医内科疾病健康养生食疗的理论基础主要包括中医的阴阳五行学说、脏腑经络理论、气血津液理论等。中医认为,内科疾病发生与人体内部环境的失衡密切相关,如气血不和、脏腑功能失调等。因此,通过健康养生食疗调养,可以调和气血、平衡阴阳、补益脏腑,从而达到预防和治疗内科疾病的目的。

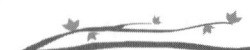

【食疗原则】

1. 辨证施食

中医内科疾病健康养生食疗强调辨证施治,即根据患者的具体病情和体质特点,选择适宜的食疗方案。不同的内科疾病和体质类型需要不同的食疗方法和食材。

2. 药食同源

中医认为许多食物具有药用价值,即"药食同源"。在内科疾病健康养生食疗中,常选用一些具有滋补、调理作用的食物,如红枣、枸杞、当归等,以达到治疗目的。

3. 性味归经

中医注重食物的性味归经,即食物的性质(寒、热、温、凉)和五味(酸、苦、甘、辛、咸)以及归经(肝、心、脾、肺、肾等)。在内科健康养生食疗中,根据病情需要选择相应性味归经的食物进行调理。

【应用范围】

中医内科疾病健康养生食疗广泛应用于咳嗽、脾胃病、心血管疾病等多种内科疾病的预防和治疗中。通过食疗调养,可以改善患者的体质状况,缓解症状,提高生活质量。

【注意事项】

1. 辨证施食

在进行内科疾病健康养生食疗时,必须根据患者的具体病情和体质特点进行辨证施食,避免盲目跟风或滥用食疗方法。

2. 适量食用

食疗虽然安全有效,但也需要适量食用。过量食用某些食物可能会导致身体不适或加重病情。

3. 避免禁忌

在进行内科疾病健康养生食疗时,需要注意食物的禁忌事项,如某些食物可能与患者的体质或病情相冲,应避免食用。

中医内科疾病健康养生食疗是一种安全、有效、方便的内科疾病防治方法。通过合理的食疗调养,可以调和气血、平衡阴阳、补益脏腑,达到预防和治疗内科疾病的目的。然而,在进行内科食疗时需要注意辨证施食、适量食用和避免禁忌等事项,以确保其安全性和有效性。

第一节 肺系病证健康养生食疗

一、感冒

感冒是感受触冒风邪而导致肺失宣肃、卫表不和的常见外感疾病,临床表现以鼻塞、流涕、喷嚏、咳嗽、头痛、恶寒、发热、全身不适、脉浮为特征,包括现代医学的普通感冒、流行性感冒及其他上呼吸道感染等。

1. 姜糖粥

原料:鲜生姜25克,粳米100克,红糖30克。

做法:将粳米淘洗干净,生姜切末,粳米加水大火煮沸后加入姜末,转小火煮成粥,加红糖调味。

功效:祛风散寒,解表发汗。

主治:风寒感冒。

2. 生姜萝卜冬瓜饮

原料:生姜30克,萝卜100克,冬瓜100克。

做法:将生姜切丝,萝卜、冬瓜切块,加水大火煮沸后转小火,煮15分钟。热饮,每次100毫升,每日数次。

功效:散寒解表,宣肺止咳。

主治:风寒感冒之咽喉干痛。

3.二白姜丝饮

原料:葱白1根(大葱),白萝卜100克,生姜30克。

做法:将葱白切段,生姜切丝,白萝卜切块,加水煮沸(10~15分钟)。热饮,每次100毫升,每日数次。

功效:祛风散寒,发汗解表。

主治:风寒感冒。

4.枸杞红枣鸡汤

原料:鸡1只,红枣5枚,枸杞少许,葱、生姜、精盐、料酒等适量。

做法:将鸡宰杀后,去内脏,洗净,开水焯烫,去血沫。取红枣(去核)、姜切片,葱切丝,待用。把鸡肉、枸杞、红枣、料酒、葱、生姜放入砂锅中,先用大火煮沸,再用文火焖煮2.5小时,最后加入精盐等即可。

功效:祛风散寒,发汗解表。

主治:风寒感冒。

5.陈皮生姜粥

原料:橘子皮15克,鲜生姜30克,薏苡仁30克。

做法:将橘子皮、生姜切丝,与薏苡仁一起放入砂锅,加适量水,大火烧开后转小火,至薏苡仁熟则汤成。

功效:解表散寒,祛湿和中。

主治:风寒感冒夹湿。

6.绿豆白菜饮

原料:绿豆100克,白菜心1个。

做法:将绿豆洗干净后放入锅中,加入适量水,大火烧开后转小火煮15分钟,加入白菜心煮5分钟,滤过白菜心、绿豆后,汤液分3次饮用。

功效:清热解毒。

主治:风热感冒。

7.桑菊薄荷茶

原料:菊花10克,薄荷6克,桑叶10克。

做法:将菊花、薄荷、桑叶加适量清水煮沸,代茶饮。

功效:辛凉解表。

主治:风热感冒。

8. 青蒲蜂蜜茶

原料:大青叶10克,蒲公英10克,蜂蜜适量。

做法:将大青叶、蒲公英放入锅内,加水煮沸,15分钟后过滤药渣,放入蜂蜜搅拌均匀即可,代茶饮。

功效:清热解毒。

主治:风热感冒。

9. 五指毛桃鸡汤

原料:鸡肉500克,五指毛桃15克,香菜15克,葱白30克,红枣5枚,生姜4片,粳米适量。

做法:先把葱白、香菜、鸡肉切碎,生姜切丝。鸡肉、粳米、红枣、生姜放入锅中,加入清水适量,大火煮沸后转小火煮1小时,粥成。加入葱白、香菜,调味食用。

功效:解表散寒,益气固表。

主治:气虚感冒。

10. 山药小米粥

原料:山药100克,小米50克,生姜30克。

做法:将生姜切末,山药去皮切块,与小米一起放入砂锅,加适量清水,大火煮开,转小火煮成粥。

功效:解表散寒,健脾和中。

主治:气虚感冒。

二、咳嗽

咳嗽是指肺气上逆作声,咯吐痰液。为肺系疾病的主要症候之一。凡临床表现以咳嗽为主要症状的疾病均属本部分讨论范围。其他疾病兼见咳嗽症状者,可与本部分联系互参。现代医学中急、慢性支气管炎,以及支气管扩张等以咳嗽为主要症状者,参照本部分内容辨证食疗。

1. 大蒜冰糖水

原料:大蒜3瓣,冰糖1粒。

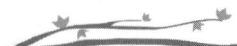

做法:将大蒜拍碎,加入冰糖,加入半碗水,炖锅内炖15分钟即可。

功效:散寒止咳。

主治:风寒咳嗽。

2. 姜葱粥

原料:生姜20克,葱白20克,粳米150克。

做法:粳米淘洗干净,放入砂锅加适量清水,大火煮开转小火熬煮成粥,待熟时加生姜、葱白,稍煮即可。

功效:发散风寒,解表止咳。

主治:风寒咳嗽。

3. 杏苏糕

原料:杏仁粉15克,苏叶粉3克,红糖适量,面粉适量,酵母粉少量。

做法:取面粉适量,加入酵母粉、清水,发酵揉制成块;取杏仁粉(杏仁去尖、皮研粉)、苏叶粉,加红糖适量拌匀,撒于糕面,上锅蒸熟食用。

功效:发散风寒,止咳平喘。

主治:风寒咳嗽。

4. 芫荽汤

原料:芫荽(香菜)30克,饴糖30克,大米100克。

做法:将大米洗净,加水煮汤,取大米汤3汤匙与香菜、饴糖搅拌后蒸10分钟。

功效:祛风散寒止咳。

主治:风寒咳嗽。

5. 姜丝蛋炒饭

原料:鸡蛋2个,姜、冷饭、盐、料酒各适量。

做法:鸡蛋打散成蛋液,姜去皮,切成丝;锅里放油少许烧热,将打散的鸡蛋液炒成半生熟,盛出;原锅不用放油,将姜丝倒入,小火慢慢炒至姜丝微微发黄,放入冷饭,炒均匀;加入已炒好的鸡蛋,继续炒均匀;放盐调味,洒少许料酒,再翻炒均匀即可。

功效:祛风散寒止咳。

主治:风寒咳嗽。

6. 芥菜生姜紫苏肉片汤

原料:猪瘦肉 50 克,芥菜 150 克,生姜 10 克,紫苏 5 克,精盐、味精等各适量。

做法:将芥菜、紫苏洗净,生姜去皮、拍破,猪肉洗净,切成薄片。先将生姜放油锅炒香,加适量水,放芥菜、瘦肉片,用武火煮沸,放入紫苏稍煮片刻,调味后趁热食用。

功效:散寒止咳。

主治:风寒咳嗽。

7. 雪梨桑叶炖冰糖

原料:雪梨 1~2 个,冰糖 30~60 克,桑叶 10 克。

做法:将雪梨去皮、核,与冰糖、桑叶放置炖锅内,隔水炖至冰糖融化,食梨饮汁。

功效:疏散风热,润肺止咳。

主治:风热咳嗽。

8. 苏子茯苓薏苡仁粥

原料:苏子 15 克,薏苡仁 60 克,茯苓粉 15 克。

做法:苏子用干净纱布包好,与薏苡仁、茯苓粉一起煎煮成粥,去苏子后服用。

功效:化痰止咳。

主治:痰湿咳嗽。

9. 秋梨鲜藕膏

原料:秋梨 20 个,红枣 1000 克,鲜藕 1500 克,鲜姜 300 克,冰糖、蜂蜜适量。

做法:先将梨、枣、藕、姜砸烂取汁,加热熬膏,入冰糖溶化后,再用蜂蜜收膏,可早晚适量服用。

功效:润肺止咳。

主治:肺燥咳嗽。

10. 鲜竹红糖汁

原料:鲜竹 1 节,红糖适量。

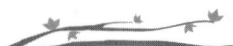

做法:取鲜竹1节,装满红糖,在砂锅中炖煮,饮汁。

功效:清热化痰。

主治:痰热咳嗽。

11. 冬瓜白果杏仁饮

原料:冬瓜15克,白果2个,杏仁10克,冰糖适量。

做法:将冬瓜清洗干净,去皮切块,与白果、杏仁一起加水熬煮后过滤,加入冰糖调匀,每日3～5次,每次1小杯。

功效:清热化痰。

主治:痰热咳嗽。

三、哮病、喘证

哮病是一种发作性痰鸣气喘疾病,发作时喉中有哮鸣音,呼吸急促、困难,甚则喘息不能平卧。相当于现代医学中支气管哮喘、喘息性支气管炎、嗜酸性粒细胞增多症等引起的哮喘疾患。喘即气喘,是临床表现以呼吸困难,甚至张口抬肩、鼻翼翕动、不能平卧为特征的病证。

1. 猪肺杏仁粥

原料:猪肺80克,粳米50克,杏仁10克。

做法:将猪肺洗净并切块,锅内焯烫后去血沫,过冷水;杏仁去皮洗净,将洗净的粳米与杏仁、猪肺一起放入锅内,加清水适量,大火煮开,小火熬成稀粥,调味即可。

功效:化痰降气,补益肺气。

主治:肺虚痰阻之哮喘。

2. 参苓粳米粥

原料:粳米100克,党参15克,茯苓30克,鲜生姜10克(约3片)。

做法:将鲜生姜切丝,党参切成薄片,茯苓捣碎泡半小时,取药汁,用粳米一同煮粥,一年四季常服。

功效:补肺益肾。

主治:肺肾气虚之哮喘。

3. 莱菔子粳米粥

原料:莱菔子30克,粳米50克。

做法:将莱菔子水研后过滤,取汁,加入粳米,再加水500毫升左右,煮为稀粥。

功效:化痰平喘。

主治:痰湿阻肺之哮喘。

4. 百合地黄鸡蛋

原料:生地黄30克,百合30克,鸡蛋2个。

做法:以百合、生地黄、鸡蛋同煮至蛋熟,去壳,连汤同服。

功效:补肺阴虚,止咳喘。

主治:肺虚而致的久咳、久喘证。

5. 燕窝糯米粥

原料:燕窝1盏,糯米100克,冰糖30克。

做法:将燕窝泡发后撕成细丝放碗中,加入清水200毫升和冰糖,放在笼内蒸30分钟。糯米淘净。锅中加清水800毫升煮沸,放入淘洗好的糯米,再将蒸好的燕窝放入糯米锅中,先用大火煮沸,再改用小火煮,以米熟烂为度,早晚温服。

功效:润肺清热,滋阴补肾,益气养胃。

主治:肺肾两虚之哮喘。

6. 羊肉薏苡仁粥

原料:鲜羊肉500克,薏苡仁100克,大葱、鲜姜、精盐、胡椒粉、味精适量。

做法:将羊肉洗净,剁成块,与淘洗好的薏苡仁一起下锅,并放入鲜姜、精盐、大葱,沸后,用小火熬成粥,待熟后加入胡椒粉、味精即可。

功效:润肺,平喘,暖胃,补血,益气。

主治:阳虚哮喘。

7. 半夏雪梨汁

原料:雪梨1个,法半夏9克,冰糖少许。

做法:雪梨挖去核,加入法半夏、冰糖,隔水蒸熟,去法半夏食用。

功效:燥湿化痰润肺。

主治:痰浊阻肺者。

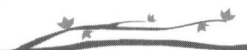

8. 炖南瓜

原料：南瓜1个(500~1000克)，鲜生姜15克，冰糖、蜂蜜适量。

做法：南瓜切开顶盖，去瓤，加入鲜生姜(切丝)和冰糖、蜂蜜适量，盖好顶盖，隔水炖2小时。

功效：补益肺肾。

主治：肺肾两虚之哮喘。

9. 老鸭汤

原料：老鸭1只，玉竹30克，沙参30克。

做法：将老鸭宰杀后去内脏，洗净，放砂锅内，再放入沙参、玉竹，加水适量。先用武火煮沸，再用文火焖煮1小时以上，将鸭肉煮烂，放入调料。

功效：滋阴润肺。

主治：肺阴亏虚之哮喘。

10. 银杏大枣粥

原料：大枣8枚，银杏6枚，糯米50克。

做法：将银杏、大枣、糯米加水适量，煮粥服。

功效：敛肺定喘。

主治：肺虚之哮喘缓解期。

11. 四仁鸡子粥

原料：蛋黄(鸡子黄)1个，杏仁20克，花生仁50克，白果仁20克，核桃仁50克。

做法：将杏仁、花生仁、白果仁、核桃仁炒后研磨成粉，将蛋黄放入碗中，取15克粉末，搅拌均匀，放入锅中隔水炖熟即可食用。

功效：补肾润肺，纳气平喘。

主治：肺肾两虚之哮喘。

四、肺痈

肺痈是指肺气上逆作声，咯吐痰液，为肺系疾病的主要症候之一。凡临床表现以肺痈为主要症状的疾病均属本部分讨论范围。其他疾病兼见肺痈症状者，可与本部分联系互参。现代医学之急、慢性支气管炎，以及支气管扩张等病以肺痈为主要症状者,参照本部分内容辨证食疗。

1. 薏苡仁红枣汁

原料:鲜薏苡仁根30克,红枣4枚。

做法:将鲜薏苡仁根捣碎,加红枣煨服,每日3次。

功效:清热排脓。

主治:痰热壅盛之肺痈。

2. 荞麦酒

原料:野荞麦根茎250克(洗净晒干,去根须),黄酒1250毫升。

做法:晒干的野荞麦切碎,以瓦罐盛,加黄酒,罐口密封,隔水文火蒸煮3小时,最后得净汁约1000毫升。成人每次服30~40毫升,每日3次。

功效:清热消肿排脓。

主治:如发热、臭痰排不出或排不尽,经久不愈,采用酒剂。

3. 薏苡粥

原料:生薏苡仁50克,粳米100克。

做法:煮粥食用。

功效:清热排脓。

主治:痰热壅盛之肺痈。

4. 沙参麦冬粥

原料:麦冬15克,南沙参15克,北沙参15克,糯米适量。

做法:煮粥食用。

功效:益气养阴。

主治:肺痈恢复期。

5. 冬瓜荷叶汤

原料:鲜冬瓜500克,鲜荷叶1张,盐适量。

做法:冬瓜、荷叶加适量水炖汤,加盐调味后,饮汤吃冬瓜。每日2次。

功效:清热化痰。

主治:痰热壅盛之肺痈初期。

6. 凉拌鱼腥草

原料:鱼腥草适量,盐、酱油、醋、白糖、鸡精。

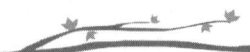

做法:①将鱼腥草的老根、须掐去,留下嫩白根及叶片,用清水多洗几遍,洗净去泥沙,用冷水浸泡10分钟,捞出控干水分待用;也可以用开水焯烫。②将鱼腥草放到盆里,放入盐、酱油、白糖、醋、鸡精,即可食用,口味可根据自己的喜好与地域的不同而相应调整。提示:鱼腥草只能吃白根和叶,食用时必须用冷水泡,消除异味。

功效:清热泻肺。

主治:肺痈初期。

五、肺痨

肺痨是指肺气上逆作声、咯液、咯血、盗汗等,为肺系疾病的主要症候之一。凡临床表现以肺痨为主要症状的疾病均属本部分讨论范围。其他疾病兼见肺痨症状者,可与本部分联系互参。与现代医学的肺结核基本相同,参照本部分内容辨证食疗。

1. 瘦肉炖黄精

原料:猪瘦肉150克,黄精30克,黄芪15克。

做法:将猪瘦肉洗净后切成块,并与黄精、黄芪一起放入砂锅内。往砂锅内加入适量的水,将肉煮烂后,再加入调味品即可食用。

功效:补中气、润心肺,增强免疫力。

主治:肺痨,有咯血症状及体质虚弱者可多服。

不适宜服用人群:湿热体质者应慎用。

2. 莲子百合煲瘦肉

原料:百合30克,莲子30克,猪瘦肉300克,玉竹15克。

做法:将猪瘦肉洗净后切成块,与莲子、百合、玉竹一起放入砂锅内。往砂锅内加入适量的水,用文火将肉煮烂后,再加入调味品即可食用。

功效:清热、润肺、生津。

主治:肺热津伤之肺痨。

不适宜服用人群:脾胃虚寒者应慎用。

3. 川贝母蒸猪肺

原料:猪肺80克,川贝母15克,白糖适量,银耳10克。

做法:将猪肺洗净后剖开一个小口,将川贝母、银耳及白糖放入切开的猪肺口内,一起放入碗中。在碗中加入适量的水。将装有猪肺的碗放入笼屉内,蒸至猪肺熟烂即可食用。

功效:清热润肺。

主治:肺热津伤之肺痨。

不适宜服用人群:风寒咳嗽者应避免食用。

4. 银耳鸽蛋羹

原料:银耳20克,鸽蛋1个,冰糖少许,枸杞10克。

做法:将银耳用清水浸泡20分钟后切碎。将银耳、枸杞与适量清水一同放入锅内,先用武火将水煮沸后加入冰糖,再用文火将银耳炖烂。将鸽蛋蛋液置碗中打散,并上锅文火蒸3分钟后取出。将鸽蛋羹倒入银耳羹中,煮沸片刻即可食用。

功效:益胃生津,养阴润肺。

主治:肺痨,有干咳症状。

不适宜服用人群:痰湿内盛者应慎用。

5. 萝卜羊肉汤

原料:羊肉250克,白萝卜500克,当归15克。

做法:将羊肉洗净后去掉筋膜,切成块。然后将羊肉放入沸水中,焯一下后捞出沥水。将萝卜洗净后切成块。先将羊肉块与当归放入砂锅中煮半小时,再加入萝卜块同煮至羊肉熟烂,加上调料后即可食用。

功效:解热毒,祛痰湿,益气理中,凉血止血。

主治:久病体虚之肺痨。

不适宜服用人群:阴虚火旺者应慎用。

第二节 心脑病证健康养生食疗

一、心悸

心悸是指由心之气血阴阳亏虚致心神失养,或因痰饮瘀血阻滞扰及心神,出现心中悸动不安甚则不能自主的一种病证,常伴有胸闷、气短、失眠、健忘、眩晕等症。临床一般多呈发作性,亦可呈持续性。常见于现代医学的心律失常、甲状腺功能亢进症、心脏神经官能症等疾病。

1. 柏子仁蒸猪心

原料:猪心1个,柏子仁10~15克。

做法:猪心内塞入柏子仁,隔水炖熟吃。每3天1次,一般2~3次见效。

功效:滋阴清火,养心安神。

主治:心肾不交之心悸。

2. 百合瘦肉汤

原料:百合100克,猪瘦肉250克。

做法:将猪瘦肉洗净后切成块,并与百合一起放入砂锅内。往砂锅内加入适量的水,将肉煮烂后,再加入调味品即可食用。

功效:宁心益智。

主治:心神不宁之心悸。

3. 瘦肉牡蛎汤

原料:猪瘦肉150克,新鲜牡蛎肉150克。

做法:将猪瘦肉洗净后切成块,并与清洗干净的牡蛎肉一起放入砂锅内,往砂锅内加入适量的水,将肉煮烂后,再加入调味品即可食用。

功效:镇惊安神。

主治:心神不宁之心悸。

4. 红枣粥

原料:红枣10枚,大米适量。

做法:将红枣与洗干净的大米放入砂锅中,加水煮粥。

功效:补益气血。

主治:气血不足所致的心悸。

5. 雪羹汤

原料:马蹄 100 克,海蜇 50 克。

做法:马蹄、海蜇煮汤饮用。

功效:清热化痰。

主治:痰火上扰型心悸。

6. 柏子仁粥

原料:柏子仁 10~15 克,粳米,蜂蜜。

做法:柏子仁稍捣烂,同粳米加水煮粥,待粥将成时,加少许蜂蜜。早、晚餐服食。

功效:养心安神。

主治:心神不宁之心悸。

7. 薤白瓜仁汤

原料:薤白 10 克,瓜蒌仁 10 克。

做法:薤白、瓜蒌仁煎汤喝,每日 2~3 次。

功效:益气养血。

主治:气滞血瘀型心悸。

8. 甘麦大枣茶

原料:小麦 100 克,大枣 10 枚,炙甘草 10 克。

做法:三者一同煎水代茶饮。

功效:补益肝血。

主治:肝血不足之心悸。

9. 人参当归猪心汤

原料:人参 9 克,当归 15 克,猪心 1 个。

做法:人参、当归洗净切片,猪心洗净,把人参、当归塞入猪心中,放入炖盅内。加开水适量,炖盅加盖,置锅内用文火隔开水炖 3 小时,调味食用。

功效:益气养血,补心安神。

主治：心气不足、心血虚少之心悸。

10. 人参百合粥

原料：白参6片，百合60克，粳米100克，冰糖。

做法：前三种食材浸泡1小时许，文火煎煮成粥，粥将成时入冰糖调味食用。每日2次。

功效：益气养阴，清心润肺。

主治：气阴两虚之心悸。

11. 龙眼莲子汤

原料：莲子30克，芡实30克，薏苡仁50克，龙眼肉8克，蜂蜜30克。

做法：莲子、芡实、薏苡仁、龙眼肉加水500克，大火煮开，改小火煮1小时，加入蜂蜜即成。

功效：益气养阴。

主治：心脾气血两虚所致的心悸。

12. 鹿茸香菇菜心

原料：鹿茸片2克，玉兰片50克，香菇200克，青菜心300克，白酒2000毫升，姜末、味精、精盐、料酒、清汤、猪油各适量。

做法：鹿茸片加白酒2000毫升，分2次浸泡，浸泡后的鹿茸片留取备用。将锅放在火上，加入猪油。油热时，先将姜末下锅炒一下，随后将香菇、青菜心、玉兰片下锅，用勺煸炒，加入味精、料酒、精盐、清汤及鹿茸白酒提取液，用勺搅拌收汁。汁浓时，勾入少量芡汁，起锅盛在盘内，把留出的鹿茸片点缀在菜上。佐餐食用。

功效：补益心阳。

主治：心阳不足型心悸。

二、胸痹

胸痹是指以胸部闷痛，甚则胸痛彻背、喘息不得卧为主症的一种疾病，轻者仅感胸闷如窒、呼吸欠畅，重者则有胸痛，严重者心痛彻背、背痛彻心。常见于现代医学的冠状动脉粥样硬化性心脏病（心绞痛、心肌梗死）、心脏神经官能症等疾病。

1. 薤白粥

原料:新鲜野葱白(薤白)30克(干品15克),粳米100克。

做法:野葱白与粳米清洗干净,加水煮成粥即可。

功效:宣通心阳。

主治:心阳不振之胸痹。

2. 桂心粥

原料:桂心3克,茯苓10克,粳米50~100克。

做法:用粳米煮粥,桂心、茯苓加水煎汁,取汁入粥中同煮,沸后即成。

功效:化痰宣痹。

主治:痰浊痹阻之胸痹。

3. 大蒜粥

原料:大蒜30克,粳米100克。

做法:大蒜去皮,放入沸水中1分钟后捞出。取粳米100克,放入蒜水中煮成稀粥,再将大蒜重新放入粥中煮片刻。早、晚温服。

功效:温通心阳。

主治:胸阳不振型胸痹。

4. 人参麦冬粥

原料:人参3克,麦冬15克,茯苓15克,粳米100克。

做法:将人参、麦冬、茯苓加水煎煮取汁,加粳米煮粥,熟后食用。

功效:益气养阴。

主治:气阴两虚之胸痹。

5. 山楂葛根茶

原料:丹参15克,葛根10克,生山楂10克,蜂蜜适量。

做法:将丹参、葛根、山楂加水煎煮取汁,调蜂蜜饮用。

功效:活血化瘀通脉。

主治:瘀血内阻型胸痹。

6. 薤白檀香粥

原料:薤白15克,白檀香5克,小米50克。

做法:将薤白、白檀香水煎去渣取汁,用药汁加小米煮粥,早晨空腹服食。

功效:辛温散寒,宣通心阳。

主治:寒凝心脉型胸痹。

7. 瓜蒌莱菔子粥

原料:瓜蒌 20 克,莱菔子 15 克,大米 50 克。

做法:将瓜蒌、莱菔子水煎去渣取汁,用药汁加大米共煮成粥,临睡前空腹服食。

功效:化痰宣痹。

主治:痰浊阻滞型胸痹。

8. 桃仁山楂粥

原料:桃仁 10 克(炒),生山楂 30 克,大米 100 克。

做法:将炒过的桃仁、生山楂捣碎研末,与大米共同煮粥,早晨空腹服食。

功效:活血化瘀通脉。

主治:心血瘀阻型胸痹。

9. 三七猪心

原料:猪心 200 克,三七粉 4 克,木耳 2 克,生姜 10 克(切末),蛋清 1 个,绍酒、酱油、白糖、味精、精盐、胡椒粉、淀粉、香油适量。

做法:将猪心切成薄片,用蛋清、精盐、胡椒粉、淀粉上浆。再把三七粉、绍酒、酱油、白糖、味精、生姜末加水兑成卤汁。炒勺内放油适量,烧至四五成热,把猪心片放油中滑开,倒入漏勺内,在原炒勺内放姜末少许,待炒出味后,把滑好的猪心片和木耳倒入,翻炒几下,再加卤汁炒匀煮沸,淋入香油即成。

功效:补益气血,活血通脉。

主治:气虚血瘀型胸痹。

10. 薤白炖猪心

原料:猪心 1 个,薤白 150 克,胡椒粉、盐适量。

做法:将猪心洗净切成薄片,放入锅中,加水适量,武火煮熟。倒入薤白,文火煮炖至猪心软透,加入佐料即成。

功效:通阳散结,健脾益心。

主治:寒凝心脉之胸痹。

11. 首乌百合粥

原料:制首乌 15 克,百合 30 克,枸杞 9 克,大枣 6 枚,粳米 100 克,白糖适量。

做法:将制首乌加清水放入砂锅煎煮,去渣取浓汁,与洗净的百合、枸杞、大枣、粳米共煮为粥,加入白糖适量,早晚服食。

功效:滋阴降火,养心和络。

主治:心肾阴虚型胸痹。

12. 丹参绿茶

原料:丹参 10 克,绿茶 3 克。

做法:将丹参研成粉末,加绿茶,放保温瓶中,冲入半瓶开水,加盖焖 10~15 分钟即可。

功效:活血化瘀,通脉止痛。

主治:心血瘀阻型胸痹。

13. 三七红枣鲫鱼汤

原料:鲫鱼 1 条(约 150 克),陈皮 10 克,三七 10 克,红枣 10 枚,精盐、香油适量。

做法:将三七、红枣、陈皮切碎和鲫鱼同入锅中,加水 500 毫升,文火煎煮 30 分钟,加入精盐,淋上香油即成。

功效:活血化瘀通络。

主治:心血瘀阻型胸痹。

14. 鲜虾萝卜汤

原料:鲜虾 10 只,白萝卜半根,姜 3 片,葱白半根,蒜 2 瓣,料酒、酱油、盐、香菜各适量。

做法:①鲜虾洗净备用,白萝卜去皮切丝。②锅内盛 4~5 碗水,加 2 片姜煮开后,放入虾和料酒,小火煮 5 分钟后,捞出虾,撇去浮沫备用。③将白萝卜丝放入油锅中翻炒 2 分钟,移至虾汤中,小火煮 10 分钟。④热油锅,将

葱白、1片姜、蒜炒香后,加入虾、少许盐和酱油翻炒少许,全部移到汤锅内,煮2分钟。⑤出锅前用盐、香菜末调味即可享用。

功效:化痰通痹。

主治:痰浊阻滞,心阳不宣之胸痹。

三、不寐

不寐,是以经常不能获得正常睡眠为特征的一类病证。多为情志所伤、饮食不节、劳逸失调、久病体虚等因素引起脏腑机能紊乱,气血失和,阴阳失调,阳不入阴而发病。病位主要在心,涉及肝、胆、脾、胃、肾,病性有虚有实,且虚多实少。

1. 百合枸杞粥

原料:新鲜百合50克,枸杞15克,粳米50克。

做法:将百合、枸杞同粳米放入砂锅中,加清水文火煮成粥,食时可加糖调味。早餐食用。

功效:滋阴降火。

主治:阴虚火旺的不寐。

2. 桑葚粥

原料:新鲜桑葚30克,粳米50克,冰糖适量。

做法:将桑葚、粳米放入砂锅中,加清水文火煮成粥,放入冰糖,早上温服。

功效:补血滋阴。

主治:阴血不足引起的失眠。

3. 山药蛋黄粥

原料:铁棍山药1/3根(约30克),鸡蛋黄1只,粳米50克。

做法:先将山药去皮切块,和粳米煮成稀粥,将蛋黄放入,快速搅匀即可,加盐调味。

功效:补益心脾,养血安神。

主治:心脾两虚型不寐。

4. 百合红枣粥

原料:干百合30克(新鲜50克),粳米50克,红枣12枚,冰糖适量。

做法:百合、红枣清洗干净,与粳米一起加水文火煮粥,放入冰糖,早晚服用。

功效:补益心脾,养血安神。

主治:心神失养型不寐。

5. 酸枣仁粥

原料:酸枣仁 50 克,粳米 100 克。

做法:将酸枣仁捣碎,浓煎取汁。粳米加水煮粥,煮至半熟时,加入酸枣仁汁同煮,至粥成,趁热服食,根据个人口味可加糖。

功效:补益心脾。

主治:心脾两虚的失眠多梦。

6. 磁石肾粥

原料:磁石 60 克,猪肾 1 个,粳米 100 克。

做法:磁石打碎,煎煮 1 小时后去渣。猪肾 1 个,去筋膜,洗净切片。粳米 100 克洗净,加磁石水,煮至半熟时加入猪肾片,再煮至米烂肉熟,日服 1~2 次。

功效:滋阴降火,交通心肾。

主治:肾阴虚弱、肝阳上亢型失眠。

7. 二味粳米粥

原料:酸枣仁、白术各 10 克,粳米 50 克。

做法:将酸枣仁、白术加水煎汤去渣,放入粳米煨粥,调味服食。

功效:补益心脾。

主治:心脾两虚所致的失眠健忘。

8. 龙眼大枣粥

原料:龙眼肉 15 枚,大枣 8 枚,粳米 50 克。

做法:将龙眼肉、大枣、粳米加水共煨粥。

功效:补益心脾,养血安神。

主治:心脾两虚所致的失眠。

9. 首乌灵芝粥

原料:何首乌、灵芝各 15 克,糯米 50 克。

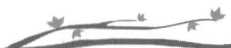

做法:将何首乌、灵芝水煎取汁去渣后加入糯米共煨粥。日服2次。

功效:补益心血,养血安神。

主治:心血不足型失眠。

10. 参归炖猪心

原料:党参50克,当归10克,猪心1个,味精、食盐适量。

做法:将猪心去油脂,洗净;再将党参、当归和猪心放入砂锅内,加水适量,用文火炖至猪心熟烂即成。以味精及食盐调味,可分2次服食,连服10天。

功效:补益气血。

主治:心血虚、气血不足之失眠。

11. 玉竹卤猪心

原料:玉竹50克,猪心500克,生姜、葱、精盐、味精、花椒、白糖、香油、卤汁各适量。

做法:将玉竹拣去杂质加水适量,用文火煎煮40分钟,取药汁;将猪心剖开,去血水,置锅中,倒入药液,加入生姜、葱、花椒,用文火煮至六成熟时捞出。锅中倒入卤汁,下入猪心,再用文火煮熟,捐净浮沫。再在锅内加卤汁适量,放入精盐、白糖、味精和香油适量,加热成浓汁,将其均匀地涂在猪心里外即成。可分2次服食。

功效:滋阴降火,补血安神。

主治:心血不足、心阴亏损的失眠。

12. 猪心丹参山楂汤

原料:猪心1个,丹参20克,山楂25克。

做法:将猪心洗净切片,同丹参、山楂共入锅中,加水适量,小火炖至猪心熟烂离火。食肉饮汤,每日1剂,连用10日为1个疗程。

功效:补血安神。

主治:血虚失眠。

13. 茯苓包子

原料:茯苓30克,面粉1000克,猪肉500克,生姜、胡椒、香油、料酒、精盐、酱油、大葱、骨头汤等各适量。

做法：将茯苓块放入锅内，每次加水约250毫升，煎煮3次取汁，调入发酵面团中；猪肉剁馅，加酱油等调料拌匀，按常规制成包子，上笼蒸熟。

功效：补益脾胃，祛湿化痰。

主治：适宜于脾胃虚弱、痰湿阻滞之失眠。

14. 莲子麦苓糕

原料：莲子30克，茯苓20克，麦冬30克，面粉100克，桂花、白糖适量。

做法：以上各味均粉碎成细面，加入白糖、桂花适量，与面粉拌匀，以水和面成面团，上屉蒸成糕。

功效：补益心脾。

主治：心阴不足、脾气虚弱所引起的失眠。

15. 枣竹灯芯粥

原料：枣仁20克，玉竹20克，灯芯草6克，糯米200克。

做法：将枣仁、玉竹、灯芯草用清洁纱布包扎，放入锅中，与糯米同煮成粥，捞出纱布包，即可食粥。

功效：养阴清火，安神镇静，和中除烦。

主治：阴虚火旺之失眠。

四、头痛

头痛是临床常见的症状，通常将局限于头颅上半部，包括眉弓、耳轮上缘和枕外隆凸连线以上部位的疼痛统称头痛。头痛病因繁多，神经痛、颅内感染、颅内占位病变、脑血管疾病、颅外头面部疾病，以及全身疾病如急性感染、中毒等均可导致头痛。

1. 姜葱炒螃蟹

原料：螃蟹1只，生姜、葱、料酒、盐、油等调料。

做法：将螃蟹清洗干净，斩成块状备用。生姜切片，葱切段，锅中热油，放入姜片爆香，再加入螃蟹块翻炒，加入料酒去腥，最后加入葱段和适量盐调味即可。

功效：散寒止痛。

主治：风寒头痛。

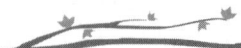

2.川芎红花茶饮

原料:川芎、红花、茶叶适量。

做法:将川芎、红花洗净,与茶叶一同放入茶杯中,用热水冲泡饮用。

功效:通窍活血止痛。

主治:血瘀型头痛。

3.竹笋粥

原料:竹笋、粳米、盐适量。

做法:竹笋洗净切片,粳米淘洗干净。将粳米放入锅中,加入适量清水煮粥,待粥将熟时加入竹笋片和盐调味,再煮片刻即可。

功效:清热化湿。

主治:湿热型头痛。

4.橘红糕

原料:橘红粉、白糖、糯米粉适量。

做法:将糯米粉和橘红粉混合均匀,加入适量水揉成面团。将面团分成小块,搓成圆形,中间压一个小坑,填入适量白糖,再封口搓圆。将橘红糕放入蒸锅中蒸熟即可。

功效:化痰消食。

主治:因痰湿或食积引起的头痛。

5.天麻陈皮炖猪脑

原料:天麻、陈皮适量,猪脑1个,生姜、盐等调料。

做法:将猪脑洗净,天麻、陈皮浸泡洗净,生姜切片。将所有材料放入炖盅中,加入适量清水,隔水炖煮2小时,加盐调味即可。

功效:养阴补肾,息风止痛。

主治:肝风内动或痰湿阻滞引起的头痛。

6.半夏山药粥

原料:法半夏、山药、粳米适量,白糖等调料。

做法:将法半夏洗净,煎汁去渣备用。山药洗净捣碎,与粳米一同放入锅中,加入适量清水煮粥。待粥快熟时加入法半夏汁和白糖调味,再煮片刻即可。

原料:健脾燥湿,化痰降逆。

主治:因痰湿或脾胃虚弱引起的头痛。

7. 天麻炖鱼头

原料:鱼头1个(250克),核桃5克,何首乌5克,天麻6克。

做法:将上述材料放入锅中炖1~2小时,调味饮用。

功效:平肝息风。

主治:肝风内动之头痛。

8. 黄酒核桃泥

原料:核桃仁5~6颗,黄酒50毫升,白糖5克。

做法:将核桃仁捣碎呈泥粉状,加入黄酒、白糖,然后隔水小火蒸10分钟左右即可。

功效:活血化瘀通窍。

主治:缓解顽固性头痛。

9. 清蒸黄酒姜汁猪脑

原料:猪脑2个,生姜汁1杯,黄酒100克。

做法:将猪脑洗净,与生姜汁、黄酒一同放入炖盅,上锅蒸熟即可。每日1剂,一次食用完。连吃数日。

功效:祛风祛湿通窍。

主治:风湿头痛。

10. 乌鸡黄芪当归汤

原料:乌鸡1只,黄芪30克,当归20克,葱、姜适量。

做法:乌鸡、黄芪、当归加入葱姜共煮,取汤饮之。

功效:养血滋阴,和络止痛。

主治:血虚头痛。

11. 乌鸡红枣龙眼粥

原料:乌鸡1只,红枣10枚,龙眼10个,莲子适量,大米100克。

做法:乌鸡、红枣、龙眼、莲子、大米煮粥食。

功效:养血滋阴,和络止痛。

主治:血虚头痛。

12. 菊花煮鸡蛋

原料:鸡蛋2个,白菊花30克,白芷30克,川芎30克,防风15克。

做法:用针将鸡蛋扎10个小孔备用。用水煎各药,待沸后放入有孔的鸡蛋继续煎煮,待蛋熟后,食蛋饮汤。

功效:祛风止痛。

主治:外感风寒、风热头痛。

13. 党参黄精蒸鸡

原料:嫩母鸡1只,党参30克,黄精30克,怀山药30克,生姜、葱、清汤、食盐、味精、料酒各适量。

做法:母鸡剁去脚尖,洗净。将党参、黄精洗净切片,葱姜洗净,葱切段、姜切片,再与料酒、盐一起放入鸡腹内。怀山药去皮切段,与鸡(腹朝上)一起放入砂锅内,加清汤适量,先用旺火烧沸,转用文火炖熬至酥,加入食盐、味精调好口味,即可食用。

功效:养阴补肾,填精生髓。

主治:肾虚头痛。

五、眩晕

眩晕是一种主观感觉障碍,患者感到自己或环境在旋转或摇晃。它可被分类为旋转性和非旋转性,同时又可被分为自发性和诱发性。旋转性眩晕包括自身或周围环境旋转、翻滚感觉,而非旋转性眩晕包含摇摆、倾斜、飘忽、滑动感觉。导致眩晕的常见原因包括疾病因素(如前庭末梢性眩晕和前庭中枢性眩晕)、药物因素、环境因素和生活方式。特定群体如老年人或有视觉系统、前庭器官和本体感觉系统疾病的人更容易出现眩晕。

1. 杞果牛骨汤

原料:生牛骨250克,枸杞15克,黑豆30克,大枣10枚。

做法:以上材料加水适量,共煮熟烂,调味后服食。每日1次,空腹食用,连服30天。

功效:补益气血。

主治:气血亏虚型眩晕。

2. 山药紫荆皮汤

原料:山药 30 克,紫荆皮 9 克,红枣 20 克。

做法:先将山药、紫荆皮、红枣洗净,加水适量,一同煎汤。日服 1 剂,分 3 次服用。

功效:补益气血。

主治:气血两虚之眩晕。

3. 制首乌粳米粥

原料:制首乌 60 克,红枣 5 枚,粳米 100 克,红糖适量。

做法:①首先用制首乌煮汁去渣,随即加入红枣和粳米一同煮成粥。②将要煮熟的时候加入红糖,搅拌均匀,再煮 20 分钟即可。

功效:补益肝肾。

主治:肝肾亏虚型眩晕。

4. 莲藕牛腩汤

原料:牛腩 600 克,莲藕 500 克,红豆 15 克,生姜 4 片,蜜枣 2 个。

做法:牛腩洗净,切大块,去肥油,放沸水里焯一下,取出在冷水里漂洗干净,沥干水。将莲藕洗净,刮去莲藕的皮、去节,拍成大块,红豆、生姜、蜜枣洗净,与牛腩一起放锅中,加适量的清水,大火煮沸以后转小火煲 3 小时,即可食用。

功效:补益肝肾。

主治:肝肾亏虚之眩晕。

5. 龙眼花生小米粥

原料:龙眼肉 15 克,花生米 20 克,小米 50 克。

做法:将龙眼肉、花生米洗净。锅内加适量水,待水开后,将龙眼肉、花生米、小米入锅,文火煮成粥,早晚服用。

功效:益气补血。

主治:气血亏虚型眩晕。

6. 天麻川芎茯苓蒸鲤鱼

原料:鲜鲤鱼 1 条(约 1000 克),川芎 20 克,天麻 15 克,茯苓 15 克。

做法:首先将天麻、川芎、茯苓一起放入二次米酒水中浸泡 4~6 小时,将天麻取出,放到米饭上蒸透;然后将天麻切片,填满鱼肚,装入竹筒,加少许葱、姜和清水,蒸机上蒸 30 分钟左右;最后将竹筒装盘即可。当饭吃。

功效:平肝息风。

主治:肝阳上亢型眩晕。

7. 夏枯草瘦肉汤

原料:猪瘦肉约 100 克,夏枯草 15 克。

做法:将猪瘦肉清洗干净切薄片,与夏枯草一起入锅内,加水文火炖煮,至肉熟后,捞出夏枯草,加入调料。食肉饮汤,每日 1 次。

功效:清肝化郁。

主治:肝经郁热型眩晕。

8. 海参鸽蛋汤

原料:水发海参 250 克,鸽蛋 3 个,葱、姜、盐适量。

做法:海参清洗干净,去除肚内薄膜,切条,放沸水锅内烫透,过冷水。把鸽蛋放入锅中加水煮熟,捞出,去蛋壳。在热油锅内放葱、姜,煸炒至金黄,烹入汤料,高汤煮开,加入鸽蛋、海参煮片刻即成。

功效:补益气血。

主治:气血两虚型眩晕。

9. 新蚌玉米须汤

原料:玉米须 30 克,新鲜蚌肉约 150 克,盐、葱、姜、花椒适量。

做法:将玉米须洗净,葱、姜拍破,蚌肉去杂洗净,一同放入锅内,武火煮开,文火炖至蚌肉熟烂为度,去玉米须。食肉饮汤,每日 1 次。

功效:补益肝血,疏肝清热。

主治:肝血不足、肝经郁热型眩晕。

10. 山萸肉粥

原料:山萸肉 15 克,粳米 60 克,白糖适量。

做法:山萸肉洗净、去核,与粳米同入砂锅煮粥,待粥将熟时,加入白糖,稍煮即成。每日 1~2 次。

功效:滋补肝肾。

主治:肝肾不足型眩晕。

11. 菊花山楂粥

原料：菊花15克,山楂15克,粳米100克,冰糖适量。

做法：将菊花、山楂加水煮30分钟,将粳米放入药汁中煮成粥。加冰糖调味。

功效：平肝泻火。

主治：肝火上炎引起的眩晕。

12. 芹菜凉拌海带

原料：芹菜100克,海带100克,食盐、香油、醋适量。

做法：将海带、芹菜洗干净,海带切丝、芹菜切段,然后分别在沸水中焯水,加入少许食盐、香油、醋拌均匀。

功效：平肝潜阳。

主治：肝阳上亢型眩晕。

13. 大枣花生粥

原料：大枣10枚,花生15克,粟米100克。

做法：大枣去核,花生洗净,与粟米共煮为粥。

功效：补益气血。

主治：气血亏虚型眩晕。

14. 黑豆小麦煎

原料：黑豆50克,浮小麦50克。

做法：将黑豆用温水泡30分钟备用。浮小麦洗净,与黑豆一同放入锅中,加水,以武火煮沸后,再用文火同煮至豆熟,即可停火。

功效：滋养肝肾。

主治：肾精不足之眩晕。

六、中风

脑卒中,俗称中风,分为缺血性脑卒中和出血性脑卒中两种类型,是由多种原因导致脑血管受损,产生局灶性或整体脑组织损害的疾病。

1. 三味粟米粥

原料：薄荷叶30克,荆芥穗30克,豆豉100克,粟米150克。

做法:薄荷叶、荆芥穗、豆豉水煎取汁,去渣后放入粟米,加清水煮成粥。每日1次,空腹服。

功效:祛风化痰通络。

主治:中风后言语蹇涩。

2. 大枣粳米粥

原料:桂枝10克,白芍10克,黄芪15克,生姜15克,粳米100克,大枣4枚。

做法:桂枝、白芍、黄芪、生姜加水浓煎取汁,去渣。取粳米、大枣加水煨粥。粥成后倒入药汁,调匀即可。每日1次。

功效:补气活血通络。

主治:气虚血瘀型中风后遗症。

3. 羊肚山药汤

原料:羊肚1具,山药200克。

做法:取羊肚去筋膜后洗净切片,加水煮烂后加入山药,煮至汤汁浓稠,代粥服。

功效:健脾补气。

主治:中风后体质虚弱。

4. 四味粳米粥

原料:天麻9克(包煎),枸杞15克,红枣8枚,党参10克,粳米50～100克。

做法:天麻、枸杞、红枣、党参加水煮沸后用文火煎煮约20分钟。去天麻、枣核,加入粳米共煨粥。每日2次。

功效:补益肝肾。

主治:中风后偏瘫。

5. 大豆独活酒

原料:独活60克,白酒1000毫升,大豆30克。

做法:独活、白酒一起煎,取酒汁500毫升。另将大豆爆炒,趁热急投酒中。2小时后去渣即成。饭前温服20毫升。

功效:祛风化痰通络。

主治：中风后舌强不语。

6. 栗子龙眼粥

原料：栗子 10 个（去壳用肉），龙眼肉 15 克，粳米 50 克，白糖少许。

做法：先将栗子切成碎块，与粳米同煮成粥，将熟时放龙眼肉，食用时加白糖少许。可做早餐，或不拘时食用。

功效：益气养血。

主治：气虚血瘀之中风。

7. 枸杞羊肾粥

原料：羊肾 1 个，羊肉 50 克，枸杞 30 克，粳米 50 克，葱、五香粉适量。

做法：将羊肾、羊肉片与枸杞并入佐料先煮 20 分钟，加入粳米熬成粥即可。晨起做早餐食用。

功效：益气、补虚、通脉。

主治：肾气亏虚之中风。

8. 地龙桃花饼

原料：干地龙 30 克，红花、赤芍、桃仁各 20 克，当归 50 克，黄芪 100 克，川芎 10 克，玉米粉 400 克，面粉 100 克，白糖适量。

做法：将干地龙以酒浸去腥味，烘干研粉；红花、赤芍、当归、黄芪、川芎水煎 2 次，取汁备用。将玉米粉、面粉、地龙粉、白糖混匀，用药汁调，制饼 20 个；桃仁去皮尖，打碎，略炒，匀放于饼上，入笼蒸熟（或烘箱烤熟）。当主食食用。

功效：补气活血通络。

主治：气虚血瘀型中风后遗症。

9. 黄芪炖蛇肉

原料：黄芪 60 克，蛇肉 200 克，生姜 3 片。

做法：将蛇肉洗净，与黄芪、生姜共炖汤，加油、盐调味即可。饮汤食肉。

功效：补气活血通络。

主治：气虚血瘀型中风。

10. 天麻焖鸡块

原料：母鸡 1 只（约重 1500 克），天麻 15 克，水发冬菇 50 克，鸡汤 500 毫升,调料适量。

做法:将天麻洗净,切薄片,放碗内,上屉蒸10分钟取出;鸡去骨,切成3厘米见方的块,用油氽一下,捞出备用。将葱、姜用油煸出香味,加入鸡汤和调料,倒入鸡块,文火焖40分钟;放入天麻片,5分钟后淀粉勾芡,淋上鸡油即可。佐餐食。

功效:平肝息风,养血安神。

主治:肝阳上亢型中风瘫痪。

11. 牛筋当归汤

原料:牛蹄筋50克,当归50克,葱、生姜、精盐、味精等各适量。

做法:将牛蹄筋剔除杂肉,同当归一起放入砂锅,摆上葱节、姜片,注入清水适量,置文火上炖之。待牛蹄筋酥烂后,拣去当归、葱节、姜片,加入精盐、味精调好味即可服食。食筋饮汤,每日1剂,1次食完,以15天为1个疗程。

功效:补气活血通络。

主治:气虚血瘀中风之手足无力。

12. 羊乳饮

原料:羊奶250毫升,竹沥水15毫升,蜂蜜20克,韭菜汁10毫升。

做法:羊奶煮沸后,加竹沥水、蜂蜜、韭菜汁,再煮沸。代茶饮。

功效:化痰祛瘀通络。

主治:痰瘀型中风。

13. 豆豉粥

原料:豆豉10克,荆芥6克,薄荷6克,葱白4克,生姜10克,盐少许,羊髓50克,粳米100克。

做法:先煎荆芥、豆豉、葱白、生姜,后下薄荷,去渣取汁备用。将汁加入清水,并入粳米、羊髓煮粥,待熟,加盐调味即可食。空腹食用。

功效:祛风通络。

主治:风邪入络型中风。

14. 复方黄芪粥

原料:黄芪、生姜各15克,炒白芍、桂枝各10克,粳米15克,大枣4枚。

做法:前4味水煎取汁,与粳米、大枣煮粥。每日1剂,1次服完。

功效:补气通络。

主治:气虚血瘀之中风肢体麻木。

七、癫痫

癫痫是一种以反复癫痫发作为表现的慢性脑部疾病。由脑部神经元异常放电引发,疾病的发作有反复性和短暂性特点。癫痫的发病原因包括肌肉收缩、大脑皮质发育障碍、脑部肿瘤、头外伤、中枢神经系统感染等,并且可能与遗传有关。

1. 芹菜红枣汤

原料:芹菜100克,红枣10枚。

做法:将芹菜洗净切段,红枣去核,同放砂锅内加水煮汤,佐餐食用。

功效:益气镇静安神。

主治:气虚血瘀。

2. 猪心烧木耳

原料:猪心1个,黑木耳50克,植物油、细盐、味精、小葱等各适量。

做法:将猪心洗净切片,黑木耳泡发洗净切好,小葱切碎。用油炒猪心,加入木耳、小葱翻炒至熟,加盐、味精调味即可。

功效:养心安神,补血益气。

主治:心脾两虚。

3. 萝卜饼

原料:白萝卜150克,面粉100克,猪瘦肉100克,生姜、葱、食盐、菜油各适量。

做法:将白萝卜洗净切丝,用菜油煸炒至五成熟,与猪肉末、调料拌匀成馅。将面粉加水和成面团,揪成面剂,擀成薄片,填入萝卜馅,制成夹心小饼,放饼铛内烙熟即成。

功效:养心安神,补血益气。

主治:心脾两虚。

4. 淮山枸杞煲肉

原料:淮山药250克,枸杞30克,猪瘦肉100克,生姜、葱、食盐各适量。

做法:将淮山药、枸杞洗净,猪瘦肉切块,生姜切片,葱切段。将所有材料放入砂锅内,加适量清水,武火煮沸后,文火煲至肉熟烂,加盐调味即可。

功效:养心安神,补血益气。

主治:心脾两虚。

5. 枸杞炖羊脑

原料:羊脑1具,枸杞50克,油、盐、葱、姜适量。

做法:将枸杞、羊脑放炖盅内,加水适量,隔火炖,油、盐调味。

功效:养心安神,补血益气。

主治:心脾两虚。

6. 砂锅羊心

原料:羊心1个,玉竹50克,玫瑰花2朵,食盐适量。

做法:将羊心剖开洗净,与玫瑰花、玉竹同放砂锅内,加水适量,用文火煮炖至羊心熟透,加盐调味即成。

功效:养心安神,补血益气。

主治:心脾两虚。

7. 羊脑龙眼汤

原料:羊脑1个,龙眼肉50克,生姜、葱、料酒、食盐各适量。

做法:将羊脑浸于水中,去除表面筋膜和血丝,洗净切好;龙眼肉、生姜、葱洗净切好。将所有材料放入砂锅内,加适量清水和料酒,武火煮沸后,文火煲至羊脑熟烂,加盐调味即可。

功效:养心安神,补血益气。

主治:心脾两虚。

8. 人参橘皮汤

原料:生晒参10克,橘皮30克,白糖适量。

做法:生晒参、橘皮先煎,去渣取汁,加入白糖即成。

功效:补益气血。

主治:肾气虚。

八、痴呆

痴呆是指慢性获得性进行性智能障碍综合征。临床上以缓慢出现的智能减退为主要特征,伴有不同程度的人格改变。它是一组临床综合征,而非一种独立的疾病。

1. 花生粳米粥

原料:花生仁50克,粳米100克。

做法:将花生仁与粳米一同煮粥,粥熟后加入适量白糖调味。

功效:补脾益肾填髓。

主治:脾肾两虚,髓海不足。

2. 蒜泥芝麻蜜

原料:大蒜3瓣,芝麻适量,蜂蜜适量。

做法:将大蒜捣成泥状,加入芝麻和蜂蜜调匀。每日适量食用。

功效:补脾益肾填髓。

主治:脾肾两虚,髓海不足。

3. 核桃粥

原料:核桃仁50克,粳米100克。

做法:将核桃仁与粳米一同煮粥,粥熟后加入适量白糖调味。

功效:补脾益肾填髓。

主治:脾肾两虚,髓海不足。

4. 小麦大枣粥

原料:小麦100克,大枣10枚,冰糖适量。

做法:将小麦和大枣一同煮粥,粥熟后加入冰糖调味。

功效:补脾益肾填髓。

主治:脾肾两虚,髓海不足。

5. 黑芝麻粥

原料:黑芝麻50克,粳米100克。

做法:将黑芝麻炒熟后与粳米一同煮粥,粥熟后加入适量白糖调味。

功效:补脾益肾填髓。

主治:脾肾两虚,髓海不足。

6. 枸杞粥

原料:枸杞30克,粳米100克。

做法:将枸杞与粳米一同煮粥,粥熟后加入适量白糖调味。

功效:补脾益肾填髓。

主治:脾肾两虚,髓海不足。

7.羊脑枸杞汤

原料:羊脑1具,枸杞30克,葱、姜、盐适量。

做法:将羊脑和枸杞一同放入砂锅内,加适量清水,炖煮至熟烂,加入葱、姜、盐调味。

功效:补脾益肾填髓。

主治:脾肾两虚,髓海不足。

第三节　脾胃系病证健康养生食疗

一、胃痛

胃痛,是以上腹胃脘部近心窝处疼痛为主症的病证。根据胃痛的临床表现,现代医学中的急、慢性胃炎,胃和十二指肠溃疡,胃痉挛,以及功能性消化不良等疾病以上腹胃脘部疼痛为主要症状者,均可参照本部分内容辨证食疗。

1.丁香肉桂红糖煎

原料:丁香1.5克,肉桂1克,红糖适量。

做法:丁香、肉桂用温水浸透,武火煮沸,文火煮20分钟,取汁,调入红糖,每次服5~10毫升,每日3次。

功效:散寒止痛。

主治:胃痛暴作,恶寒喜暖,得温痛减,遇寒加重,口淡不渴,或喜热饮,舌淡苔薄白,脉弦紧。

2.小茴香粥

原料:炒小茴香20克,粳米100克。

做法:将炒小茴香放入纱布袋里,扎口,水煎半小时,再放入洗净的粳米同煮为粥。作早晚餐,服时酌加精盐、味精调味。

功效:散寒止痛。

主治:胃痛暴作,恶寒喜暖,得温痛减,遇寒加重,口淡不渴,或喜热饮,舌淡苔薄白,脉弦紧。

3. 大山楂丸

原料:山楂960克,麦芽140克(炒制),神曲140克(炒制),白糖840克,蜂蜜适量。

做法:将前3者共研为细末,加白糖,混合均匀,炼蜜为丸,每丸重9克。每服1丸,温开水送下。

功效:消食导滞,和胃止痛。

主治:胃脘疼痛,胀满拒按,嗳腐吞酸,或呕吐不消化食物,气味腐臭,吐后痛减,不思饮食,大便不爽,得矢气及便后稍舒,舌苔厚腻,脉滑。

4. 白术猪肚粥

原料:白术30克,槟榔10克,生姜10克,猪肚1个,粳米100克,葱白3根(切细),盐少许。

做法:将前3味药粗捣筛,猪肚洗净去涎滑,纳药于猪肚中封口,以水煮猪肚令熟,取汁,将粳米及葱白共入汁中煮粥,加入食盐,空腹服食。

功效:消食导滞,和胃止痛。

主治:胃脘疼痛,胀满拒按,嗳腐吞酸,或呕吐不消化食物,气味腐臭,吐后痛减,不思饮食,大便不爽,得矢气及便后稍舒,舌苔厚腻,脉滑。

5. 薏苡仁粥

原料:薏苡仁、粳米各50克。

做法:两者分别用清水浸泡,淘洗干净,放入锅中,加清水。先用旺火煮沸,再改用小火煮至熟烂即成。

功效:消食导滞,和胃止痛。

主治:胃脘疼痛,胀满拒按,嗳腐吞酸,或呕吐不消化食物,气味腐臭,吐后痛减,不思饮食,大便不爽,得矢气及便后稍舒,舌苔厚腻,脉滑。

6. 桃仁牛血羹

原料:桃仁12克,新鲜牛血(已凝固)200克,盐少许。

做法:桃仁去皮、尖,研细,与牛血加 500 毫升水同煲汤,调入食盐,佐餐食。

功效:活血化瘀止痛。

主治:胃脘疼痛,痛势急迫,脘闷灼热,口干口苦,口渴而不欲饮,纳呆恶心,小便色黄,大便不畅,舌红,苔黄腻,脉滑数。

7. 葡萄藕蜜膏

原料:生地黄 200 克,葡萄汁 250 克,鲜藕汁 250 克,蜂蜜 500 克。

做法:生地黄洗净,加水适量浸泡透发,再加热煎煮,每 20 分钟取煎液 1 次,加水再煎。共取 3 次,合并煎液,再以小火加热煎熬浓缩,至黏稠时,加葡萄汁和鲜藕汁,再继续煎熬成膏状,加入蜂蜜,至沸后停火,待冷装瓶备用。每次 1 汤匙,以沸水冲化顿服,每日 2 次。

功效:清热生津,滋阴养胃。

主治:胃脘隐隐灼痛,似饥而不欲食,口燥咽干,五心烦热,消瘦乏力,口渴思饮,大便干结,舌红少津,脉细数。

8. 桑葚醪

原料:桑葚 1000 克,糯米 500 克,酒曲适量。

做法:鲜桑葚洗净捣汁(或以干品 300 克煎汁去渣),再与糯米共同煮,做成糯米干饭,待冷,加酒曲适量,拌匀,发酵成为酒酿。每日适量佐餐食用。

功效:清热生津,滋阴养胃。

主治:胃脘隐隐灼痛,似饥而不欲食,口燥咽干,五心烦热,消瘦乏力,口渴思饮,大便干结,舌红少津,脉细数。

9. 茵陈粥

原料:茵陈 45 克,粳米 50 克,砂糖适量。

做法:先以水煎茵陈,去渣取汁,再入粳米煮粥。加砂糖,佐餐食。

功效:清热化湿,和胃止痛。

主治:胃脘疼痛,痛势急迫,脘闷灼热,口干口苦,口渴而不欲饮,纳呆恶心,小便色黄,大便不畅,舌红,苔黄腻,脉滑数。

二、噎膈

噎膈是由食管干涩或食管狭窄导致吞咽食物哽噎不顺,饮食难下,或纳而复出的疾患。噎即噎塞,指吞咽时哽噎不顺;膈为格拒,指饮食不下。噎虽可单独出现,但又经常是膈的前驱症状,临床上常将噎膈并称。根据噎膈的临床表现,现代医学之食管狭窄、食管炎、食管憩室、食管癌、贲门癌、贲门痉挛、胃神经官能症等,均可参照本节内容辨证食疗。

1. 丁香梨

原料:大雪梨1个,丁香15粒,冰糖20克。

做法:梨去皮,用竹签均匀扎15个小孔,每孔内放入1粒丁香,再把梨放入大小合适的盅内,用纸封严盅口,蒸30分钟。把冰糖加少许水溶化,熬成糖汁。将梨浇上冰糖汁。日服1剂。

功效:疏肝化痰,降逆。

主治:吞咽梗阻,胸膈痞满,甚则疼痛,情志舒畅时稍可减轻,情志抑郁时则加重,嗳气呃逆,呕吐痰涎,口干咽燥,大便艰涩,舌质红,苔薄腻,脉弦滑。

2. 红花山楂酒

原料:红花15克,山楂30克,酒250克。

做法:将红花、山楂入酒中浸泡1周。每次饮15～30克,每日2次,视酒量大小饮用,以不醉为度。

功效:疏肝化痰,降逆。

主治:吞咽梗阻,胸膈痞满,甚则疼痛,情志舒畅时稍可减轻,情志抑郁时则加重,嗳气呃逆,呕吐痰涎,口干咽燥,大便艰涩,舌质红,苔薄腻,脉弦滑。

3. 羊乳饮

原料:羊奶250克,竹沥水15克,蜂蜜20克,韭菜汁10克。

做法:羊奶煮沸后,加竹沥水、蜂蜜、韭菜汁,再煮沸。代茶饮。

功效:豁痰涎,化瘀血。

主治:饮食难下,或虽下而复吐出,甚或呕出物如赤豆汁,胸膈疼痛,固定不移,肌肤枯燥,形体消瘦,舌质紫暗,脉细涩。

4. 蜜沾雪梨

原料:雪梨 500 克,蜂蜜 250 克,水适量。

做法:雪梨洗净,去柄、核,切片,放在锅中,加水适量,煮至七成熟烂;水将耗干时加水和蜂蜜,再以小火煎煮熟透,收汁即可。待冷,放瓶罐中备用。随时服用。

功效:滋养阴液,降逆清热。

主治:食入格拒不下,入而复出,甚则水饮难进,心烦口干,胃脘灼热,大便干结如羊粪,形体消瘦,皮肤干枯,小便短赤,舌质光红,干裂少津,脉细数。

5. 三耳汤

原料:银耳、黑木耳、侧耳(均为干品)各 10 克,冰糖 30 克。

做法:将以上"三耳"泡发、洗净、去杂,放入碗中,加冰糖和适量水,上锅蒸 1 小时,熟透。分次或 1 次食用。每日 2 次。

功效:滋养阴液,降逆清热。

主治:食入格拒不下,入而复出,甚则水饮难进,心烦口干,胃脘灼热,大便干结如羊粪,形体消瘦,皮肤干枯,小便短赤,舌质光红,干裂少津,脉细数。

6. 磁石羊肾粥

原料:磁石 30 克,羊肾 1 对,粳米 100 克,黄酒少许。

做法:将羊肾洗净,去内脂,再细切。先煎磁石,去渣,后入羊肾及粳米煮粥,临熟,加入黄酒少许,调和,稍煮。空腹食。

功效:温中和胃,补益脾肾。

主治:水饮不下,泛吐大量黏液白沫,面浮足肿,面色白,形寒气短,精神疲惫,腹胀,舌质淡,苔白,脉细弱。

7. 姜韭牛奶羹

原料:韭菜 250 克,姜 25 克,牛奶 250 克。

做法:韭菜、姜分别切碎,同捣烂后绞汁;再与牛奶同放锅中,煮沸。每日 1 次,热服。

功效：温中和胃，补益脾肾。

主治：水饮不下，泛吐大量黏液白沫，面浮足肿，面色白，形寒气短，精神疲惫，腹胀，舌质淡，苔白，脉细弱。

三、呕吐

呕吐，是由胃失和降、气逆于上所致的一种病证，可见于许多疾病。临床辨证以虚实为纲。治疗以和胃降逆为原则，但须根据虚实不同情况分别处理。

1. 糖渍金橘

原料：金橘 500 克，白砂糖 500 克，水适量。

做法：金橘洗净放锅中，用勺将金橘压扁，去核，加白砂糖腌渍 1 日。待金橘浸透糖后，再以小火煨熬至汁液耗干，停火待冷。再拌入白砂糖，放盘中风干数日，装瓶备用。随时服用。

功效：疏肝理气，和胃止呕。

主治：呕吐吞酸，胸胁胀痛，舌质红，苔薄腻，脉弦。

2. 玫瑰烤羊心

原料：羊心 1 个，藏红花 6 克，鲜玫瑰花 50 克，食盐适量。

做法：羊心切片备用，鲜玫瑰花捣烂取汁，放入小锅中，加清水、藏红花，略煮取汁，加入食盐备用。羊心串在不锈钢钎上，蘸玫瑰花汁在火上翻烤，反复数次至羊心熟透即成。佐餐食。

功效：疏肝理气，和胃止呕。

主治：呕吐吞酸，胸胁胀痛，舌质红，苔薄腻，脉弦。

3. 丁香煨梨

原料：梨 1 个，丁香 15 克。

做法：梨洗净，挖去核，放入丁香，外用菜叶或湿草纸包裹，蒸熟食用。

功效：补益脾胃。

主治：食欲不振，食入难化，恶心呕吐，脘部痞闷，大便不畅，舌苔白滑，脉虚弦。

4. 香姜牛奶

原料：丁香 2 粒，姜汁 1 茶匙，牛奶 250 毫升，白糖少许。

做法:丁香、姜汁、牛奶置锅内煮沸,去丁香,加白糖。温饮。

功效:和胃降逆止呕,滋阴养胃。

主治:呕吐反复发作,或时作干呕,似饥而不欲食,口燥咽干,舌红少津,脉细数。

5. 羊髓煎

原料:羊髓、白蜜各54克,甘草30克。

做法:上3味加水1800毫升煮,取500毫升,去渣,纳蜜髓,煎令如饴。随意食用。

功效:和胃降逆止呕,滋阴养胃。

主治:呕吐反复发作,或时作干呕,似饥而不欲食,口燥咽干,舌红少津,脉细数。

6. 生姜煨红枣

原料:生姜、红枣各适量。

做法:生姜切开,挖孔,嵌入红枣1枚,放炭火上炙烤,待姜皮焦黑,取枣细细嚼食。每服5~6枚,日2次。

功效:补益脾胃。

主治:食欲不振,食入难化,恶心呕吐,脘部痞闷,大便不畅,舌苔白滑,脉虚弦。

7. 砂仁萝卜饮

原料:砂仁6克,萝卜500克。

做法:砂仁捣碎,萝卜切小片,同煎汤,分3次服。食后半小时热服。

功效:化饮和胃止呕。

主治:呕吐清水痰涎,脘闷不食,头眩心悸,舌苔白腻,脉滑。

8. 胡椒生姜汤

原料:生姜30克,胡椒1克。

做法:生姜微煨,与胡椒研末,加水煮汤,日服1剂。

功效:温中止呕。

主治:突然呕吐,胸脘满闷,发热恶寒,头身疼痛,舌苔白腻,脉濡缓。

四、呃逆

呃逆是以胃气上冲动膈,喉间呃呃连声,声短而频,难以自止为主要表现的病证。呃逆相当于现代医学的单纯性膈肌痉挛,其他疾病如胃肠神经官能症、肝硬化晚期及胸腹手术后等引起的呃逆,均可参照本部分内容辨证食疗。

1. 丁香姜糖

原料:丁香 5 克,生姜 30 克,白砂糖 250 克,水适量。

做法:白砂糖放在锅中,加水少许,以小火煎熬至较稠厚,加入生姜碎末、丁香粉调匀,再继续煎熬至用铲挑起即成丝状而不粘手时,停火。将糖倒在表面涂以食用油的大搪瓷盘中,待稍冷,将糖分割成条,再分割约 50 块即可。

功效:温中散寒,降逆止呃。

主治:呃声沉缓有力,胸膈及胃脘不舒,遇寒更甚,得热则减,进食减少,口淡不渴,舌苔白润,脉迟缓。

2. 生地石膏粥

原料:生地黄 15 克,生石膏、粳米各 30 克。

做法:生石膏煎煮 1 小时,去渣取汁,与生地黄、粳米煮粥。每日 1 次。

功效:清胃泻火,降逆止呃。

主治:呃声洪亮有力,冲逆而出,口臭烦渴,多喜冷饮,大便秘结,小便短赤,苔黄燥,脉滑数。

3. 陈皮瘦肉粥

原料:陈皮 9 克,墨鱼骨 12 克,瘦肉 50 克,白米、食盐适量。

做法:瘦肉洗净,切片;白米淘净,与陈皮、墨鱼骨同煮为粥。熟后去墨鱼骨、陈皮,加入瘦肉片再煮至肉熟,食盐调味温服。

功效:理气解郁,降逆止呃。

主治:呃逆连声,常因情志不畅而诱发或加重,胸胁满闷,脘腹胀满,嗳气纳减,肠鸣矢气,苔薄白,脉弦。

4. 豆蔻生姜肉片

原料:白豆蔻 3 克,生姜 6 克,瘦肉 60 克。

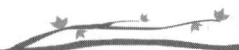

做法:白豆蔻为末,生姜洗净切细丝,瘦肉洗净切片。炒锅放食油少许,武火烧热,放入肉片,放食盐少许,临熟时放入豆蔻末、生姜丝,炒匀入盘。连续服食。

功效:理气解郁,降逆止呃。

主治:呃逆连声,常因情志不畅而诱发或加重,胸胁满闷,脘腹胀满,嗳气纳减,肠鸣矢气,苔薄白,脉弦。

5. 山药玉竹白鸽汤

原料:白鸽1只,山药、玉竹、麦冬各15克。

做法:将白鸽取肉切小块,与后三者同加水煎汤至肉熟。饮汤食鸽肉。

功效:和胃降逆,滋阴养胃。

主治:呃声短促不得续,口干咽燥,烦躁不安,不思饮食,或食后饱胀,大便干结,舌质红,苔少而干,脉细数。

6. 五味枸杞饮

原料:五味子、枸杞、冰糖各50克。

做法:五味子置纱布袋内,与枸杞加水1000毫升,煮取800毫升,加入冰糖。代茶饮。

功效:和胃降逆,滋阴养胃。

主治:呃声短促不得续,口干咽燥,烦躁不安,不思饮食,或食后饱胀,大便干结,舌质红,苔少而干,脉细数。

7. 石斛花生米

原料:鲜石斛50克,花生米500克,食盐6克,大茴香3克,山柰3克。

做法:石斛切成1厘米长的节。锅内加清水,并入食盐、大茴香、山柰、石斛,待盐溶化后,倒入花生米,煮沸后文火煮约1.5小时,至花生米入口成粉质。

功效:和胃降逆,滋阴养胃。

主治:呃声短促不得续,口干咽燥,烦躁不安,不思饮食,或食后饱胀,大便干结,舌质红,苔少而干,脉细数。

五、泄泻

泄泻是以大便次数增多、粪质稀溏或完谷不化,甚至泻出如水样为主症的病证。泄者,泄漏之意,大便稀溏,时作时止,病势较缓;泻者,倾泻之意,大便如水暴注而下,病势较急。现代医学之急、慢性肠炎,胃肠功能紊乱,以及肠易激综合征等肠道疾病都可以参照本部分内容辨证食疗。

1. 生姜胡椒红糖水

原料:生姜10克,胡椒10粒,红糖适量。

做法:生姜切片,胡椒捣碎,与红糖一同水煎饮用。

功效:散寒化湿止泻。

主治:泄下清稀,甚至如水样,脘闷食少,腹痛肠鸣,或兼外感风寒,恶寒,发热,头痛,肢体酸痛,舌苔白或白腻,脉濡缓。

2. 三宝粥

原料:生山药30克,三七6克,鸦胆子50枚。

做法:将山药末放入锅中,加凉水4盅,调和山药末煮粥。煮时,不停以箸搅汁,一两沸即熟,约得粥一大碗。即用其送服三七末、鸦胆子。每日2次,早晚空腹食。

功效:清热利湿止泻。

主治:泄泻腹痛,泻下急迫,或泻而不爽,粪色黄褐,气味臭秽,肛门灼热,烦热口渴,小便短黄,舌质红,苔黄腻,脉滑数或濡数。

3. 马齿苋粥

原料:马齿苋150克,粳米100克。

做法:马齿苋洗干净,切成碎段,与粳米加水同煮,旺火煮沸,改用小火煮至粥成。不加盐、醋,空腹淡食。

功效:清热利湿止泻。

主治:泄泻腹痛,泻下急迫,或泻而不爽,粪色黄褐,气味臭秽,肛门灼热,烦热口渴,小便短黄,舌质红,苔黄腻,脉滑数或濡数。

4. 小麦麸饼

原料:小麦麸100克,面粉100克,食盐适量。

做法:小麦麸、面粉放入盆中,加盐水和面,做饼食。

功效:清热利湿止泻。

主治:泄泻腹痛,泻下急迫,或泻而不爽,粪色黄褐,气味臭秽,肛门灼热,烦热口渴,小便短黄,舌质红,苔黄腻,脉滑数或濡数。

5. 胡萝卜棒渣粥

原料:玉米渣 100 克,胡萝卜 3~5 根。

做法:先将玉米渣煮 1 小时,后将胡萝卜洗净切片放入再煮,待胡萝卜熟后即可。空腹食。

功效:消食化滞。

主治:腹痛肠鸣,泻下粪便臭如败卵,泻后痛减,脘腹胀满,嗳腐酸臭,不思饮食,舌苔垢浊或厚腻,脉滑。

6. 苹果山药散

原料:苹果 30 克,山药 30 克,白糖适量。

做法:苹果晒干后与山药共为细末。每次服 15~20 克,加白糖适量,温开水送服。

功效:健脾止泻。

主治:大便时溏时泻,迁延反复,食少,食后脘闷不舒,稍进油腻食物则大便次数增加,面色萎黄,神疲倦怠,舌质淡,苔白,脉细弱。

7. 羊肾苁蓉羹

原料:羊肾 1 对,肉苁蓉 30 克,黄酒、葱、生姜、食盐适量。

做法:羊肾去外膜,冲洗干净,切碎备用;肉苁蓉用黄酒浸泡一夜,刮去皱皮,细切备用。羊肾、肉苁蓉放入锅中,加清水、黄酒、葱、生姜、食盐,煮至熟烂即成,空腹进食。

功效:温阳止泻。

主治:黎明前脐腹作痛,肠鸣即泻,完谷不化,腹部喜暖,泻后则安,形寒肢冷,腰膝酸软,舌淡苔白,脉沉细。

8. 鹿肾粥

原料:鹿肾 1 具,肉苁蓉 30 克,粳米 100 克,葱白、胡椒粉、食盐各适量。

做法:鹿肾去除筋膜,冲洗干净,切碎;肉苁蓉用黄酒浸泡一宿,刮去皱皮,切碎。粳米淘洗干净,放入锅中,煮至半熟,加鹿肾、肉苁蓉、葱白、胡椒粉、食盐,再煮至粥成。

功效:温阳止泻。

主治：黎明前脐腹作痛，肠鸣即泻，完谷不化，腹部喜暖，泻后则安，形寒肢冷，腰膝酸软，舌淡苔白，脉沉细。

9. 佛手粥

原料：佛手15克，苏梗15克，粳米30～60克，白糖适量。

做法：佛手、苏梗水煎取汁，粳米淘净加水煮粥。待粥将熟时，兑入药汁共煮至熟，入白糖调味温服。早晚各1次。

功效：疏肝理气，健脾止泻。

主治：泄泻肠鸣，腹痛攻窜，矢气频作，伴胸胁胀闷，嗳气食少，每因抑郁恼怒或情绪紧张而发，舌淡红，脉弦。

六、便秘

便秘是指粪便在肠内滞留过久，秘结不通，排便周期延长；或周期不长，但粪质干结，排除艰难；或粪质不硬，虽有便意，但便而不畅的病证。现代医学的功能性便秘、肠易激综合征引起的便秘，以及药物性便秘等皆可参照本部分内容辨证食疗。

1. 姜汁菠菜

原料：菠菜250克，生姜25克，调料适量。

做法：菠菜去须根留红头，洗净切长段，锅内略焯后捞出，沥水，抖散晾凉，加入姜汁，及适量食盐、酱油、麻油、味精、醋、花椒油，调拌入味。

功效：泄热导滞，润肠通便。

主治：大便干结，腹胀痛，口干口臭，面赤心烦，或伴身热，小便短赤，舌红，苔黄燥，脉滑数。

2. 麻油拌菠菜

原料：鲜菠菜250克，麻油、食盐适量。

做法：菠菜洗净，锅中水烧沸，加入适量食盐调味，下菠菜烫3分钟，取出，加麻油拌匀食。

功效：行气导滞。

主治：大便干结，或不甚干结，欲便不出，或便而不爽，肠鸣矢气，腹中胀痛，嗳气频作，纳食减少，胸胁痞满，舌苔薄腻，脉弦。

3. 紫苏麻仁粥

原料：苏子10克，麻仁15克，粳米50～100克。

做法：苏子、麻仁捣烂，加水研，滤取汁，与粳米同煮粥，适量服。

功效：温阳通便。

主治：大便艰涩难出，腹痛拘急，腹满拒按，胁下痛，手足不温，呃逆呕吐，舌苔白腻，脉弦紧。

4. 荸荠猪肚羹

原料：荸荠250克，猪肚1具，黄酒、生姜各适量。

做法：荸荠去皮，冲洗干净备用，猪肚擦洗干净备用。荸荠放入猪肚中，以针线缝合。猪肚放入砂锅中，加清水、黄酒、生姜，旺火煮沸后转为小火煮。煮至半熟时，以不锈钢针在猪肚上刺若干小孔，再继续用小火煮糜烂即成。

功效：补气润肠。

主治：大便并不干硬，虽有便意，但排便困难，用力努挣则汗出短气，便后乏力，面白神疲，肢倦懒言，舌淡苔白，脉弱。

5. 黄芪芝麻糊

原料：黑芝麻60克，黄芪18克，蜂蜜60克。

做法：黑芝麻研末，调入蜂蜜呈糊状，黄芪加水煎出液，冲服芝麻糊。每日1剂，分2次服，连服数日。

功效：补气润肠。

主治：大便并不干硬，虽有便意，但排便困难，用力努挣则汗出短气，便后乏力，面白神疲，肢倦懒言，舌淡苔白，脉弱。

6. 木耳海参煲猪大肠

原料：木耳50克，海参20～30克，猪大肠150～200克，食盐、味精适量。

做法：猪大肠洗净切小段，与海参、木耳加清水适量同煮，熟后以食盐、味精调味服食。

功效：养血润燥。

主治：大便干结，面色无华，心悸气短，健忘，头晕目眩，口唇色淡，舌淡苔白，脉细。

7. 韭菜炒胡桃仁

原料:韭菜 200 克,胡桃仁 50 克,麻油、食盐适量。

做法:胡桃仁开水浸泡去皮,沥干备用;韭菜切成寸段备用。麻油烧至七成热,加入胡桃仁,炸至焦黄,再放入韭菜、食盐,翻炒至熟。

功效:温阳通便。

主治:大便排出困难,小便清长,面色白,四肢不温,腹中冷痛,或腰膝酸冷,舌淡苔白,脉沉迟。

第四节　肝胆病证健康养生食疗

一、胁痛

胁痛是指由肝络失和所致的以一侧或两侧胁肋部疼痛为主要表现的病证,是临床上比较多见的一种自觉症状。可见于现代医学的多种疾病之中,如急、慢性肝炎,急、慢性胆囊炎,胆结石,胆道蛔虫,以及肋间神经痛等,凡上述疾病中以胁痛为主要表现者,均可参考本部分内容辨证食疗。

1. 炒黄花菜

原料:新鲜黄花菜 300 克,腰果 50 克,青辣椒 1 个,红辣椒 1 个,猪通脊 300 克,姜粉 5 克,盐 5 克。

做法:摘除黄花菜花蕊,在淡盐水中浸泡 30 分钟备用。将腰果炒到微黄盛出,再热锅爆香姜粉,加入肉丝,待肉丝变色后加入青红辣椒丝大火翻炒 2 分钟,加入黄花菜翻炒 1 分钟,加盐调味。佐餐食用。

功效:疏肝理气,柔肝止痛。

主治:胁肋胀痛,走窜不定,或痛引胸背肩臂,疼痛每因情志变化而增减,胸闷腹胀,嗳气频作,得嗳气而胀痛稍舒,善太息,纳少口苦,舌苔薄白,脉弦。

2. 栀子仁粥

原料:栀子仁 10 克,粳米 100 克,冰糖 10 克。

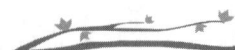

做法:栀子仁研粉备用。将粳米放入陶锅内,加水煮粥至八成熟时,再纳栀子仁粉入粥内继续熬煮,待粥熟,调入冰糖,煮至溶化即成。温热服食,每日2次,3天为1个疗程。

功效:疏肝利胆,清热利湿。

主治:胁肋胀痛,口苦口黏,恶心呕吐,胸闷纳呆,小便黄赤,大便不爽,或兼有身热恶寒,身目发黄,舌红,苔黄腻,脉弦滑数。

3.玉米须蚌肉汤

原料:玉米须50克,蚌肉120克。

做法:先将蚌肉放入陶锅文火煮熟,再放玉米须一起煮烂。每次食蚌肉30克,饮汤约150毫升,每日2次。

功效:疏肝利胆,清热利湿。

主治:胁肋胀痛,口苦口黏,恶心呕吐,胸闷纳呆,小便黄赤,大便不爽,或兼有身热恶寒,身目发黄,舌红,苔黄腻,脉弦滑数。

4.玫瑰露酒

原料:鲜玫瑰花175克,冰糖100克,50%~60%的优质白酒750毫升。

做法:在玫瑰花花蕾将开未开时采摘,将花与冰糖同浸入盛有白酒的陶瓷或玻璃器皿中,封闭,冷浸法浸泡14天。每次饮服15毫升,每日2次。

功效:活血祛瘀,通络止痛。

主治:胁肋刺痛,痛有定处,痛处拒按,入夜尤甚,可伴胁下瘕块,舌质紫暗,脉沉涩。

5.益寿鸽蛋汤

原料:枸杞10克,龙眼肉10克,制黄精10克,鸽蛋4枚,冰糖30克。

做法:枸杞洗净,龙眼肉、制黄精分别洗净、切碎,冰糖打碎待用。锅中注入清水约750毫升,加入枸杞、龙眼肉、制黄精同煮。待煮沸15分钟后,再将鸽蛋打入锅内,冰糖碎块同时下锅,煮至蛋熟即成。每日服1剂,连服7日。

功效:养阴柔肝,理气止痛。

主治:胁肋隐痛,悠悠不休,遇劳加重,伴见口干咽燥,心中烦热,头晕目眩,舌红少苔,脉细弦而数。

6. 生地黄鸡

原料:生地黄250克,雌乌鸡1只,饴糖150克。

做法:鸡宰杀去杂,去内脏备用;将生地黄洗净,切片,入饴糖,调拌后塞入鸡腹内。将鸡腹部朝下放入陶锅内,然后将陶锅置于蒸锅内,蒸煮2～3小时,待其熟烂后,食肉,饮汁。每日2次。

功效:养阴柔肝,理气止痛。

主治:胁肋隐痛,悠悠不休,遇劳加重,伴见口干咽燥,心中烦热,头晕目眩,舌红少苔,脉细弦而数。

7. 鱼鳔汤

原料:鱼鳔25克,枸杞、女贞子、黄精各25克,调料适量。

做法:将鱼鳔等诸味洗净,加水共煮汤,煮沸后,改用文火熬20分钟,加调料即成。药渣加水再煎。

功效:养阴柔肝,理气止痛。

主治:胁肋隐痛,悠悠不休,遇劳加重,伴见口干咽燥,心中烦热,头晕目眩,舌红少苔,脉细弦而数。

二、黄疸

黄疸是指因外感湿热疫毒,内伤饮食、劳倦或病后,导致湿邪困遏脾胃,壅塞肝胆,疏泄失常,胆汁泛溢,或血败不华于色,引发以目黄、身黄、小便黄为主症的一种病证。其中目睛黄染是本病的重要特征。本病证与现代医学所述黄疸意义相同,可涉及肝细胞性黄疸、阻塞性黄疸和溶血性黄疸。临床常见的急、慢性肝炎,肝硬化,胆囊炎,胆结石,钩端螺旋体病,G6PD缺乏症,以及某些消化系统肿瘤等疾病,凡出现黄疸者,均可参照本部分内容辨证食疗。

1. 大黄粥

原料:大黄10克,大米100克。

做法:将大黄择净,放入锅中,加清水适量,浸泡5～10分钟后,水煎取汁备用。将大米淘净,加清水适量煮粥,待熟时,调入大黄药汁,再煮一二沸即成,或将大黄2～3克研为细末,调入粥中服食亦可。每日1剂。

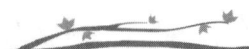

功效:清热通腑,利湿退黄。

主治:身目俱黄,黄色鲜明,发热口渴,或见心中懊恼,胁痛腹胀,口干口苦,恶心呕吐,小便短少黄赤,大便秘结,舌质红,舌苔黄腻,脉弦数。

2. 黄金茶

原料:大黄、鸡内金、蒲公英、香橼各30克。

做法:4种材料混合后,取20克放入杯中,冲入沸水,浸泡20~30分钟后饮用,饮后可再加沸水冲泡,冲泡3次为宜。每日2次。

功效:疏肝泄热,利胆退黄。

主治:身目发黄,黄色鲜明,上腹、右胁胀闷疼痛,牵引肩背,身热不退,或寒热往来,口苦咽干,呕吐呃逆,尿黄赤,大便秘,舌红苔黄,脉弦滑数。

3. 凉拌菊苣

原料:菊苣嫩叶100克。

做法:菊苣嫩叶冲洗干净(忌热沸水冲洗),佐料调拌,每日2次。

功效:疏肝泄热,利胆退黄。

主治:身目发黄,黄色鲜明,上腹、右胁胀闷疼痛,牵引肩背,身热不退,或寒热往来,口苦咽干,呕吐呃逆,尿黄赤,大便秘,舌红苔黄,脉弦滑数。

4. 泽姜汤

原料:泽泻15克,干姜10克,橘皮10克,茯苓20克。

做法:以上4味混合,以水1000毫升煎煮,煮取400毫升,饮汤。每日2次。

功效:温中化湿,健脾和胃。

主治:身目俱黄,黄色晦暗,或如烟熏,脘腹痞胀,纳差,大便不实,神疲畏寒,口淡不渴,舌体胖大,舌淡苔腻,脉濡缓或沉迟。

5. 黄芪猴头汤

原料:猴头菌150克,黄芪30克,嫩鸡肉250克,油菜心100克,清汤750克,精盐5克,料酒15克,葱20克,生姜15克,味精、胡椒面、猪油各少许。

做法:将猴头菌冲洗后,放入盆内用温水发泡,约30分钟,捞出削去底部的木质部分,洗净切成厚0.2厘米的大片,将发泡猴头菌的水用纱布过滤待用;黄芪洗净,切斜片;鸡肉剁成长约3厘米、宽1.5厘米的长方块;葱切段,姜切片;油菜心用清水洗净待用。锅烧热下入猪油,投入姜、葱、鸡块煸炒后,放入精盐、料酒、发泡猴头菌的水、黄芪和少量的清汤,用武火烧沸,再用小火烧约1小时,然后下入猴头菌片再煮10分钟。先捞出鸡块放在碗内,再捞出猴头菌片盖在上面。汤中下入油菜心、味精、胡椒面,略煮片刻即成。

功效:健脾养血,利湿退黄。

主治:面目及肌肤淡黄,甚则晦暗不泽,乏力,心悸气短,便溏,舌质淡,苔薄,脉濡细。

6. 猪蹄黄芪通草汤

原料:猪蹄1只,黄芪30克,通草10克。

做法:猪蹄用慢火煮6小时,晾凉,然后把上面的油去掉,加入黄芪、通草再煮半小时,捞出黄芪、通草,食肉饮汤。

功效:健脾养血,利湿退黄。

主治:面目及肌肤淡黄,甚则晦暗不泽,乏力,心悸气短,便溏,舌质淡,苔薄,脉濡细。

7. 赤小豆鲤鱼汤

原料:鲤鱼1条(250克左右),赤小豆100克,生姜1片,盐、味精、料酒、食用油各适量。

做法:将赤小豆洗净,加水浸泡半小时;生姜洗净;鲤鱼留鳞去内脏,洗净。起油锅,煎鲤鱼,加入清水适量,放入赤小豆、生姜、料酒各少许。先武火煮沸,改文火焖至赤小豆熟,调入盐、味精即可。随量食用或佐餐。每周可服食3次。

功效:利湿清热,以除余邪。

主治:脘痞腹胀,胁肋隐痛,纳少口苦,小便黄赤,舌苔腻,脉濡数。

8. 茉莉玫瑰粥

原料:茉莉花10克,玫瑰花5朵,粳米100克,冰糖适量。

做法:将粳米放入盛有适量水的锅内,煮沸后加入茉莉花、玫瑰花、冰糖,改为文火煮成粥。每日2次。

功效:调和肝脾,理气助运。

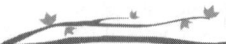

主治:脘腹痞闷,乏力,胁肋隐痛,纳差,大便不调,舌苔薄白,脉细弦。

9. 柚皮醪糟

原料:柚子皮(去白)、青木香、川芎、红糖各10克,醪糟(酒酿)100克。

做法:将柚子皮、青木香、川芎制成细末备用,水煮红糖、醪糟200毫升,兑入药末3~6克,趁热食用。每日2次。

功效:调和肝脾,理气助运。

主治:脘腹痞闷,乏力,胁肋隐痛,纳差,大便不调,舌苔薄白,脉细弦。

10. 砂仁猪肚汤

原料:砂仁10克,田七9克,香橼9克,猪肚100克。

做法:将猪肚用沸水洗净,刮去内膜,去除气味,与砂仁、田七、香橼一起放入锅中,加水适量同煮,水沸后文火煮约2小时。调味后饮汤食肉。

功效:疏肝理气,活血化瘀。

主治:胁下结块,隐痛、刺痛不适,胸胁胀闷,舌有紫斑或紫点,脉涩。

三、积聚

积聚是由体虚复感外邪、情志饮食所伤以及他病日久不愈等引起正气亏虚,脏腑失和,气滞、血瘀、痰浊蕴结腹内而致,以腹内结块,或胀或痛为主要临床特征的一类病证。分别言之,积,触之有形,固定不移,痛有定处,病在血分,多为脏病;聚,触之无形,聚散无常,痛无定处,病在气分,多为腑病。因积与聚关系密切,故两者往往一并论述。现代医学中,凡多种原因引起的肝脾大,腹腔、盆腔肿瘤,以及增生型肠结核等,多属"积"之范畴;胃肠功能紊乱、不完全性肠梗阻等原因所致的包块,则与"聚"关系密切,皆可参照本部分内容辨证食疗。

1. 香橼米醋浸海带

原料:海带(鲜)120克,香橼9克,米醋1000毫升。

做法:将香橼、海带在米醋中浸泡7日。每日取食海带6~9克,连食2周。

功效:疏肝解郁,行气消聚。

主治:腹中结块柔软,攻窜胀痛,时聚时散,脘胁胀闷,常随情绪波动而起伏,舌淡苔薄,脉弦。

2. 山楂茶

原料:生山楂、炒山楂各6克,炒陈皮9克,红茶3克。

做法:将原料放入热水瓶中,冲入沸水大半瓶,塞紧塞子十几分钟,代茶频饮。

功效:理气化痰,导滞通腑。

主治:腹胀或痛,拒按,腹部时有条索状物聚起,便秘,纳呆,脘闷不舒,舌苔腻,脉弦滑。

3. 槟榔陈皮茶

原料:槟榔1枚,橘皮9克,蜂蜜适量。

做法:先将槟榔煨熟,橘皮用蜂蜜渍过,再将其干燥后,研为细末,同置于锅中,加水150毫升,煎煮至75毫升,滤渣取汁。每日1剂,顿饮,不可连服。

功效:理气化痰,导滞通腑。

主治:腹胀或痛,拒按,腹部时有条索状物聚起,便秘,纳呆,脘闷不舒,舌苔腻,脉弦滑。

4. 川芎煮鸡蛋

原料:鸡蛋2枚,川芎9克,黄酒适量。

做法:锅置火上,加水300毫升,放入鸡蛋、川芎同煮。鸡蛋熟后取出去壳,复置汤药内,再用文火煮5分钟,酌加黄酒适量,起锅。食蛋饮汤。日服1剂,5剂为1个疗程。

功效:理气活血,消积散瘀。

主治:腹部积块质软不坚,固定不移,胀痛并见,舌暗,苔薄,脉弦。

5. 黑豆红花饮

原料:黑豆30克,红花6克,红糖30克。

做法:黑豆、红花放入锅内,加清水适量,用武火煮沸后,再用文火煮,至黑豆熟烂,除去黑豆、红花,留汁,加红糖搅匀即成。每次服10~20毫升,每日2次。

功效:理气活血,消积散瘀。

主治:腹部积块质软不坚,固定不移,胀痛并见,舌暗,苔薄,脉弦。

6. 红花当归酒

原料:红花100克,当归50克,桂皮50克,赤芍50克,50%~60%的食用酒10升。

做法:将原料干燥粉碎成粗末,食用酒1000毫升浸渍10~15天,过滤,补充一些酒续浸药渣3~5天,滤过,添加酒至10升,即得。每次服10~20毫升,每日3次。

功效:祛瘀软坚,兼调脾胃。

主治:腹部积块渐大,质地较硬,固定不移,隐痛或刺痛,纳差,乏力,面暗消瘦,时有寒热,女子或见月事不下,舌质紫暗或有瘀点、瘀斑,脉细涩。

7. 丹参烤里脊

原料:猪里脊肉300克,丹参9克(煎水),番茄酱25克,葱、姜末各3克,水发兰片、熟胡萝卜粒各5克,精盐1.5克,白糖50克,绍酒10克,酱油25克,花椒水10克,豆油70克。

做法:将猪里脊肉切块,顺切刀口1厘米深,拌上酱油,入油锅炸成金黄色,置小盆内,加丹参、酱油、花椒水、绍酒、姜、葱、清汤,拌匀,入烤炉烤熟取出,顶刀切成木梳片,摆于盘内。锅内放油,入兰片、胡萝卜粒煸炒一下,加清汤、白糖、番茄酱、绍酒、精盐、花椒水。出锅后,加明油,浇在里脊片上即成。日常佐餐随量食用,每周3~5次。

功效:祛瘀软坚,兼调脾胃。

主治:腹部积块渐大,质地较硬,固定不移,隐痛或刺痛,纳差,乏力,面暗消瘦,时有寒热,女子或见月事不下,舌质紫暗或有瘀点、瘀斑,脉细涩。

8. 桃仁粥

原料:桃仁21枚(去皮、尖),生地黄30克,桂心3克(研末),粳米100克,生姜3克,米酒180毫升。

做法:生地黄、桃仁、生姜加米酒共研,绞取汁备用。另以粳米煮粥,再下桃仁等汁,更煮令熟,调入桂心末。每日1剂,空腹热食。

功效:祛瘀软坚,兼调脾胃。

主治:腹部积块渐大,质地较硬,固定不移,隐痛或刺痛,纳差,乏力,面暗消瘦,时有寒热,女子或见月事不下,舌质紫暗或有瘀点、瘀斑,脉细涩。

9. 乌贼桃仁汤

原料:鲜乌贼肉 250 克,桃仁 15 克,黄酒、酱油、白糖各适量。

做法:乌贼肉冲洗干净,切条备用;桃仁洗净,去皮备用。乌贼肉放入锅中,加桃仁、清水,旺火煮沸后加黄酒、酱油、白糖,再用小火煮至烂熟即成。每日 2 次。

功效:补益气血,化瘀消积。

主治:久病体弱,积块坚硬,隐痛或剧痛,纳少,消瘦,乏力,面色萎黄或黧黑,甚则面肢浮肿,或有出血,舌质淡紫,舌光无苔,脉细数或弦细。

四、鼓胀

鼓胀系指肝病日久,肝、脾、肾功能失调,气滞、血瘀、水停于腹中所导致的腹部胀大如鼓的一类病证。现代医学中多种原因导致的肝硬化腹水,其他疾病出现的腹水,符合鼓胀特征者,可参照本部分内容辨证食疗。

1. 砂仁炖鲫鱼

原料:鲫鱼 400 克,砂仁 6 克,炙甘草 3 克(研末)。

做法:将炙甘草、砂仁并放入鱼腹内,用线缚好,放入锅内,加水适量,用武火煮沸,后用文火炖至鱼熟烂。每日 1 剂,连服数日。

功效:疏肝理气,运脾利湿。

主治:腹胀按之不坚,胁肋胀痛,纳差,食后胀甚,得嗳气、矢气稍减,小便短少,舌苔薄白腻,脉弦。

2. 鲤鱼汤

原料:鲤鱼 500 克,白术 15 克,白芍 15 克,茯苓 12 克,橘皮 6 克,生姜 6 克。

做法:将白术、白芍、茯苓、橘皮布包煎煮,取药液加生姜等佐料煮鲤鱼,食鱼饮汤。每日 1 剂,连服数日。

功效:疏肝理气,运脾利湿。

主治:腹胀按之不坚,胁肋胀痛,纳差,食后胀甚,得嗳气、矢气稍减,小便短少,舌苔薄白腻,脉弦。

3. 白胡椒炖猪肚

原料:白胡椒 10 克,猪肚 1 具。

做法：将猪肚反复用水冲洗净，白胡椒打碎放入猪肚内，并留少许水分。然后把猪肚头尾用线扎紧，慢火煲1小时以上（至猪肚酥软），捞出猪肚，切条装盘，调味佐餐。

功效：温中健脾，行气利水。

主治：腹大胀满，按之如囊裹水，甚则颜面微浮，下肢浮肿，脘腹痞胀，得热则舒，周身困倦，怯寒懒动，小便短少，大便溏薄，舌苔白腻，脉弦迟。

4. 豆蔻乌骨鸡

原料：乌骨母鸡1只（1000克以上），草豆蔻30克，草果2枚。

做法：乌骨母鸡宰杀后，去杂，洗净。将豆蔻、草果烧存性，放入鸡腹内扎定，煮熟，空腹食之。

功效：温中健脾，行气利水。

主治：腹大胀满，按之如囊裹水，甚则颜面微浮，下肢浮肿，脘腹痞胀，得热则舒，周身困倦，怯寒懒动，小便短少，大便溏薄，舌苔白腻，脉弦迟。

5. 冬瓜粥

原料：冬瓜（带皮）100克，粳米100克，嫩姜丝、葱、盐、味精、香油各适量。

做法：冬瓜洗净后，削下冬瓜皮（勿丢），把剩下的切成块。粳米洗净放入锅内，加入水适量煮粥。米粥半熟时，将冬瓜、冬瓜皮放入锅，再加适量水，继续煮至瓜熟米烂汤稠为度，捞出冬瓜皮不食，入适量姜、葱、盐、味精、香油调味即成。趁温热服，随量食用。

功效：清热利湿，攻下逐水。

主治：腹大坚满，脘腹胀急，烦热口苦，渴不欲饮，或有面目、皮肤发黄，小便赤涩，大便秘结或溏垢，舌边尖红，苔黄腻或兼灰黑，脉弦数。

6. 茅根赤豆粥

原料：鲜茅根200克（或干茅根50克），赤小豆50克，粳米100克。

做法：将鲜茅根洗净，加水适量，煎煮半小时，捞去药渣。将除净杂质的赤小豆用水洗净，放在锅中，加水煮至六七成熟，再将淘净的粳米倒入一起继续煮粥。在一日内分次食用。

功效：清热利湿，攻下逐水。

主治：腹大坚满，脘腹胀急，烦热口苦，渴不欲饮，或有面目、皮肤发黄,小便赤涩,大便秘结或溏垢,舌边尖红,苔黄腻或兼灰黑,脉弦数。

7. 黄花菜鲤鱼汤

原料:鲤鱼1条(250克左右),干品黄花菜20克,生姜1片,盐、味精、料酒、食用油适量。

做法:将黄花菜、生姜洗净,鲤鱼留鳞去内脏,洗净。起油锅,煎鲤鱼,入清水适量,放入黄花菜、生姜、料酒各少许。先武火煮沸,再改文火炖熟,调入盐、味精即可。随量食用或佐餐。每周可服食3次。

功效:清热利湿,攻下逐水。

主治:腹大坚满,脘腹胀急,烦热口苦,渴不欲饮,或有面目、皮肤发黄,小便赤涩,大便秘结或溏垢,舌边尖红,苔黄腻或兼灰黑,脉弦数。

8. 益母草煮鸡蛋

原料:益母草30~60克,鸡蛋2枚。

做法:鸡蛋洗净,与益母草加水同煮,熟后剥去蛋壳,入药液中复煮片刻。食蛋饮汤。每天1剂,连用5~7天。

功效:活血化瘀,行气利水。

主治:脘腹坚满,青筋显露,胁下癥结,痛如针刺,面色晦暗黧黑,或见赤丝血缕,面、颈、胸、臂出现血痣或蟹爪纹,口干不欲饮水,或见大便色黑,舌质紫暗或有紫斑,脉细涩。

9. 三七茯苓薏仁粥

原料:三七粉3克,茯苓20克,薏苡仁50克,粳米100克。

做法:将茯苓、薏苡仁、粳米分别淘洗干净,同时放入锅内,加水适量,大火煮沸后改用小火煮至粳米酥烂后调入三七粉,搅拌均匀,再用火煮至沸,即成。每日2次。

功效:活血化瘀,行气利水。

主治:脘腹坚满,青筋显露,胁下癥结,痛如针刺,面色晦暗黧黑,或见赤丝血缕,面、颈、胸、臂出现血痣或蟹爪纹,口干不欲饮水,或见大便色黑,舌质紫暗或有紫斑,脉细涩。

10. 牛筋黑豆粥

原料:牛筋100~150克(干品需置于保温器中,冲入开水泡4小时左右

至完全发起),黑豆100克,葱花、芫荽、姜丝、盐、味精、鸡精等少许。

做法:先将黑豆用冷水提前浸泡一个晚上,将牛筋切成小块,与黑豆同入锅共煮。武火煮至开锅沸腾,待粥开锅沸腾后,转至文火慢煮至黏稠,适量放入盐、味精、鸡精等调味品;最后把葱花、芫荽、姜丝也一起放入,加入少许香油,起锅即可食用。

功效:温补脾肾,化气利水。

主治:腹大胀满,形似蛙腹,朝宽暮急,面色苍黄或神倦怯寒,纳呆,肢冷浮肿,小便短少不利,舌体胖,边有齿痕,质紫,苔白滑,脉沉细无力。

11.麻辣羊肉炒葱头

原料:瘦羊肉200克,葱头100克,生姜10克,素油50克,川椒、辣椒适量,精盐、味精、黄酒、醋少许。

做法:先将羊肉洗净,切成肉丝;生姜洗净,刮去皮,切成姜丝;葱头洗净,切片。将炒锅置火上,放入素油烧热,投入适量川椒、辣椒,炒焦后捞出;再在炒锅中放入羊肉丝、姜丝、葱头翻炒,加入精盐、味精、黄酒、醋等调味,熟透后收汁,出锅即成。佐餐食用。

功效:温补脾肾,化气利水。

主治:腹大胀满,形似蛙腹,朝宽暮急,面色苍黄或神倦怯寒,纳呆,肢冷浮肿,小便短少不利,舌体胖,边有齿痕,质紫,苔白滑,脉沉细无力。

12.黄花猪蹄汤

原料:猪蹄1只,通草10克,黄花菜(干品)10克。

做法:猪蹄刮洗干净,放入沸水锅内烫5分钟,捞出;黄花菜洗净备用。猪蹄、通草、黄花菜放入陶锅内,加入清水,旺火煮开后,转用文火炖至猪蹄烂熟,捞起通草、黄花菜,加入调料即成。

功效:温补脾肾,化气利水。

主治:腹大胀满,形似蛙腹,朝宽暮急,面色苍黄或神倦怯寒,纳呆,肢冷浮肿,小便短少不利,舌体胖,边有齿痕,质紫,苔白滑,脉沉细无力。

五、瘿病

瘿病是由于情志内伤、饮食及水土失宜,以致气滞、痰凝、血瘀壅结颈前所引起的以颈前喉结两旁结块肿大为主要临床特征的一类疾病。现代医学中单纯性甲状腺肿、甲状腺功能亢进症、甲状腺炎、甲状腺瘤、甲状腺癌等均属于本病范畴,可参考本部分内容进行辨证食疗。

1. 昆布海藻煮黄豆

原料:昆布30克,海藻30克,黄豆100克。

做法:黄豆洗净,放入陶锅内,加清水适量,文火煮至半熟;再将洗净切碎的昆布、海藻与黄豆同煮至黄豆熟烂,调入油、盐、味精后即可食用。

功效:理气舒郁,化痰消瘿。

主治:颈前喉结两旁结块肿大,质软不痛,胸闷,喜太息,或兼胸胁窜痛,病情常随情志波动,苔薄白,脉弦。

2. 黄花紫菜汤

原料:黄花菜(干品)15克,紫菜6克,豌豆荚10个,冬笋半只,芹菜末少许,盐、姜末适量,胡椒粉、味精少许,生抽2大匙。

做法:将黄花菜泡软去硬蒂,紫菜洗干净。豌豆荚、冬笋爆炒2分钟,加水适量,水开后放入黄花菜、紫菜及盐略煮片刻,撒入芹菜末、姜末,加胡椒粉及味精调味即可起锅食用。

功效:理气舒郁,化痰消瘿。

主治:颈前喉结两旁结块肿大,质软不痛,胸闷,喜太息,或兼胸胁窜痛,病情常随情志波动,苔薄白,脉弦。

3. 海藻酒

原料:海藻30克,昆布15克,青皮6克,橘皮10克,川芎10克,黄酒适量。

做法:将海藻、昆布洗去咸味,剁成细小的块状,与青皮、橘皮、川芎用黄酒适量同浸2晚,滤净。每次适量,细细含咽,不计时候,以瘥为度。

功效:理气活血,化痰消瘿。

主治:颈前喉结两旁结块肿大,按之较硬或有结节,经久未消,纳差,舌质暗或紫,苔薄白或白腻,脉弦或涩。

4. 昆布决明汤

原料:昆布20克,决明子20克。

做法:将昆布洗净,浸泡2小时,连汤放入陶锅;再加入决明子,煎1小时

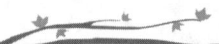

以上。饮汤,食昆布,每日1～2次。

功效:清肝泻火,消瘿散结。

主治:颈前喉结两旁轻度或中度肿大,烦热易出汗,急躁易怒,眼球突出,手指颤抖,面部烘热,口苦,舌质红,苔薄黄,脉弦数。

5. 酸枣仁粥

原料:酸枣仁10克,熟地黄10克,粳米100克。

做法:将酸枣仁置炒锅内,用文火炒至外皮鼓起并呈微黄色,取出,放凉捣碎,与熟地黄共煎,过滤取汁待用;将粳米淘洗干净,加水适量,煮至粥稠后入药汁,再煮3～5分钟即可食用。温热服。

功效:滋阴降火,宁心柔肝。

主治:颈前喉结两旁结块或大或小、质软,病起较缓,心悸不宁,心烦少寐,易出汗,手指颤动,眼干、目眩,倦怠乏力,舌质红,苔少或无苔,舌体颤动,脉弦细数。

6. 杞地甲鱼羹

原料:甲鱼1只(约400克),枸杞30克,怀山药30克,女贞子15克,熟地黄15克,精盐、味精各适量。

做法:宰杀甲鱼,去内脏,用沸水冲洗一下,洗净,切作块,放陶锅内,加枸杞、怀山药、女贞子、熟地黄,加水适量,文火炖作羹糊,加盐、味精调味即可。

功效:滋阴降火,宁心柔肝。

主治:颈前喉结两旁结块或大或小、质软,病起较缓,心悸不宁,心烦少寐,易出汗,手指颤动,眼干、目眩,倦怠乏力,舌质红,苔少或无苔,舌体颤动,脉弦细数。

7. 猪肝羹

原料:猪肝150克,鸡蛋1只,豉汁适量,葱白1根。

做法:将猪肝(细切,去筋膜)、葱白(去须,切片)与豉汁煮成羹状,九成熟时打入鸡蛋,即可食用。

功效:滋阴降火,宁心柔肝。

主治:颈前喉结两旁结块或大或小、质软,病起较缓,心悸不宁,心烦少寐,易出汗,手指颤动,眼干、目眩,倦怠乏力,舌质红,苔少或无苔,舌体颤动,脉弦细数。

六、疟疾

疟疾是感受疟邪,邪伏半表半里,出入营卫之间,邪正交争,引起的以寒战、壮热、头痛、汗出、休作有时为临床特征的一类疾病。非感受"疟邪"而表现为寒热往来、似疟非疟的类疟疾患,亦可参照本部分内容辨证食疗。

1. 青蒿粥

原料:鲜青蒿100克,粳米50克,白糖适量。

做法:鲜青蒿洗净后,加水适量,煎煮半小时,取药汁;粳米洗净,煮粥,待粥熟后,倒入青蒿汁,加入白糖搅拌,煮沸即可服食,一日内分顿食用。

功效:祛邪截疟,和解表里。

主治:发作时症状比较典型,常先有哈欠、乏力,继则寒战鼓颌约30分钟,寒罢则内外皆热,常表现为高热,可持续2~6小时,头痛面赤,口渴引饮,终则遍身汗出,2~3小时后热退身凉。每日或间一两日发作1次,寒热休作有时,舌红,苔薄白或黄腻,脉弦。

2. 苍藿茶

原料:苍术10克,藿香10克,炙甘草10克,茯苓10克。

做法:将苍术、藿香、炙甘草、茯苓放入杯中,冲入沸水,浸泡20~30分钟后饮用,饮后可再加沸水冲泡,冲泡3次为宜。每日2次。

功效:解毒除瘴,芳化湿浊。

主治:寒甚热微,或但寒不热,或呕吐,腹痛腹泻,甚则形寒肢冷,筋脉拘急,嗜睡不语,神志昏蒙,舌苔厚腻色白,脉弦。

3. 厚朴花茶

原料:厚朴花6克,橘皮3克,草果3克。

做法:将厚朴花、橘皮、草果打碎,放入杯中,冲入沸水,浸泡20~30分钟后饮用,饮后可再加沸水冲泡,冲泡3次为宜。每日2次。

功效:解毒除瘴,芳化湿浊。

主治:寒甚热微,或但寒不热,或呕吐,腹痛腹泻,甚则形寒肢冷,筋脉拘急,嗜睡不语,神志昏蒙,舌苔厚腻色白,脉弦。

4. 首乌鸡

原料：乌鸡半只，何首乌30克。

做法：何首乌稍冲洗后，以纱布袋装好，即为首乌药包。乌鸡洗净，切块，入开水中煮5分钟，取出洗净备用。陶锅内入鸡块、首乌药包、调味料（何首乌忌猪肉、血、无鳞鱼、葱、蒜、恶萝卜）及水适量，以大火煮开，再改小火煮至熟烂（约半小时），去首乌药包，食肉饮汤，每日2次。

功效：益气养血，扶正祛邪。

主治：疟疾迁延日久，每遇劳累辄易发作，发时寒热较轻，面色苍白或萎黄，倦怠乏力，短气懒言，纳少自汗，舌质淡，脉细弱。

第五节 肾系病证健康养生食疗

一、水肿

水肿是指体内水液潴留，眼睑、头面、四肢、腹部甚至全身浮肿。为肾系疾病的主要症候之一。现代医学中肾小球肾炎、肾病综合征、内分泌失调、营养障碍等疾病可参照本部分内容辨证食疗。

1. 桑叶桔梗汤

原料：桑叶30克，桔梗15克，薄荷10克，薏苡仁60克，茯苓60克。

做法：将上述食材用清水洗净，先将桑叶、桔梗、薏苡仁、茯苓放入砂锅或不锈钢锅内，加水煎煮后稍待，再煎煮第2次至15分钟时将薄荷放入。每天服用3次。

功效：疏风清热，宣肺行水。

主治：眼睑浮肿，继而四肢水肿，全身皆肿，伴恶寒发热，肢节酸痛，小便短少等。风热者，咽喉红肿疼痛，口渴，舌质红，脉浮滑数。

2. 菊花桔梗粥

原料：菊花15克，桔梗15克，桑叶15克，薏苡仁60克，赤小豆30克，冬瓜 120 克。

做法:先将菊花、桔梗、桑叶放入锅内煎煮 2 次,取汁约 2000 毫升,再将薏苡仁、赤小豆放入锅内,加入煎煮后的药汁煎煮约 1 小时,放入冬瓜,再煎煮约 15 分钟。每天服用 2 次。

功效:疏风清热,宣肺行水。

主治:眼睑浮肿,继而四肢水肿,全身皆肿,伴恶寒发热,肢节酸痛,小便短少等。风热者,咽喉红肿疼痛,口渴,舌质红,脉浮滑数。

3. 生姜茯苓汤

原料:生姜 30 克,荆芥 15 克,藿香 10 克,茯苓 60 克。

做法:将生姜、茯苓放入锅内煎煮约 15 分钟,再将荆芥、藿香放入锅内煎煮约 5 分钟,取汁饮用。每天 3 次。

功效:宣散风寒,宣肺行水。

主治:眼睑浮肿,继而四肢水肿,全身皆肿,伴恶寒发热,肢节酸痛,小便短少等。恶寒无汗,头痛鼻塞,咳喘,舌苔薄白,脉浮滑或浮紧。

4. 姜苓仁汤

原料:干姜 15 克,茯苓 30~60 克,肉桂 5~10 克,草果 5~10 克,小茴香 15~30 克,陈皮 15 克,羊肉适量(切块备用)。

做法:将干姜、茯苓、肉桂、草果、小茴香、陈皮洗净放入锅内,加适量水,先用大火煎煮 15 分钟,然后放入羊肉煎煮至熟。食肉饮汤,病愈而止。

功效:温阳健脾,化气利水。

主治:身体水肿,腰以下肿甚,按之凹陷不易恢复,脘腹胀满,纳减,食少,便溏,面色无华,身倦肢冷,小便短少,舌质淡,苔白腻或白滑,脉沉缓或沉弱。

5. 姜桂仁汤

原料:干姜 15 克,益智仁 15~30 克,肉桂 5~10 克,茯苓 30~60 克,冬瓜皮 30~60 克,枸杞 15~30 克,桑葚 15 克,牛肉或羊肉适量。

做法:将除牛肉或羊肉外食材放入锅内煎煮 15 分钟后,放入适量牛肉或羊肉,继续煎煮至肉熟,食肉饮汤。可隔天或经常食用至病愈。

功效:温肾助阳,化气行水。

主治:颜面、身体浮肿,腰以下肿甚,按之凹陷不起,心悸,呼吸急促,腰部冷痛酸重,尿量少,四肢逆冷,面色白或灰滞,神倦怯寒,舌质淡胖,苔白,脉沉细或沉迟无力。

二、淋证

淋证是以小便频急短涩、淋沥刺痛,小腹拘急引痛为主症的病证。现代医学的急、慢性泌尿系感染,泌尿系结石,急、慢性前列腺炎,以及尿道综合征等病,有淋证特征者,可参考本部分辨治。

1. 金苓莲瓜汤

原料:金银花15克,茯苓30~60克(打碎),莲藕500克,蒲公英30克,带皮冬瓜500克。

做法:先将茯苓和蒲公英放入锅内煎煮30分钟,将煎煮后的汁液滗出放入锅内,放入莲藕煎煮15分钟后入冬瓜和金银花再煎煮15分钟,以饮汤为主。可经常食用至病愈。

功效:清热解毒,利湿通淋。

主治:小便频数、急促、短少、涩滞不畅,尿道灼热刺痛,尿色深黄或黄赤,小腹拘急胀痛,或伴有寒热、口苦、恶心,或腰痛拒按,或伴有大便秘结,苔黄腻,脉滑数。

2. 通淋排石汤

原料:车前子15~30克(包煎),小蓟16~30克,生甘草梢10克,鸡内金15~30克,藕节100克,冬瓜皮50克。

做法:将以上食材放入锅内煎煮30分钟以上,食用煎煮后的汁液。

功效:清热利尿,通淋排石。

主治:尿中夹杂砂石,排尿困难,或排尿时突然中断,尿道疼痛,少腹拘急,或腰腹绞痛难忍,痛引少腹,尿中带血,舌质红,苔薄黄。

3. 白藕竹草粥

原料:白茅根15~30克,藕节50~100克,淡竹叶15克,生甘草梢10克,蒲公英15~30克。

做法:将以上食材放入锅内煎煮30分钟以上,用煎煮后的汁液煮粥食用。

功效:清热通淋,凉血止血。

主治:小便热涩刺痛,尿色深红,或夹有血块,疼痛较重,舌苔黄,脉滑数。

4. 黄山党健脾汤

原料:黄精15~30克,山药50~100克,党参15克,枸杞15~30克,藕节50~100克。

做法:将以上食材放入锅内煎煮30分钟以上,食用煎煮后的汁液。

功效:健脾益肾。

主治:小便不畅,淋沥不止,时作时止,遇劳即发,腰酸膝软,神疲乏力,舌质淡,脉细弱。

5. 实山参汤

原料:芡实15~30克,山药50~100克,党参15克,茯苓50~100克。

做法:将以上食材放入锅内煎煮30分钟以上,食用煎煮后的汁液。

功效:补虚固涩。

主治:病久不愈,反复发作,小便如脂,日渐消瘦,腰膝酸软,舌淡,苔腻,脉细弱无力。

三、癃闭

癃闭是以全日总尿量明显减少,小便点滴而出,甚则闭塞不通为临床特征的一种病证。小便不利,点滴而短少,病势较缓者称为"癃";小便闭塞,点滴全无,病势较急者称为"闭"。合称为癃闭。

1. 英花白粥

原料:蒲公英15~30克,金银花10克,白茅根15~30克,栀子15克,茯苓15~30克。

做法:将以上食材放入锅内煎煮30分钟以上,用煎煮后的汁液煮粥食用。

功效:清热利湿,通利小便。

主治:小便点滴不通,或小便量少、短赤、灼热,小腹胀满,口苦或口黏,或口渴不欲饮水,舌苔黄腻,舌质红,脉数。

2. 桑英鱼汤

原料:桑叶15~30克,蒲公英15~30克,鱼腥草15~30克,桔梗15~30克。

做法:将以上食材放入锅内煎煮30分钟以上,食用煎煮后的汁液。

功效:清肺泄热,通利水道。

主治:全日总尿量极少或点滴不通,咽干,烦渴欲饮,苔薄黄,脉数。

3. 竹茅花粥

原料:淡竹叶15克,金银花10克,白茅根15~30克,生甘草梢10克。

做法:将以上食材放入锅内煎煮30分钟以上,用煎煮后的汁液煮粥食用。

功效:清肺泄热,通利水道。

主治:全日总尿量极少或点滴不通,咽干,烦渴欲饮,苔薄黄,脉数。

4. 二黄山汤

原料:黄精15~30克,黄芪15~30克,山药50~100克,山楂5克,冬瓜皮50克。

做法:将以上食材放入锅内煎煮30分钟以上,食用煎煮后的汁液。

功效:健脾益气,升清降浊,化气利尿。

主治:欲小便而不得出,或量少而不畅,气短,小腹坠胀,精神疲倦,体力欠佳,食欲不振,舌质淡,脉弱。

5. 桂香肉粥

原料:肉桂5~10克,丁香5~10克,小茴香15~30克,桔梗15~30克,羊肉100克,大米适量。

做法:将羊肉和大米以外的食材放入锅内煎煮30分钟以上,用煎煮后的汁液煮羊肉粥食用。

功效:温补肾阳,化气利尿。

主治:小便不通或点滴不畅,面色苍白,畏寒怕冷,腰膝寒凉而酸软无力,舌质淡,苔薄白,脉沉细而弱。

6. 山枣豆粥

原料:山药50~100克,大枣6~8枚,大豆50克,黄精15~30克。

做法:将以上食材放入锅内煎煮30分钟以上,用煎煮后的汁液煮粥食用。

功效:温补肾阳,化气利尿。

主治:小便不通或点滴不畅,面色苍白,畏寒怕冷,腰膝寒凉而酸软无力,舌质淡,苔薄白,脉沉细而弱。

四、腰痛

腰痛是指以腰部一侧或两侧疼痛为主要症状的一类病证。现代医学中的风湿性腰痛、腰肌劳损、脊柱病变之腰痛等,可参照本部分内容辨证食疗。

1. 陈香肉粥

原料:陈皮15克,花椒15克,丁香10克,益智仁15~30克,羊肉150克,大米适量。

做法:将羊肉和大米以外的食材放入锅内煎煮30分钟以上,用煎煮后的汁液煮羊肉粥食用。

功效:散寒除湿,温经通络。

主治:腰部冷痛沉重,活动不便,遇阴雨天或受寒后疼痛加剧,痛处喜温恶寒,得热则减,苔白腻而润,脉沉紧或沉迟。

2. 苓瓜粥

原料:茯苓10~30克,木瓜50~100克,蒲公英15~30克,大米适量。

做法:先将茯苓和蒲公英放入锅内煎煮30分钟以上,再用煎煮后的汁液煮大米粥,在大米粥煮熟前10分钟放入木瓜,食粥。

功效:清热利湿,舒筋活络。

主治:腰髋疼痛,牵掣拘急,痛处伴有热感,腰部遇热后疼痛加重,口渴不欲饮,尿色黄赤,舌红苔黄腻,脉濡数或弦数。

3. 归龙肉汤

原料:当归15克,地龙15克,桃仁15~30克,羊肉100克。

做法:将羊肉以外的食材放入锅内煎煮30分钟以上,用煎煮后的汁液煮羊肉食用。

功效:活血化瘀,理气止痛。

主治:痛处固定,痛如锥刺,夜晚加重,甚则不能转侧,痛处拒按,舌质隐青或有瘀斑、瘀点,脉弦涩或细数。

4.姜山狗汤

原料:干姜10克,山药50~100克,肉桂10克,小茴香15~30克,狗肉100克。

做法:将狗肉以外的食材放入锅内煎煮30分钟以上,用煎煮后的汁液煮狗肉食用。

功效:温补肾阳。

主治:腰部酸软疼痛,痛处喜按,腿膝无力,遇劳则甚。偏阳虚者,伴见面色白,神倦怯寒,手足不温,舌淡,脉沉细。

5.桂山杞粥

原料:肉桂10克,山茱萸15~30克,枸杞15~30克。

做法:将以上食材放入锅内煎煮30分钟以上,用煎煮后的汁液煮粥食用。

功效:温补肾阳。

主治:腰部酸软疼痛,痛处喜按,腿膝无力,遇劳则甚。偏阳虚者,伴见面色白,神倦怯寒,手足不温,舌淡,脉沉细。

6.葱仁蒜粥

原料:洋葱50~100克,大蒜1头,桃仁15~30克。大米适量。

做法:将以上食材(除大米外)放入锅内煎煮30分钟以上,用煎煮后的汁液煮粥食用。

功效:活血化瘀,理气止痛。

主治:痛处固定,痛如锥刺,夜晚加重,甚则不能转侧,痛处拒按,舌质隐青或有瘀斑、瘀点,脉弦涩或细数。

第六节 气血津液病证健康养生食疗

一、郁证

郁证，根据中医理论，是指由于情志不畅、气机郁滞所引发的一类疾病。这类疾病的临床表现多样，主要包括心情抑郁、情绪不宁、胸部满闷、胁肋胀痛，或易怒易哭，或感觉咽中如有异物梗阻等。郁证的病理性质初起属实，随着病情发展，可能转为虚证或虚实夹杂。在现代医学中，郁证的概念涵盖了神经衰弱、癔症、焦虑症等疾病，同时也与更年期综合征和反应性精神病有关。

郁证的病因主要与情志所伤和体质因素有关。基本病机在于情志所伤导致肝气郁结，进而影响肝的疏泄功能、脾的健运功能以及心的所养，最终导致脏腑阴阳气血失调。郁证的分类包括气郁、血郁、痰郁、火郁、湿郁、食郁，其病位主要在肝，但也可能涉及心、脾、肾等其他脏腑。

在治疗上，中医对郁证的治疗原则是理气开郁、调畅气机。实证根据相应证型分别采用理气、化痰、清火法，虚证重在养心安神。中医通过辨证论治，对郁证的不同类型采取不同的治疗策略，如肝气郁结证使用柴胡疏肝散、气郁化火证使用丹栀逍遥散、痰气郁结证使用半夏厚朴汤等。

郁证是一个涉及多个脏腑、多种病理因素的复杂疾病。其治疗需要综合考虑患者的具体症状、体质和病因，采取个体化的治疗方案。

1. 茴香汤

原料：茴香 200 克（炒），川楝子 100 克，陈皮 100 克（去白），甘草 30 克（炒），盐适量。

做法：将以上几味药共研为细末，拌匀，每日空腹用白汤冲服两勺。

功效：疏肝解郁，理气畅中。

主治：精神抑郁，情绪不宁，善太息，胸部满闷，胁肋胀痛，痛无定所，脘闷嗳气，不思饮食，大便失常，或女子月经不调，舌苔薄腻，脉弦。

2.菊花龙井茶

原料:菊花10克,龙井茶3克。

做法:一起放入茶盅内,沸水冲泡,焖10分钟后代茶频饮。

功效:疏肝解郁,清肝泻火。

主治:精神抑郁,情绪不宁,善太息,胸部满闷,胁肋胀痛,痛无定所,脘闷嗳气,不思饮食,大便失常,舌苔薄腻,脉弦。

3.百龙茶

原料:龙眼肉、百合各30克,鸡蛋、冰糖适量。

做法:将龙眼肉、百合放入瓦锅中,注入500毫升水,煎至200毫升,再加入整只蒸熟去壳的鸡蛋和适量的冰糖,再煮10分钟左右即成,温、凉均可用。代茶饮。

功效:甘润缓急,养心安神。

主治:精神恍惚,心神不宁,多疑易惊,悲忧善哭,喜怒无常,或时时欠伸,或手舞足蹈、骂詈喊叫等,舌质淡,苔薄白,脉弦细。此证候多见于女性,常因精神刺激诱发,临床表现多种多样。

4.甘麦大枣汤

原料:甘草20克,大枣10枚,小麦100克。

做法:将甘草20克放入砂锅中,加入清水500毫升,大火煮开,小火煎至200毫升,去渣,取汁备用;将大枣10枚洗净,去杂质,同小麦100克一同放入锅内,加水适量,用慢火煮至麦熟时,加入甘草汁,再煮沸后即可食用。空腹温热服。每日1剂,早、晚分次饮用。

功效:甘润缓急,养心安神。

主治:精神恍惚,心神不宁,多疑易惊,悲忧善哭,喜怒无常,或时时欠伸,或手舞足蹈、骂詈喊叫等,舌质淡,苔薄白,脉弦细。此证候多见于女性,常因精神刺激诱发,临床表现多种多样。

5.人参大枣茶

原料:人参3~5克,大枣10枚。

做法:人参切成薄片,大枣去核,共置保温杯中,以沸水冲泡,加盖焖15分钟,代茶频饮,每日1剂。

功效：健脾养心，补益气血。

主治：多思善疑，心悸胆怯，失眠健忘，头晕神疲，面色不华，食欲不振，舌质淡，苔薄白，脉细弱。

6. 芪归鸡汤

原料：母鸡 1 只，黄芪 60 克，当归 30 克，党参 20 克，白芍 15 克，黄酒、调料适量。

做法：母鸡宰杀后去毛、内脏，洗净，将黄芪、当归、党参、白芍纳入鸡腹，用线缝好，入锅中，加水、黄酒、葱、姜、盐，煮烂，食肉饮汤。

功效：健脾养心，补益气血。

主治：多思善疑，心悸胆怯，失眠健忘，头晕神疲，面色不华，食欲不振，舌质淡，苔薄白，脉细弱。

7. 龙眼莲子粥

原料：莲子 15 克，红枣 20 枚，糯米 50 克，龙眼肉 15 克，白糖适量。

做法：莲子去皮、心，与红枣、糯米一同煮至粥成，加入龙眼肉，稍煮片刻，加白糖适量搅匀服用。

功效：健脾养心，补益气血。

主治：多思善疑，心悸胆怯，失眠健忘，头晕神疲，面色不华，食欲不振，舌质淡，苔薄白，脉细弱。

8. 二冬甲鱼汤

原料：甲鱼 1 只，天冬 15 克，麦冬 15 克，枸杞 5 克，百合 10 克，火腿 50 克，调料适量。

做法：甲鱼去头、内脏、爪、尾，洗净入锅，加水适量，煮沸后改用文火煮 20 分钟，取出，切除上壳和腹甲，切成小块，与天冬、麦冬、枸杞、百合共置锅中，加清汤适量、火腿，以及绍酒、葱、姜，炖煮至甲鱼烂熟，喝汤食肉。

功效：滋养心肾。

主治：情绪不宁，心悸，眩晕，健忘，失眠，多梦，心烦易怒，口燥咽干，或遗精腰酸，妇女则月经不调，舌红少津，脉细数。

9. 何首乌粥

原料：制首乌 30 克，粳米 50 克，大枣 5 枚，冰糖适量。

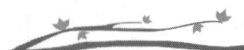

做法:将制首乌洗净放入砂锅内,煎取浓汁,去渣,在药汁中加入粳米、大枣,同煮为粥,粥熟后加入少许冰糖即可。作早晚餐,温热服食。

功效:滋养心肾。

主治:情绪不宁,心悸,眩晕,健忘,失眠,多梦,心烦易怒,口燥咽干,或遗精腰酸,妇女则月经不调,舌红少津,脉细数。

二、血证

凡由多种因素致使血液不循常道,或上溢于口鼻诸窍,或下泄于前后二阴,或渗出于肌肤,所形成的疾患,统称为血证。现代医学的多种急慢性疾病引起的出血,均可参考本部分内容进行辨证食疗。

1. 生地黄粥

原料:鲜生地黄100克,粳米100克。

做法:鲜生地黄切细,加水煮30分钟,取汁,再煮一次,取汁约200毫升;粳米洗净,先武火煮沸,转文火熬至粥成时加入药汁搅拌均匀。

功效:清胃泻火,凉血止血。

主治:鼻衄,或兼齿衄,血色鲜红,口渴欲饮,鼻干,口干臭秽,烦躁,便秘,舌红,苔黄,脉数。

2. 芦根茶

原料:芦根100克,鲜萝卜200克,葱白7根,青橄榄7个。

做法:芦根切小段,鲜萝卜切小块,葱白、青橄榄拍碎,再加入适量水,煎汤代茶饮。

功效:清泄肺热,凉血止血。

主治:鼻燥衄血,口干咽燥,或兼有身热、咳嗽痰少等症,舌质红,苔薄,脉数。

3. 桑叶止血茶

原料:桑叶5克(焙干研末),绿茶3克。

做法:以上二者用沸水冲泡或加水煎煮,代茶饮用。

功效:清泄肺热,凉血止血。

主治:鼻燥衄血,口干咽燥,或兼有身热、咳嗽痰少等症,舌质红,苔薄,脉数。

4. 薄荷粥

原料:鲜薄荷 30 克,粳米 100 克,冰糖适量。

做法:鲜薄荷洗净入锅,加水适量,煎熬取汁;粳米洗净,武火烧沸,再用文火煮粥,最后加入冰糖、薄荷汁。

功效:清泄肺热,凉血止血。

主治:鼻燥衄血,口干咽燥,或兼有身热、咳嗽痰少等症,舌质红,苔薄,脉数。

5. 杏仁豆腐

原料:甜杏仁 50 克,琼脂 5 克,冰糖适量。

做法:甜杏仁用沸水浸泡,去衣洗净,研末,取汁。琼脂烊化,加白糖、杏仁汁煮沸后冷却食用。

功效:清肝泻火,凉血止血。

主治:咳嗽阵作,痰中带血或纯血鲜红,胸胁胀痛,烦躁易怒,口苦,舌质红,苔薄黄,脉弦数。

6. 沙参心肺汤

原料:北沙参 15 克,玉竹 15 克,猪心 1 个,猪肺 1 个。

做法:北沙参、玉竹洗净,包纱布。猪心、肺洗净,挤尽血水,与沙参、玉竹同煮,加入料酒、葱,武火煮沸,文火熬熟。

功效:滋阴润肺,宁络止血。

主治:咳嗽痰少,痰中带血或反复咳血,血色鲜红,口干咽燥,颧红,潮热盗汗,舌质红,脉细数。

7. 糯米阿胶粥

原料:阿胶 30 克,糯米 60 克,红糖 10 克。

做法:阿胶捣碎,放入锅内烊化。糯米洗净,放入锅内,加水适量,武火煮沸,文火煮至八成熟时加入阿胶、红糖,继续熬煮成粥。

功效:健脾养心,益气摄血。

主治:吐血缠绵不止,时轻时重,血色暗淡,神疲乏力,心悸气短,面色苍白,舌质淡,脉细弱。

8. 香菇炖鳝鱼

原料:鳝鱼 500 克,猪瘦肉 200 克,香菇 50 克。

做法:鳝鱼去头尾、洗净,猪瘦肉洗净、切丝。香菇与鳝鱼、肉丝同炒,再加水煮 10 分钟,加入盐、料酒等,文火煮烂食用。

功效:清化湿热,凉血止血。

主治:便血色红,大便不畅或稀溏,或有腹痛,口苦,舌质红,苔黄腻,脉濡数。

9. 薏苡仁八宝鸡

原料:母鸡 1 只,糯米 50 克,薏苡仁 50 克,百合 30 克,莲子 30 克。

做法:母鸡去内脏洗净,糯米、薏苡仁、百合洗净,莲子去心、泡胀洗净。将以上食材放入鸡腹内,将鸡煮熟。

功效:健脾温中,养血止血。

主治:便血紫暗,甚则黑色,腹部隐痛,喜热饮,面色不华,神倦懒言,便溏,舌质淡,脉细。

10. 杜仲腰花汤

原料:杜仲 25 克,猪肾(腰花)1 副,肉苁蓉 15 克。

做法:猪肾洗净剖开去筋膜,将杜仲、肉苁蓉碾碎,放入猪肾内扎紧,煮熟去药渣,加入调料,食肾饮汤。

功效:滋阴降火,凉血止血。

主治:小便短赤带血,头晕耳鸣,神疲,颧红潮热,腰膝酸软,舌质红,脉细数。

11. 山药粥

原料:鲜山药 100 克,粳米 100 克,白糖。

做法:鲜山药洗净,去皮,切片;粳米洗净,放入锅内,加水适量,武火煮沸,文火煮至半熟,加入山药片、白糖熬煮成粥。

功效:滋阴降火,凉血止血。

主治:小便短赤带血,头晕耳鸣,神疲,颧红潮热,腰膝酸软,舌质红,脉细数。

12. 黄芪鲈鱼汤

原料:鲈鱼 250 克,黄芪 30 克。

做法:鲈鱼去鳞及内脏、洗净,黄芪洗净,同放入砂锅内,加水、料酒、盐、葱、姜,武火煮沸,改文火煮熟。

功效:补脾摄血。

主治:久病尿血,甚或兼见齿衄、肌衄,食少,体倦乏力,气短声低,面色不华,舌质淡,脉细弱。

13. 虫草炖龟

原料:龟1只,冬虫夏草6克。

做法:龟宰杀后洗净,冬虫夏草洗净,将龟肉放入钵内,虫草放在四周,加入葱、姜、料酒、盐,蒸烂。

功效:滋阴降火,宁络止血。

主治:皮肤出现青紫斑点或斑块,时发时止,常伴鼻衄、齿衄或月经过多,颧红,心烦,口渴,手足心热,或有潮热,盗汗,舌质红,苔少,脉细数。

14. 龟肉百合汤

原料:龟肉150克,百合30克,红枣10枚。

做法:龟肉洗净、切小块,百合、红枣洗净,放入砂锅,加葱、姜、料酒、盐,文火煮烂。

功效:滋阴降火,宁络止血。

主治:皮肤出现青紫斑点或斑块,时发时止,常伴鼻衄、齿衄或月经过多,颧红,心烦,口渴,手足心热,或有潮热,盗汗,舌质红,苔少,脉细数。

15. 黄精蒸鸡

原料:黄精30克,仔母鸡1只。

做法:将母鸡剁成3厘米见方的块,放入沸水锅内烫3分钟捞出,洗净血沫,装入汽锅内,加入姜、葱、盐等调料,再将洗净切好的黄精放入,上笼蒸3小时即可。

功效:补气摄血。

主治:反复发生皮肤紫斑,久病不愈,神疲乏力,头晕目眩,面色苍白或萎黄,食欲不振,舌质淡,脉细弱。

三、消渴

消渴,《黄帝内经》中称为"消瘅",泛指以多饮、多食、多尿、乏力、形体消瘦或尿有甜味为主要临床特征的疾病。消渴后期常有血脉瘀滞,易并发痈疽、眼疾、心脑病证。现代医学的糖尿病、尿崩症等见有消渴特征者,可参照本部分内容辨证食疗。

1. 五汁饮

原料:麦冬汁10克,鲜芦根汁25克,梨汁30克,荸荠汁、藕汁各20克。

做法:将上述汁液混合均匀,温服、冷饮均可,不限量频饮。

功效:清热润肺,生津止渴。

主治:口渴多饮,口干舌燥,尿频量多,烦热多汗,舌边尖红,苔薄黄,脉洪数。

不适宜服用人群:脾虚便溏者忌服。

2. 天花粉粥

原料:天花粉20克,粳米60克。

做法:天花粉洗净切片煎汁,同粳米煮粥;或以粳米加水煮粥,将熟时加入天花粉,再煮至粥熟即可。每日2次食用。

功效:清热润肺,生津止渴。

主治:口渴多饮,口干舌燥,尿频量多,烦热多汗,舌边尖红,苔薄黄,脉洪数。

不适宜服用人群:脾胃虚寒而便溏者禁用。

3. 猪脊羹

原料:猪脊骨1000克,红枣150克,莲子100克,甘草10克,木香3克。

做法:取猪脊骨洗净剁碎,红枣洗净掰开,莲子去心打碎,甘草、木香洗净润透切片。用纱布将木香和甘草包好,与脊骨、红枣、莲子同时入锅,加水煮沸后文火炖3小时左右,晾至常温,捞出药包,饮汤食肉。每日1次。

功效:益气健脾,生津止渴。

主治:口渴引饮,能食与便溏并见,或纳呆,精神不振,乏力,消瘦,气短懒言,舌质淡红,苔白而干,脉弱。

4. 葛根粉粥

原料：葛根粉 30 克，粳米 100 克。

做法：粳米加水适量，武火煮沸，改文火煮至米半熟，加葛根粉拌匀，至米烂成粥即可，每日早晚服用。

功效：清胃泻火，养阴增液。

主治：多食易饥，口渴，尿多，消瘦，大便干燥，苔黄，脉滑实有力。

不适宜服用人群：脾胃虚寒者忌服。

5. 地黄粥

原料：生地黄 500 克，白蜜 125 克，粳米 100 克。

做法：将生地黄、白蜜同熬成膏，并将粳米煮制成粥，待熟时，入地黄膏 2 匙、酥油少许即成。须固肾者，可酌加芡实、山药，研末同煮，每日 2 次服食。

功效：滋阴固肾。

主治：尿频量多，混浊如脂膏，腰膝酸软，乏力，头晕耳鸣，口干唇燥，皮肤干燥、瘙痒，舌红少苔，脉沉细数。

6. 滋麟饮

原料：黄芪 30 克，山药 30 克，生地黄 15 克，山茱萸 15 克，猪肺 1 付。

做法：黄芪、山药、生地黄、山茱萸一同水煎，取汁，后入猪肺，煮熟后，加盐少许，分次饮汤食肉，每日 2 次。

功效：滋阴温阳，补肾固摄。

主治：小便频数，混浊如膏，甚至饮一溲一，面容憔悴，腰膝酸软，四肢欠温，畏寒肢冷，男子阳痿，女子月经不调，舌苔淡白而干，脉沉细无力。

四、自汗、盗汗

自汗、盗汗是指汗液外泄失常的病证。时时汗出，动辄益甚者，称为自汗；寐中汗出，醒来自止者，称为盗汗。常见于现代医学中的慢性消耗性疾病、功能性汗出异常，或手术、大出血、产后等。

1. 参枣糯米饭

原料：党参 10 克，大枣 10 枚，糯米 250 克，白糖适量。

做法：党参、大枣水煎30分钟，取汁，糯米加入参枣汁及水适量，蒸熟，将剩余汤汁加白糖煎成黏汁，浇在上面，并放上红枣。

功效：调和营卫。

主治：汗出恶风，周身酸楚，时寒时热，或半身、局部出汗，脉缓，苔薄白。

2. 党芪五味炖猪心

原料：党参12克，黄芪12克，五味子9克，猪心1个。

做法：将上述食材加水适量，隔水炖1小时，吃肉饮汤。每1~2天食1次。

功效：养心补血。

主治：自汗或盗汗，心悸少寐，神疲气短，面色不华，舌质淡，脉细。

3. 荠菜豆腐羹

原料：荠菜100克，胡萝卜25克，冬菇25克，竹笋25克，嫩豆腐250克，淀粉、麻油适量。

做法：荠菜切末，胡萝卜、冬菇、竹笋切丁，放锅中炒熟，加水放入嫩豆腐，用湿淀粉勾稀芡，淋麻油。当菜食用。

功效：清肝泄热，化湿和营。

主治：蒸蒸汗出，汗黏，汗液易使衣服黄染，面赤烘热，烦躁，口苦，小便色黄，舌苔薄黄，脉弦数。

五、内伤发热

久病体虚、饮食劳倦、情志失调、外伤出血等诸多因素均可导致内伤发热，其基本病机为气、血、阴、阳亏虚，气、血、湿等郁结壅遏。

1. 八仙茶

原料：粳米、黄粟米、黄豆、赤小豆、绿豆（炒香）各750克，细茶500克，净芝麻375克，净花椒75克，净小茴香150克，炮干姜、炒晶盐各30克。

做法：上述食材一同研细末，另加麦面适量（炒黄熟）与细末等分拌匀，瓷罐贮藏。取5~10克，沸水冲泡饮。每日2次。

功效：温补阳气，引火归原。

主治：发热而近衣，形寒怯冷，四肢不温，少气懒言，头晕嗜卧，腰膝酸软,纳少便溏,面色白,舌质淡胖,或有齿痕,苔白润,脉沉细无力。

2. 三子鸡翅

原料:鸡翅 10 只,莲子 50 克,栗子 250 克,枸杞 30 克,调料适量。

做法:鸡翅用酱油、料酒略腌,入油锅炸至金黄捞起,起油锅,葱、蒜爆香,加酱油、胡椒粉、清水,煮沸放入鸡翅、莲子、栗子、枸杞,煮熟即可。

功效:温补阳气,引火归原。

主治:发热而近衣,形寒怯冷,四肢不温,少气懒言,头晕嗜卧,腰膝酸软,纳少便溏,面色白,舌质淡胖,或有齿痕,苔白润,脉沉细无力。

3. 清肝理气茶

原料:炒决明子 250 克,甘菊 30 克,夏枯草、橘饼、首乌、五味子、麦冬各 60 克,枸杞、龙眼肉、黑桑葚各 120 克。

做法:上述食材研粗末,混合,每次 10 克,用沸水冲泡代茶饮。每日 2 次。

功效:疏肝理气,解郁泻热。

主治:低热或潮热,热势常随情绪波动而起伏,精神抑郁,胁肋胀满,烦躁易怒,口干而苦,纳差,舌红,苔黄,脉弦数。

4. 菊花粥

原料:菊花 15 克,粳米 100 克。

做法:先将菊花研成细粉,然后取粳米加水适量,煮粥,待粥将成时,调入菊花粉,稍煮一二沸,即成。每日 2 次。

5. 清气化痰茶

原料:百药煎 30 克,细茶 30 克,荆芥穗 15 克,海螵蛸 3 克,蜂蜜适量。

做法:将百药煎、细茶、荆芥穗、海螵蛸一同研细末混合,每次 3 克,加蜂蜜少许,沸水冲泡代茶饮。每日 2 次。

功效:燥湿化痰,清热和中。

主治:低热,午后热甚,心烦而热,胸闷脘痞,渴不欲饮,呕恶,便溏或黏滞不爽,苔白腻或黄腻,脉濡数。

六、虚劳

虚劳又称虚损,是以脏腑功能衰退、气血阴阳亏损为主要病机,以五脏

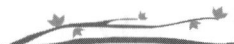

虚证为主要临床表现的多种慢性虚弱证候的总称。常见于现代医学中多个系统的多种慢性消耗性和功能衰退性疾病。

1. 虫草老鸭汤

原料：老鸭1只，冬虫夏草15克。

做法：老鸭宰杀去毛和内脏，将冬虫夏草放入鸭腹内，加水适量，放锅内隔水炖熟，调味食用。每日1～2次，15天为1个疗程。

功效：补益肺气。

主治：咳嗽无力，痰液清稀，平素易感冒，面色萎黄，气短懒言，自汗，语声低怯，神疲乏力，脉细无力。

2. 猪肺粥

原料：猪肺500克，薏苡仁50克，粳米100克。

做法：猪肺洗净，加水适量煮至七成熟，捞出，改刀切成丁备用。薏苡仁、粳米、猪肺丁、猪肺汤适量，同煮成粥。熟后加葱、姜等调味。每日2次，早晚服用，15天为1个疗程。

功效：补益肺气。

主治：咳嗽无力，痰液清稀，平素易感冒，面色萎黄，气短懒言，自汗，语声低怯，神疲乏力，脉细无力。

3. 黄芪黑豆汤

原料：黄芪30克，黑豆60克，食盐少许。

做法：黄芪洗净切片，黑豆洗净以水浸一宿。两者放锅内加清水适量，煎汤，熟后加食盐少许调味，喝汤吃豆。作点心食用，每日2次，15天为1个疗程。

功效：补益肺气。

主治：咳嗽无力，痰液清稀，平素易感冒，面色萎黄，气短懒言，自汗，语声低怯，神疲乏力，脉细无力。

第二章
外科疾病健康养生食疗

中医外科健康养生食疗作为中医食疗的一个重要分支,历史悠久,源远流长。它基于中医基础理论,将食物与药物相结合,通过调节人体内外部环境,达到预防和治疗骨科疾病的目的。

【历史渊源】

远古时代,人类在寻找食物的过程中,经过长期的摸索,逐渐获得了辨别食物与毒物的知识,掌握了食物治疗疾病的性能。我国周代已有食医的分科。

《山海经》中曾记述吃各种禽兽、鱼、草木,除可令人不饥以外,还能治愈疠、疟、瘘、狂等症。春秋战国成书的《黄帝内经·素问·藏令法时论》中指出"毒物攻邪,五谷为养,五果为助,五畜为益,五菜为充,气味合而服之,以补精益气"。中医外科由远古时期发展至今,由历代医家不断积累和总结,形成了丰富的食疗理论和实践经验。

【理论基础】

中医认为,人处在天地之间,作为自然界的一部分,与自然具有相通相应的关系。早在两千年前,古代中医学家就认识到饮食的性质对机体生理和病理方面的影响。在营养观的指导下,运用食物来达到补虚泻实、调整阴阳的目的。

【食疗原则】

自古以来,古代道、佛、儒、医、武各家学说,无不用人体内部与自然界协调统一的理论来阐述人体的生、老、病、死规律,同时也无不应用天人相应的法则来指导饮食起居,既注意全面膳食"合而服之",同时又主张因时、因地、因人、因病之不同,饮食内容也应有所变化,即"审因用膳"和"辨证用膳"调理阴阳的营养观。分析历代食养与食疗著作不难看出,掌握阴阳变化规律,围绕调理阴阳进行食疗活动,使机体保持"阴平阳秘",乃是传统营养学理论的核心所在。

正如《素问·至真要大论》所说:"谨察阴阳所在而调之,以平为期。"中医理论认为,机体发生疾病,原因皆由阴阳失调而来。

因此,饮食养生、治疗与康复手段,和药物疗法、针灸、气功、按摩、导引等一样,都将调理阴阳作为基本原则。

【注意事项】

对饮食的宜与忌,中医也以阴阳平衡作为出发点,认为有利于阴平阳秘则为宜,反之为忌。例如痰湿质人应忌食油腻;木火质人应忌食辛辣;对阴不足阳有余的老年人,则应忌食大热峻补之品;对某些患者,如皮肤病、哮喘患者应忌食虾鱼等海产品发物;对胃寒患者忌食生冷食物;等等。总之,体现"虚则补之""实则泻之""寒者热之""热者寒之"的原则。另外,在食物搭配和饮食调剂制备方面,中医也是注重调和阴阳的,使所用膳食无偏寒、偏热、偏升、偏降等缺陷。例如烹调鱼、虾、蟹等寒性食物时总要配以姜、葱、酒、醋类温性的调料,以防止性偏寒凉,食后有损脾胃之弊;又如食用韭菜等助阳类菜品常配以蛋类滋阴之品,也是为了达到阴阳互补之目的。

第一节 躯干部疾病健康养生食疗

躯干骨通过椎骨、骶骨、尾骨构成脊柱,协同胸骨、肋骨形成胸廓,并与骨盆连接,共同支撑着人的躯干并保护位于胸腔、腹腔和盆腔内的重要脏器。导致躯干骨骨折的暴力强大,损伤机制复杂,往往合并内脏结构组织及脊髓的破坏,产生严重的并发症,可导致终身残疾甚至死亡,因此对于躯干骨骨折的诊断和治疗应当重视。

1. 天麻老鸭汤

原料:绿头老鸭1只(约750克),何首乌20克,天麻10克。

做法:先将天麻与何首乌片用纱布袋包扎好,老鸭肉切块与上药袋入锅内加水同煮。熟后去药袋,用葱、姜、盐、酒调味,作菜肴可常吃。

功效:补肝肾,接骨疗伤,增强免疫力。

主治:骨折损伤后肝肾亏虚,骨折不愈合。

不适宜服用人群:湿热体质者应慎用。

2. 苁蓉羊肉汤

原料:羊肉200克,绿豆5克,肉苁蓉12克,续断12克,黄芪10克,酱料、生姜和食盐适量。

做法:将洗净的羊肉切块(放锅内加水煮时暂不放调料),放绿豆5克煮沸15分钟,将绿豆和水一起倒掉,膻味即除。再加清水、肉苁蓉、续断、黄芪和调料用小火煨至肉烂熟即可,喝汤吃肉。

功效:接骨续折,温经散寒,增强体力。

主治:骨折后肝肾不足,素体虚寒。

不适宜服用人群:阴虚火旺者应慎用。

3. 黑豆杜仲猪尾汤

原料:猪尾骨200克,杜仲15克,黑豆30粒,大枣3粒,生姜3片,枸杞10克。

做法:黑豆洗干净,温水浸泡1小时备用。猪尾骨冷水入锅,焯去血水,捞出洗干净备用。汤锅倒入适量温水,放入所有食材,大火煲开后转小火煲1小时,出锅前加入盐调味即可。

功效:杜仲,甘微辛温,入肝肾经,补肝肾、强筋骨。黑豆,性平,入肝肾经,可补肾益阳,健脾利湿,清热解毒。猪尾骨,以形补形。诸物合煲,能强腰健骨。

主治:骨折骨痛、腰脊酸痛、足膝痿弱等症。

不适宜服用人群:痰湿体质者应慎用。

4. 赤小豆竹笋汤

原料:赤小豆 100 克,绿豆 100 克,竹笋 30 克,茯苓 15 克。

做法:将赤小豆、绿豆、竹笋、茯苓分别洗净,置锅中,加清水 500 毫升,急火煮开 3 分钟,文火煮 20 分钟,分次食用。

功效:消肿活血,逐血利湿,健脾安神。

主治:骨折早期,局部肿胀明显者。

不适宜服用人群:脾胃虚寒者应慎用。

第二节 上肢疾病健康养生食疗

一、上肢骨折

上肢是劳动操作的主要部位。它是以上臂和前臂为杠杆,各个关节为运动枢纽,通过手部操作而体现其功能的。因此,对上肢功能的要求中,灵活性高于稳定性。治疗上,必须重视手部早期功能锻炼,固定时间一般较下肢略微缩短。

1. 桃仁粥

原料:桃仁 15 克,红糖适量,粳米适量。

做法:将桃仁捣烂,水浸,研汁去渣,入粳米、红糖,同入砂锅中,加水 400 毫升,用文火煎成稀粥即可,日服 2 次。

功效:活血化瘀,通经止痛。

主治:骨折早期,气滞血瘀。

2. 消肿汤

原料:鲜猪长骨 1000 克,黄豆 250 克,紫丹参 50 克,桂皮、盐适量。

做法:将原料同煎至豆烂,喝汤食豆。

功效:活血,化瘀,补虚。

主治:骨折后,气滞血瘀。

3.猪骨续断汤

原料:猪骨 1000 克,接骨木 10 克,黑豆 250 克,猪肾 100 克,党参 10 克,葱、姜、黄酒适量。

做法:把接骨木、党参加水煎煮,去渣留汁,入猪骨、黑豆、猪肾,煮烂加葱、姜、黄酒即可,每日早晚温服 30 毫升。

功效:接骨续筋,活血生新。

主治:骨折后 2 周,伤肢肿痛减轻,瘀血未尽,骨痂始生。

4.芝麻核桃散

原料:炒芝麻 500 克,核桃肉 500 克。

做法:把炒芝麻、核桃肉研末混合,每次 3~6 克,加入 30 毫升温水冲服。每日 2 次。

功效:补肝肾,固本培元。

主治:骨折后期即固本培元期,骨折基本达临床愈合,但骨不甚牢,肌肉萎缩,步履不稳。

二、上肢脱位

肩关节脱位亦称肩胛关节脱位。肩关节由肩胛骨的关节盂与肱骨头构成,是典型的球窝关节。关节盂小而浅,肱骨头大,其骨性结构不稳定。肘关节是屈肘关节,由肱桡关节、肱尺关节和尺桡关节 3 个关节所组成。这 3 个关节共同包在一个关节囊内,有共同的关节腔。关节囊的前、后壁薄弱而松弛,但其两侧的纤维层则增厚,形成桡侧副韧带和尺侧副韧带。关节囊纤维层的纤维环形成桡骨环韧带包绕桡骨小头。小儿桡骨半脱位又称牵拉肘,多发生于 4 岁以下的幼儿,是临床常见的肘部损伤。腕关节的腕骨中,以月骨脱位最常见。掌指关节脱位是指近节指骨基底部脱离掌指关节,向背侧或掌侧移位。

1.葱油拌莴笋

原料:莴笋 300 克,葱末适量。

做法:将莴笋洗净,去皮切成丝,热油加葱末,与莴笋丝拌匀,分次食用。

功效:通经络,养筋骨。

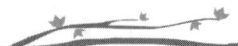

主治:关节脱位复位后中期,关节僵直不能动者。

2. 大枣甘草米粥

原料:大枣10枚,炙甘草5克,粳米50克。

做法:大枣、炙甘草洗净,置锅中,加清水1000毫升,加粳米,急火煮开3分钟,改文火煮20分钟,成粥,趁热分次食用。

功效:缓急止痛。

主治:关节脱位复位后中期,关节隐痛不愈。

3. 木耳瘦肉汤

原料:干木耳30克,猪瘦肉100克。

做法:干木耳用温开水泡浸30分钟,猪瘦肉熬汤约30分钟。温热口服,每周3~5次。

功效:黑木耳补气养血、润肺止咳镇定、散血止血,增强免疫力,能够协助身体的血液流通,补充维生素,加速修复作用。

主治:跌打损伤。

4. 桃仁粥

原料:桃仁10~15克,粳米50克,红糖适量。

做法:桃仁捣碎,和粳米一起下锅,加入冷水适当,温火煲1小时,红糖适量加入。

功效:活血通脉,化瘀止疼,促进消化。

主治:关节脱位初期瘀血传导阻滞,发胀疼痛及跌打前期诸证。

不适宜服用人群:因桃仁破血力强,食之能造成小产,妊娠期禁止使用。

三、上肢筋伤

外力作用下的急性损伤和慢性劳损所造成的筋的损伤统称为筋伤。中医学对于筋的认识是比较宽泛的,通常是指皮肤、皮下组织、筋膜、肌肉、肌腱、韧带、关节囊、关节、软骨盘、椎间盘、腱鞘、神经、血管等软组织。伤筋可以动骨,伤骨必然伤筋。伤筋是指筋伤,不一定造成骨折脱位,但骨折脱位通常会引起不同程度的筋伤,说明骨与筋之间彼此依存,损伤后会相互影响,互为关联。

第二章 外科疾病健康养生食疗

上肢筋伤是骨伤科常见病证之一,主要涉及骨关节周围的皮下组织、肌肉、肌腱、筋膜、关节囊、滑液囊、韧带、腱鞘、血管、周围神经、关节软骨等组织的损伤。这些损伤可以由直接或间接暴力引起,如跌仆、碾轧、举重等,也可以因局部活动过度导致。此外,风、寒、湿邪侵袭也是导致筋脉拘挛的原因之一。上肢筋伤的分类包括筋断裂伤(完全断裂和不完全断裂)、筋移位伤(如筋出槽、筋出窝、筋翻等)以及筋劳损伤(慢性积劳所致的筋粗、筋僵等)。

1. 四物乌鸡强筋汤

原料:乌鸡半只,人参10克,当归10克,熟地黄12克,白芍10克,川芎6克,大枣(去核)2个,生姜3片。

做法:乌鸡切块,放入凉水煮开余2分钟,去除血水;将余好的乌鸡和人参、当归、熟地黄、白芍、川芎、大枣及生姜一起放入瓦煲中,重新加入1.5升水,大火煮开后转小火慢炖1小时,根据个人口味加入适量食盐。

功效:养肝、强筋。

主治:肝藏血,主筋。因此,此汤对于肝血不足和筋弱均有补养作用。后世不仅将其用于治疗血虚诸症,还用于治疗筋骨萎弱、女性痛经等。方中当归、熟地黄、白芍、川芎这4种药材,皆无毒性,故此汤不仅用于治疗,也常用于药膳。

2. 豆腐猪血汤

原料:猪血100克,豆腐100克,鸡汤250毫升。

做法:猪血、豆腐洗净切成小块,豆腐用热水余一下去除豆腥气,猪血、豆腐加入鸡汤煮开,加入调味品即可。

功效:和胃、养血、柔筋。

主治:筋伤后,气血亏虚。

3. 白芷大枣粥

原料:大枣10枚,白芷10克,粳米200克。

做法:大枣、白芷洗净加粳米、水500毫升,大火煮开5分钟,改用文火煮30分钟即成。

功效:行气、止痛、补中益气。

主治:筋伤后,疼痛难忍,气行不畅。

4. 冬瓜桃仁汤

原料:桃仁10克,冬瓜20克,粳米100克。

做法:桃仁捣烂如泥,加入冬瓜、粳米,加水200毫升大火煮开5分钟,改文火煮30分钟即可。

功效:行气、止痛、消肿。

主治:筋伤后,肿痛难忍,气行不畅。

第三节　下肢疾病健康养生食疗

一、下肢骨折

下肢的主要功能是负重和行走,故需要一个良好的稳定结构。下肢骨折复位要求有良好的对位和对线,同时患肢与健肢要恢复等长。若患肢成角畸形,将会影响肢体的负重;若患肢缩短2厘米以上,就会出现明显跛行。下肢肌肉发达,骨折整复后,单纯夹板或石膏固定难以保持断端整复后的位置,尤其是股骨干骨折及不稳定的胫腓骨骨折,常需要配合持续牵引。固定时间也应相对长些,以防止过早负重而发生畸形或再骨折。

1. 三七粉炖鸡腿骨

原料:三七粉1~3克,鸡腿骨5~7根。

做法:鸡腿骨捣裂,和三七粉放入砂锅,煲汤一般40分钟左右,可以放点调料,比如盐等。每天喝两碗,可以吃饭时喝,也可以饭前或饭后喝。

功效:活血化瘀,接骨续筋。

主治:三七被称为伤科圣药,对于消除局部的组织损害有很大的好处。对于骨骼的损伤类疾病和与骨骼相关的骨骼周围的韧带筋膜等组织损伤,可用三七粉炖鸡腿骨食疗。

不适宜服用人群:妊娠期忌服。

2. 当归生姜羊肉汤

原料:当归20克,生姜12克,羊肉300克。

做法:当归、生姜、羊肉加水1500毫升同煮即可,食肉饮汤。一日3次服完。

功效:养血活血,温阳散寒,止痛。

主治:骨折损伤后期血虚或瘀血未消。

3. 乌芪红枣汤

原料:制首乌20克,黄芪15克,红枣10个,母鸡肉200克。

做法:将黄芪、制首乌洗净,用纱布袋封口;红枣(去核)洗净;母鸡肉洗净,切成小块,一齐放入砂锅内,加清水适量,武火煮沸后改用文火炖2小时,去药袋后调味即可,随量饮用。

功效:补虚活血、健脾生肌。

主治:骨折后断肢不易愈合。

4. 乌鸡加皮汤

原料:乌骨鸡肉100克,五加皮15克,巴戟天10克,杜仲20克。

做法:将乌骨鸡肉洗净切块,五加皮、巴戟天、杜仲洗净切细后一起放入砂锅中,加水适量,武火煮沸后改用文火炖煮2小时,调味即可食用。

功效:续筋接骨,养血生肌。

主治:骨折后,气滞血瘀。

二、下肢脱位

髋关节脱位是下肢比较常见的脱位。髋关节是骨性结构,由髋臼和股骨头组成。髋臼位于髋骨外侧中部,朝向前外下方。髋臼周缘有关节盂软骨附着,以加深关节窝。膝关节是人体最大、结构最复杂的关节,负重量大且运动多,关节接触面较宽阔,由股骨远端、胫骨近端和髌骨组成。膝关节的骨性结构不稳定,其附属结构复杂,借助关节囊内外侧副韧带、前后十字韧带、半月板等连接加固。髌骨脱位多数是由于膝关节骨性结构及软组织的发育缺陷或暴力,致股内侧肌及扩张部撕裂,促使髌骨向外侧脱出;髌骨向内侧移位者少见。跖趾关节是由5个跖骨头与其近节的趾骨底组成,其关节腔独立,活动性较大。跖趾关节脱位是指跖骨头与近节趾骨构成的关节发生分离。

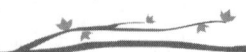

1. 大枣甘草米粥

原料:大枣 10 枚,炙甘草 5 克,粳米 50 克。

做法:大枣、炙甘草洗净,置锅中,加清水 1000 毫升,加粳米,急火煮开 3 分钟,改文火煮 20 分钟,成粥,趁热分次食用。

功效:调卫调营,缓急止痛。

主治:关节脱位复位后中期,关节隐痛不愈。

2. 炒油菜

原料:油菜 250 克。

做法:油菜洗净,切成小段,菜油起油锅,将油菜炒熟,加少许精盐、味精,分次食用。每日 2 次,连续 1 周。

功效:活血祛瘀通络。

主治:关节脱位复位后早期,肿胀明显不退。

3. 百合桃仁汤

原料:鲜百合 250 克,桃仁 20 克。

做法:鲜百合洗净,桃仁洗净,同置锅中,加清水 500 毫升,急火煮开 3 分钟,文火煮 20 分钟。分次食用,连服 10~15 天。

功效:活血止痛,和营通络。

主治:关节脱位复位后中期,关节活动不利。

4. 木瓜粥

原料:木瓜 250 克,粳米 50 克。

做法:木瓜洗净,切成小片,置锅中,加清水 500 毫升,加粳米,急火煮开 3 分钟,改文火煮 30 分钟,成粥,趁热食用。连服 10~15 天。

功效:接筋续折,和营通络。

主治:关节脱位复位后中期,关节活动不利。

三、下肢筋伤

下肢筋伤是指下肢肌肉、肌腱或韧带的损伤或炎症。在日常生活中,下肢筋伤是比较常见的运动损伤之一。它不仅给患者带来身体上的痛苦,还会影响其日常生活和运动能力。

1. 韭菜炒鹌鹑蛋

原料:韭菜200克,鹌鹑蛋10枚。

做法:韭菜拣净、洗净,切成寸段。鹌鹑蛋打散,在碗中搅拌均匀。下油锅将蛋炒熟,放入韭菜翻炒几下,加盐、鸡精调味即可。

功效:行气、活血、散瘀。

主治:筋伤后,瘀血难消,血行不畅。

2. 海带龙骨汤

原料:龙骨500克,海带(闽南生海带)100克,老酒、姜、精盐适量。

做法:海带洗干净,用开水烫洗一遍备用;龙骨加水煮沸去浮沫,加上姜片、老酒,小火炖熟。熟后加入海带,再煮5~10分钟,调味后放入盐煮沸即起。

功效:活血化瘀,散结止痛。

主治:筋伤损伤早期。

3. 猪血汤

原料:猪血250克,葱、姜、精盐。

做法:猪血切成小块,加葱、姜、少许精盐,隔水蒸熟,分次食用。

功效:行血,祛瘀。

主治:筋伤早期局部肿胀,瘀血严重。

4. 归七肉鸽汤

原料:三七3克,当归10克,鸽子1只,冰糖2颗,食盐2克。

做法:上述食材共炖熟烂,汤肉并进。每日1次,连续7~10天。

功效:活血止血,消肿止痛。

主治:筋伤早期,局部肿胀疼痛。

5. 八珍猪蹄汤

原料:八珍药包(当归、川芎、熟地黄、炒白芍、党参、炒白术、茯苓、炙甘草各10克),桂皮10克,猪蹄500克。

做法:药包、桂皮和猪蹄一起煲汤。

功效:补益气血。

主治:筋伤术后康复辅助治疗或气血不足,也可用于产后、术后的调养。

不适宜服用人群:妊娠期慎用,使用前请咨询医生。

6.四神猪肚汤

原料:四神药包(莲子、山药、芡实、茯苓各10克),瘦肉、猪肚各300克。

做法:上述食材放一起煲汤。

功效:健脾,利水宁心。

主治:脾胃虚弱,也可用于产后、术后的调养。

不适宜服用人群:妊娠期慎用。使用前请咨询医师。

7.复元粥

原料:复元药包(山药、肉苁蓉、菟丝子、核桃仁各10克),瘦羊肉、羊脊骨各100克,粳米300克,葱白、生姜、花椒、大茴香各3克,黄酒3勺。

做法:上述食材放一起煮粥。

功效:温补肾阳。

主治:畏寒肢冷、阳气不足,尤其适合老年人四肢不温的冬季进补。

禁忌:阴虚火旺禁用,感冒发热禁用。

8.强筋壮骨汤

原料:壮骨药包(熟地黄、杜仲、枸杞、肉苁蓉各10克),龙骨300克。

做法:上述食材放一起煲汤。

功效:补益肝肾,强健筋骨。

主治:老年骨质疏松,肾气不足,腰膝酸软,久病体虚。

禁忌:感冒发热禁用。

第四节 其他骨科疾病健康养生食疗

一、骨骺损伤

骨骺和骺板为未成熟的骨骼的生长组织结构,每个骨骺及其骺板共同组成骨骺复合体,四肢长骨的纵向生长是盘状骺板承受压力发育的结果,其生长潜力大。骨骺损伤是青少年骨骼发育停止以前的一种特殊损伤,小儿骨折中大约15%涉及骨骺损伤。男孩多于女孩,这是由于男孩外伤机会多,并且骨骺闭合晚,部分骨骺骨折可以引起骨骺早闭而影响骨骺发育,导致肢体短缩和关节畸形。除了外伤,感染和其他疾病也可形成本病。对本病认识不够,可导致误诊、漏诊。各类骨骺损伤的类型特点不同,在治疗方法的选择上及治疗标准上也有很大差异。

1. 生荸荠饮

原料:生荸荠100克。

做法:生荸荠洗净,去皮,捣烂,加少许清水,煮开即饮,代茶食用。

功效:清热化瘀、消积。

主治:骨折早期,伴发热。

2. 鲫鱼汤

原料:鲫鱼1条,黄酒、姜、葱、精盐。

做法:鲫鱼去内脏及鳞、洗净,置锅中,加清水500毫升,加黄酒、姜、葱,急火煮开3分钟,改文火煮20分钟,加精盐,分次食用。

功效:鲫鱼为补脾利水养生的食品,食之可以益脾胃,利水湿,因此本方有健脾利水的功效。

主治:骨折中后期,兼脾胃不和。

3. 红花饮

原料:红花10克,苏木10克,当归10克,红糖、白酒适量。

做法:先煎红花、苏木,后入当归、白酒再煎。去渣,取汁,兑入红糖。分3次,餐前温服,每日2～3次,连服3～4周。

功效:活血化瘀,通络止痛。

主治:骨折血肿疼痛之症。

4.三七蒸鸡

原料:鸡肉250克,三七粉15克,冰糖(捣细)适量。

做法:将三七粉、冰糖与鸡肉片拌匀,隔水密闭蒸熟。1日内分2次食用,连服3～4周。

功效:活血化瘀,消肿止血。

主治:老年体弱之骨折初期。

二、颞颌关节脱位

颞颌关节脱位,即下颌关节脱位,俗称吊下巴。颞颌关节是由下颌骨的1对髁状突和颞骨的1对下颌关节窝组成。髁状突和关节窝均在关节囊内,关节囊薄弱而松弛。尤以关节腔的前壁为甚,颞颌关节是人体头面部唯一能活动的关节,属左右联动关节。它的主要运动是下颌骨的开口、闭合、前伸、后退及侧转。

1.牛蹄筋白芷汤

原料:牛蹄筋100克,白芷20克。

做法:牛蹄筋洗净,切成小块;白芷洗净,纱布包扎。牛蹄筋、白芷同置锅中,加清水1000毫升,急火煮开3分钟,去浮沫,加黄酒、姜、葱、精盐等,文火煮30分钟,分次食用。连服10～20天。

功效:强筋骨,利关节。

主治:关节脱位复位晚期,关节仍僵硬不能伸屈,腰膝酸软乏力。

2.猪蹄筋杞桂汤

原料:干猪蹄筋100克,红枣15枚,枸杞10克,龙眼肉15克。

做法:干猪蹄筋水发后洗净,切成小段,置锅中,加清水1000毫升,加红枣、枸杞、龙眼肉,急火煮开5分钟,改文火煮30分钟,分次食用。

功效:养气补血,滑利关节。

主治：关节脱位复位后期，气血虚损，肝肾不足，或有习惯性脱位。

3. 薤白鲫鱼汤

原料：新鲜鲫鱼1条（约500克），薤白25克（干燥品），可添加适量生姜以增强行气功效。

做法：将新鲜鲫鱼宰杀后，去除鳃、内脏及鳞片，彻底清洗干净。热锅凉油，将鲫鱼两面煎至鱼背微黄，以锁住鱼肉的鲜味。加入清水500毫升，大火煮沸。薤白洗净后，用纱布包裹好，与煎好的鲫鱼一同放入锅中。急火煮沸3分钟后，加入黄酒、姜片、葱段及适量精盐调味。转文火继续煮20分钟，捞出薤白包。食用鱼肉及汤，每日1次，连续食用1周。

功效：消肿行气，活血化瘀，利水祛湿。

主治：关节脱位复位后早期，关节部胀痛明显，活动受限。

注意事项：薤白忌与牛肉、韭菜同食；忌过量久食；气虚、阴虚发热慎食。

4. 韭菜炒佛手

原料：新鲜韭菜250克，佛手瓜200克，可添加适量白胡椒以增强温经通络效果。

做法：韭菜洗净后，切成均匀小段备用。佛手瓜洗净去皮，切成薄片。热锅热油，先将韭菜快速翻炒至半熟，再加入佛手瓜片同炒。炒至两者均熟透后，出锅装盘。分次食用，连续10天。

功效：行气止痛，温经通络，促进气血运行。

主治：关节脱位复位中期，关节仍肿胀，活动不利。

注意事项：妊娠期及阴虚火旺者应慎食。

三、腰部筋伤

1. 祛瘀生新汤

原料：三七片12克（干燥品），生地黄30克（新鲜或干燥品均可），大枣4枚（去核），瘦肉300克（猪瘦肉为佳），可添加适量桃仁以增强活血化瘀效果。

做法：将所有原料一同放入炖盅内，加适量清水，炖至熟烂。早晚各服用1小碗，温服。

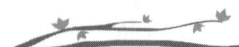

功效:活血化瘀,凉血止痛,促进瘀血消散。

主治:筋伤早期,体内有瘀血,积瘀化热者。

注意事项:妊娠期及月经过多者应慎食。

2. 四物菜鸭汤

原料:闽南菜鸭1只(约1500克),四物药材(当归、川芎、白芍、熟地黄各10克)。

做法:将鸭子宰杀后去毛、剖腹、去内脏,洗净后切成小块。加水煮沸,去除浮沫,煮半小时。加入四物药材,继续煮成汤,去渣后服用。

功效:和营止痛,活血补血,促进筋伤恢复。

主治:筋伤中后期,局部胀痛不退。

注意事项:妊娠期及阴虚火旺者应慎食。

四、损伤内证

损伤内证是由损伤引起的机体气血、经络、脏腑功能紊乱者,称为损伤内证,各种外界因素导致人体皮肉、筋骨、气血、脏腑等出现损害,以及出现局部和全身的反应,称为损伤。损伤分为两大类,一是外伤,二是内伤。患者受到外伤时,损伤之力必由外及内,每多见内伤的症候。损伤虽由外界因素所致,但必然引起气血、脏腑、经络的病变,使机体功能紊乱。

(一)损伤出血

外力作用于人体,引起经脉破损,导致血液溢出体外或积于体内,称为损伤出血。损伤出血按出血来源可分为动脉出血、静脉出血、毛细血管出血和内脏出血,内脏出血多为肝、脾、肾等实质性脏器出血。按出血的部位可分为外出血和内出血。外出血可见血液自伤口向外流出;内出血指血液流入体腔形成颅腔、腹腔出血,或停于肌肉之间,形成血肿。五官和二阴出血又称九窍出血,有些内出血可通过九窍溢出体外。按出血时间可分为原发性出血和继发性出血。

1. 黄芪猪肉羹

原料:黄芪20克,大枣6枚,当归10克,枸杞15克,猪瘦肉50~100克。

做法:瘦肉切成薄片,加其他原料及生姜片、葱白段,大火煮沸改小火炖,煮至肉烂加精盐适量,味精少许,还可根据个人嗜好酌加麻油、花椒油等,端锅放温后即可食用。每剂分2次服用,每天2次。

功效:黄芪益气,枸杞填精,当归养血活血,大枣温中补气,猪瘦肉富含蛋白质,滋阴润燥。全方共达补益精气、活血化瘀之功效。

主治:适用于肾虚精亏型患者。音暗失语,心悸气短,腰膝酸软,肢体痿废,手足麻木,半身不遂,舌体胖大边有齿痕,苔白,脉沉细无力者。禁用于头疼汗出,心烦口苦,动则易怒,面红目赤,腹胀嗳气者。

注意事项:糖尿病患者慎用。

2. 醋蒸胡椒梨

原料:陈醋、白胡椒粒适量,梨2个。

做法:将白胡椒研为细粉,把梨分两半,将白胡椒粉夹于其中,放入盘内,加醋上笼蒸至梨熟,即可食用。每次吃1只梨,日服2次,久用有益无害。

功效:白胡椒又称玉椒,含胡椒辣脂碱、挥发油、蛋白质等,可解热、驱风、抗惊厥;梨又称快果、玉乳,能生津润燥、清热化痰;陈醋含高级醇类、琥珀酸等,能活血散瘀,解毒杀虫。全方共达滋阴清热、活血化瘀、驱风止厥之功效。

主治:适用于肝阳上亢脉络瘀阻型脑出血。半身不遂、患侧僵硬佝挛、头疼头晕、面赤耳鸣、口干咽燥、舌红绛、苔薄黄、脉弦硬有力。

注意事项:禁用于糖尿病并脑血管意外者。

3. 人参粥

原料:大米50克,人参末、姜汁各10克。

做法:大米煮粥,加入人参末、姜汁搅拌均匀,早晚餐服食。

功效:补气和中,健脾和胃。

主治:损伤出血后气血亏虚。

4. 生地益母汤

原料:黄酒200毫升,生地黄6克,益母草10克。

做法:将上面材料同放瓷盅中,隔水蒸20分钟后服药汤,每次温服50毫升,连服数天。

功效:凉血、收敛止血。

主治:妇人血伤不止,兼赤白带下。

(二)损伤瘀血

损伤血瘀是损伤后出血过多或久病气血亏虚,脏腑虚衰引起的血虚。

1. 红枣煲鸡脚

原料:鸡爪5个,猪瘦肉50克,当归5克,红枣(干,大)4颗,龙眼(干)6颗,枸杞1小把,食盐1小匙,水适量。可添加药材党参10克、川芎5克,以增强补气活血效果。

做法:将鸡爪斩成小块,猪瘦肉切块,红枣、枸杞、龙眼和其他药材洗净。锅中加水,水开后放入鸡爪和瘦肉焯烫。焯烫后捞出,冲洗干净表面浮沫,放入炖盅,加入红枣、枸杞、龙眼和其他药材,加足量水。隔水炖煮2~3个小时。服食前加入少许盐调味即可。

功效:在粤菜中,当归是一种常用来煲汤或炖肉的药材,它甘温质润,可以补血活血,还可以消肿止痛。对于女性来说,当归可以调经止痛,润肠通便,对贫血也有一定帮助。党参能补中益气,川芎可行气活血,共同作用于增强汤品的补益效果。红枣含有丰富的维生素和微量元素,具有补中益气、养血安神的作用。龙眼能补益心脾、养血安神。枸杞含有丰富的枸杞多糖,能有效降低血脂、血糖和血压,保护生殖系统,提高视力和呼吸道抗病能力。

主治:损伤血瘀后血行不畅导致的手足麻木、头晕眼花症状。适用于气血不足、体质虚弱的人群,尤其适合女性在产后或经期后调养身体。

2. 桃仁鳜鱼汤

原料:桃仁6克,泽泻10克,鳜鱼100克。

做法:鳜鱼去鳞、腮、内脏,与桃仁、泽泻一起,加入葱、姜等佐料一同炖熟。

功效:活血化瘀,除湿通窍。

主治:损伤瘀血后,局部血行不畅,疼痛。

3. 山楂桂枝红糖汤

原料:山楂肉15克,桂枝5克,红糖30~50克。

做法:将山楂肉、桂枝装入瓦煲内,加清水2碗,用文火煎剩1碗时,加入红糖,调匀,煮沸即可。

功效：温经通脉，化瘀止痛。

主治：损伤血瘀后及面色无华。

4.乌豆蛋酒汤

原料：乌豆(黑豆)60克，鸡蛋2个，酒或米酒100毫升。

做法：将上述食材加水同煮即可。

功效：和血润肤，调中、下气、止痛。

主治：损伤血瘀后，血行不畅，瘀血疼痛。

(三)损伤血虚

损伤血虚是损伤后出血过多或久病气血亏虚，脏腑虚衰引起的血虚。

1.龙眼栗子粥

原料：龙眼肉15克，栗子10个，粳米50克，可适量加入党参10克以增强补气效果。

做法：栗子去壳切碎，与粳米同煮，在粥快熟时放入龙眼肉稍煮即可，食用时可加入白糖少许。

功效：此粥适用于心肾两虚、气血不足等病证。龙眼肉能补益心脾、养血安神。党参能补中益气，对于气血两虚有很好的辅助治疗作用。

主治：损伤后气血亏虚所导致的肢体麻木，适用于气血不足、体质虚弱的人群。

2.红豆花生粥

原料：红豆100克，花生50克，粳米200克，陈皮少许，红糖适量，可添加黄芪10克以增强免疫力。

做法：将陈皮、红豆、花生分别洗净，入锅加适量清水，水开后约10分钟再将粳米淘净加入，用小火煮熬，在粥将熟时，加入适量红糖即可。

功效：补脾生血、益胃补体。红豆含有丰富的蛋白质和微量元素，有助于增强机体免疫力。花生含有丰富的不饱和脂肪酸，有益于心、脑血管健康。黄芪能增强免疫力，对于脾胃虚弱有很好的辅助治疗作用。

主治：脾胃虚弱，面色苍白，气短乏力，头晕目眩。

3.百合粥

原料：百合20克，粳米50克，白糖少许，可适量加入麦冬10克以增强滋阴效果。

做法：将百合洗净与粳米同煮，待熟时加入白糖再煮10分钟，即可食用。

功效：百合味甘，微寒，具有润肺止咳、宁心安神的功效。麦冬能滋阴养液，对于肺热汗多有很好的辅助治疗作用。

主治：肺热汗多。

4. 薯蓣粥

原料：薯蓣20克，粳米50克，白糖适量。

做法：将薯蓣煎汁，用汁煮米为粥，放入白糖调味温服。

功效：补气，固表止汗。

主治：表虚自汗。

5. 浮小麦饮

原料：浮小麦15克，红糖适量。

做法：熬浮小麦汁100毫升，加红糖调味。

功效：益气，固表止汗。

主治：小儿夜间盗汗或白天睡着出汗等。

6. 小麦山药汤

原料：浮小麦15克，山药15克，白糖少许。

做法：二药同煎取汁150毫升，加糖调味，每服50毫升，早晚各服1次。

功效：补气敛汗。

主治：病后虚弱而致的自汗或盗汗。

(四) 损伤疼痛

损伤疼痛是指外力伤害刺激引起的疼痛，是损伤最常见的症状之一。疼痛一般可分为虚、实两类。实者是损伤后气血瘀滞或感受外邪、郁结不畅所致，虚者为气血不足、筋脉失养而成。

1. 炸芙蓉山茶

原料：鲜白山茶花40朵，鸡蛋6个，清水60毫升，淀粉100克，白糖50克，精制植物油1升。可选添加药材枸杞10克，以增强滋补肝肾、明目的效果。

做法:鲜白山茶花去花萼,稍干,保持其花形;鸡蛋打开,去蛋黄、留蛋清,放碗中,加清水60毫升、淀粉100克、白糖50克,搅匀成蛋清糊。炒锅上中火,放精制植物油1升(实耗约50毫升)烧热,用筷子夹住白茶花,裹上蛋清糊,逐个下入油锅,开小火,待油温降低后再上火,炸至浅黄色时捞出温食。

功效:白山茶花含有花白甙和花色甙等止血成分,可以起到止血、散瘀消肿的功效,还有收敛、凉血、调胃、理气等疗效。枸杞含有丰富的营养成分,能滋补肝肾、明目,对于肝肾精血亏虚引起的头晕眼花、须发早白等症状有辅助治疗作用。

主治:跌打损伤、烫伤。适用于因跌打损伤导致的肢体麻木、头晕眼花等症状的辅助治疗。

2. 秋海棠花栗子粥

原料:栗子肉100克,粳米160克,冰糖30克,秋海棠花50克。

做法:栗子肉去内皮,切碎成米粒大小,与粳米一同入锅,加清水适量,旺火煮沸后改小火煮至米熟烂,加入冰糖、秋海棠花,再用小火熬略煮,熟后服食。

功效:补中益气,缓急止痛。秋海棠花具有清热解毒、活血化瘀的功效,与栗子和粳米搭配,可增强粥品的滋补作用。

主治:跌打损伤,损伤后虚损疼痛。适用于气血不足、体质虚弱的人群,尤其适合跌打损伤后的恢复期调养。

3. 莴苣乳没方

原料:白莴苣子30克,粟米6克,乌梅肉、乳香、没药各5克,蜂蜜适量。可适量加入三七粉3克以增强活血化瘀的效果。

做法:白莴苣子、粟米分别炒香,与乌梅肉、乳香、没药共研细末,加蜂蜜少许做丸,每丸重6克。

功效:活血,消肿止痛。三七粉具有显著的活血化瘀、消肿定痛作用,与莴苣子、粟米等药材合用,可增强方剂的疗效。

主治:跌打损伤、急性腰扭伤等引起的疼痛症状的辅助治疗。

4. 葛根炖金鸡

原料:葛根50克,小公鸡1只,姜丝、黄酒适量。

做法:葛根加水700毫升煎至500毫升,滤过取汁。小公鸡宰杀后去毛、内脏、切块,放锅内用适量油稍炒。兑入葛根药汁、姜丝、黄酒,文火焖烂,调入味精、细盐。

功效:活血解肌,补血壮筋。

主治:跌打损伤,疼痛。

(五)损伤发热

损伤后由于脏腑功能紊乱,基于日久化热或感受邪毒而引起的发热。

1. 甘蔗马蹄饮

原料:红皮甘蔗1段(去皮节),马蹄7个。

做法:先将甘蔗去皮榨汁1杯,将马蹄去皮切成薄片,与甘蔗汁同煮,饮汁吃马蹄。不拘时服。

功效:甘蔗味甘,平,涩,主下气和中,助脾气,利大肠,消痰止渴,除心胸烦热,解酒毒,止呕反胃,治小儿口疳。马蹄性寒滑,味甘凉,可清热、止渴、开胃、清食、化痰、益气、明目。本方清热生津止渴。

主治:发热、口渴、舌干,或麻疹后期,热伤津液的口干唇红、烦躁不安等症。

2. 绿豆粥

原料:绿豆50克,粳米250克,冰糖适量。

做法:将绿豆、粳米淘净放锅内,先用武火煮开,再用文火熬成粥,放适量冰糖调味,每日服3~5次。

功效:清热解暑,利尿消肿,润喉止渴,明目。

主治:夏日发热烦渴,或疮毒发热肿痛等症。脾胃虚弱便溏者不宜食用。

3. 胖大海蜂蜜饮

原料:胖大海2枚,蜂蜜适量。

做法:将胖大海与蜂蜜同放入杯中,加入沸水泡10分钟,滤澄清液频服。

功效:开肺气,清肺气,润肠通便,清热利咽。

主治:适用于风热咽喉肿痛,声音嘶哑,发热无汗或有汗,哭啼吐乳等症。

4.菊花茶

原料:菊花10克,白糖适量。

做法:将菊花淘净晾干,加沸水泡35分钟,滤上清液加白糖适量频服。

功效:疏散风热,明目,清热解毒,平肝阳。

主治:发热头痛、口渴眼赤等症。

5.西瓜绿皮汤

原料:西瓜绿皮1斤,白糖适量。

做法:将西瓜皮削去硬皮,刮掉红囊,洗净切碎,加水适量,煮至水开,加白糖后稍煮即成,凉服。

功效:降火泻热。

主治:西瓜皮治闪腰岔气,口唇生疮。主消烦止渴,解暑热,解酒毒。可治高热,小便黄少,口渴烦躁。

(六)损伤昏厥

损伤昏厥是指因损伤而引起的意识障碍或丧失,以意识丧失和不省人事为特点,又称昏聩、晕厥、昏迷等,多见于严重创伤的患者,大多伤后立即出现。但一部分人初始无昏厥,后由于某些原因昏厥,如出血不止、剧烈疼痛等,多见于脑部损伤、损伤出血或脂肪栓塞。本病为损伤的危急重症,应及时处理。

1.天麻炖猪脑

原料:天麻10克,猪脑1个。

做法:将猪脑洗净,和天麻一起放入炖盅内,放入适量水,隔水炖熟即可食用。

功效:祛风湿,止痛、行气活血、止眩。

主治:受伤后,眩晕欲昏、脑目空虚。

2.葛根粥

原料:鲜葛根适量,沙参、麦冬各20克,粳米70克。

做法:将鲜葛根洗净切片,与沙参、麦冬和粳米放到一起煮成粥。

功效:滋阴和中。

主治:受伤后,阴液尽失、阴虚风动所导致的昏厥、五心烦热者。

3. 艾叶鸡蛋汤

原料:4~5月的生艾叶50克,鸡蛋3个,黑豆35克。

做法:将上述原材料一起加水煲熟服食。

功效:温中散寒,止厥逆。

主治:受伤后,四肢厥冷,昏聩厥逆。

4. 黄芪炖羊头

原料:完整的羊头1个(包含羊脑在内),黄芪20克。

做法:将上述材料水煎服食。

功效:补气健脾。

主治:受伤后,脾气不充,脑髓失养所致昏厥。

(七)损伤眩晕

损伤后出现目视昏花、头眩晕为损伤眩晕,常见于颅脑损伤、损伤性贫血、颈椎病等。

1. 夏枯草瘦肉汤

原料:夏枯草30克,猪瘦肉30克,生姜3片,盐适量。

做法:将夏枯草清洗干净,猪瘦肉切块。锅中放入夏枯草、猪瘦肉和适量清水,武火煮沸后撇去浮沫,加入生姜片,改文火煮至肉熟烂,去除夏枯草残渣,加盐调味后即可食用。建议连续服用3~5次以达到最佳效果。

功效:夏枯草,性寒、味辛、苦,归肝、胆经,具有清肝泻火、明目、散结消肿的作用。猪瘦肉含有丰富的优质蛋白质和必需的脂肪酸,能改善缺铁性贫血,具有补肾养血、滋阴润燥的功效。生姜能温中散寒,发汗解表。

主治:损伤后肝阳上亢型眩晕。适用于头痛眩晕、颈淋巴结肿、肺结核、乳核、高血压、肝大等病证的患者饮用。

2. 决明海带饮

原料:海带15克,决明子12克。

做法:上两物加水适量,煎汤,去渣即可,饮汤。

功效:平肝潜阳,止眩。

主治:损伤后,肝阳上亢引起的眩晕,常服有效。

3. 天麻陈皮炖猪脑

原料:天麻片10克,陈皮5克,猪脑1个。

做法:洗净猪脑,与天麻片、陈皮放入炖盅内,加清水适量,隔水炖熟,饮汤。隔日服1次,3~4次有效。

功效:化痰除湿,止眩。

主治:损伤后,痰浊壅盛引起的眩晕。

4. 怀山药枸杞炖猪脑

原料:怀山药30克,枸杞15克,猪脑1个。

做法:洗净猪脑,与怀山药、枸杞放入炖盅内,加清水适量,隔水炖熟,佐餐服食。

功效:补气和血,止眩。

主治:损伤后,气血亏虚引起的眩晕。

(八)伤后健忘

伤后记忆力明显减退者称为伤后健忘,临床上常见于头部内伤或其他较重的损伤之后,多有瘀血,由血虚、精亏所致。健忘主要与心、脾、肾三脏关系最为密切。

1. 神脑增智饮

原料:牛奶200毫升,鸡蛋黄30克,胡萝卜半根,苹果、橘子各1个,人参1.5克,可添加枸杞10克以增强补脑益智效果。

做法:先将牛奶煮沸,鸡蛋黄蒸熟,再将鸡蛋黄打散,搅和在牛奶里。将胡萝卜、苹果、橘子分别洗净、切片、榨汁,加入蛋黄奶中,再将人参煎汁兑入,并和匀即成。每日1剂,晚上睡前半小时饮服。

功效:牛奶富含改善脑功能作用,蛋黄含丰富卵磷脂,可增进记忆,提高脑力活动能力。苹果具有健脑益智作用。枸杞能补肾益精、养肝明目、抗疲劳、增强体质和智力。

主治:伤后健忘者,以及需要增强记忆力和提高脑力活动能力的个体,尤其适合学生和脑力劳动者。

2. 天王补心膏

原料：人参、丹参、玄参、白茯苓、五味子、远志、桔梗各50克，当归、天冬、麦冬、柏子仁、酸枣仁各50克，生地黄120克，朱砂10克，炼蜜适量。

做法：当归、生地黄酒洗，天冬、麦冬、远志去心，丹参、玄参、柏子仁入锅略炒一下，上述药物入锅加水共煎3次，去渣滤汁备用。将3次滤汁用小火煎熬，徐徐收浓，加入炼蜜，至黏稠为度。本膏为10日量，每日2次，每次1大匙，白开水冲服。

功效：滋阴养血、补心安神。人参补心，气旺则阴血自生，又能宁心益智，柏子仁、远志、茯苓、酸枣仁养心安神，当归补血，血足则心神自宁；玄参滋阴降火，抑制虚火上炎；丹参清心活血；朱砂镇静安神。

主治：损伤后，阴亏血少，心悸失眠，手足心热，健忘，可作为神经衰弱，精神分裂症，更年期综合征，甲状腺功能亢进等疾病的辅助治疗。

3. 天麻蒸鱼头

原料：鳙鱼头750克，天麻10克，川芎1.5克，茯苓3克，花生油25毫升，生姜10克，葱15克，料酒25毫升，盐、味精、胡椒等适量。

做法：鳙鱼头去鳃洗净，切鱼头时，须从靠近头背部的脊背部斜切至鱼肚，即保留大部分鱼肚，然后从头顶部对切成两半，擦少许盐，并用葱、姜、酒汁腌约1小时。天麻、川芎、茯苓加清水250毫升共蒸20分钟（天麻可先将其放入淘米水中浸泡约2小时，至微软，然后放在米饭上蒸软，切片）。将腌渍好的鱼头洗净放入大钵子内，再将天麻、川芎、茯苓连同药汁倒入大钵中，加入盐、料酒、花生油（鸡油更佳）。上汽蒸7~10分钟即可，吃时可放入胡椒粉、葱花、味精等调味。

功效：镇静安神、平肝息风。鱼头富含二十二碳六烯酸（DHA），是一种高度不饱和脂肪酸，对促进神经细胞，特别是神经传导和神经突触的生长发育极为重要，为健脑上品，对脑部损伤后、神经衰弱的头昏失眠均有疗效。

主治：损伤后神经衰弱的头晕、健忘、失眠。

(九)损伤不寐

损伤不寐是指伤后引起的神志不安,夜卧不安。轻者入睡艰难,严重者可彻夜不眠。

1. 杞精炖鹌鹑

原料:鹌鹑1只,枸杞、黄精各30克,可添加益智仁10克以增强益智效果。

做法:鹌鹑去毛及内脏,洗净,将枸杞、黄精和益智仁装入鹌鹑腹内,加水适量,文火炖至酥烂,加精盐、味精等调味即成。弃药吃肉、喝汤,每日1次。

功效:滋养肝肾,补精益智。鹌鹑含有丰富的蛋白质、维生素、无机盐等,有助于小儿发育,可增进食欲,提高记忆力。枸杞能补肾益精、养肝明目、抗疲劳、增强体质和智力。黄精能补脾润肺、养阴生津、强化筋骨、益智强身。益智仁则能温肾固精,增强记忆。

主治:小儿发育不良、脑力劳动者记忆力减退、损伤后头晕不安等。

注意事项:脾胃虚寒、消化不良者应适量食用,以免加重脾胃负担。

2. 海马鸽蛋

原料:海马、鸽蛋各8个,精盐、味精、白胡椒粉各适量,可添加远志5克以增强安神效果。

做法:将鸽蛋打入盘中,每个鸽蛋上放1只海马,将精盐、味精、白胡椒粉均匀地撒在鸽蛋上,上笼蒸10分钟即可,佐餐用。

功效:补肾壮阳,镇静安神,健脑强身。鸽蛋能消除眩晕、健忘、失眠症状,并提高智力。

主治:损伤后肾虚引起的腰膝酸软、头晕耳鸣、失眠多梦等。

注意事项:妊娠期及阴虚火旺者应慎食。

3. 核桃麻仁炸虾饼

原料:核桃仁、黑芝麻、淀粉各50克,虾仁500克,胡椒粉2克,鸡蛋100克,料酒10克,精盐3克。可添加肉苁蓉10克以增强补肾效果。

做法:将虾仁洗净,用刀背剁成泥拌盐、胡椒粉、料酒,取鸡蛋1个打散成汁液,加淀粉少许,然后制成20个剂子。核桃仁炒熟压碎,黑芝麻炒熟擀碎,两者拌匀,另取1个鸡蛋打散放小盆内待用。虾肉剂子用手压平,粘上淀粉,粘上鸡蛋,两面粘匀核桃仁碎和黑芝麻碎。油锅烧至五成热时,放虾饼炸成金黄色捞出,油锅烧至八成热时,再复炸1次,立即捞出即可。

功效:健脑补肾,壮阳。

主治:损伤后健忘失眠者。肾虚引起的腰膝酸软、头晕耳鸣、失眠多梦等。

注意事项:湿热体质、肝胆疾病患者应慎食。

4. 萱草忘忧汤

原料:黄花菜20克,合欢花10克,蜂蜜30克。可添加夜交藤15克以增强安神效果。

做法:将黄花菜、合欢花同置锅内加水适量,煎煮30分钟,取汁,加蜂蜜即可。每日1剂。

功效:除烦解郁,安神益智。

主治:损伤后虚烦不安型失眠。

注意事项:糖尿病患者及湿阻中焦者应慎食。

(十)损伤痹症

损伤痹症是指气血因损伤而阻滞引起肢体或关节疼痛等主要表现的病症。

1. 豨莶煨羊肉

原料:酒制豨莶草50克,羊肉200克,生姜15克,葱白25克,精盐、味精、料酒适量,花椒10粒。

做法:酒制豨莶草入砂锅中水煎,去渣取汁。羊肉洗净后入沸水煮5分钟,捞出切成小条,生姜洗净切片,葱白切段。取锅置旺火上,加清水适量,入羊肉煮沸,再入姜、葱、花椒及料酒2匙。用中火煮30分钟,加入药汁,再小火慢煨至肉烂,放入精盐、味精少许即成。食肉饮汤。

功效:祛风湿、活络止痛。

主治:损伤后,风湿痹痛、四肢酸麻、腰膝疼痛等。

2. 木瓜三七猪蹄汤

原料:木瓜、三七、怀牛膝、续断、当归各10克,砂仁4克,猪蹄2只,料酒、葱花、姜末、盐、味精等调料各适量。

做法:煲汤。

功效:舒筋活络。

主治:损伤后风湿筋骨疼痛,腰膝酸痛等。

3.蛇肉汤

原料:菜花蛇肉100克,胡椒粉2克,可适量加入中药材如当归5克、黄芪10克以增强汤的滋补效果。

做法:将菜花蛇剖腹去内脏,去皮及头尾,剁块,加水适量,放入砂罐内,先武火煮沸,再用文火煨烂,加胡椒粉调味即成。吃蛇肉饮汤,3~5天服食1次,10次为1个疗程。

功效:蛇肉汤具有搜风除湿、活络止痛的功效。蛇肉细嫩鲜美,含有丰富的蛋白质、钙、磷等营养成分,对身体有较好的滋补作用。同时,蛇肉还富含氨基酸、胶原蛋白等成分,能够促进皮肤的新陈代谢,滋润皮肤,防止皮肤干燥、老化。此外,蛇肉汤还具有强筋健骨、增强免疫力、调理气血、美容养颜等作用。

主治:损伤后关节疼痛、日久不愈或关节沉重,疼痛呈游走性。

注意事项:小儿、妊娠期禁忌食用蛇肉汤,因为蛇肉汤具有较强的补益作用,不适合妊娠期食用,以免导致上火或其他不适。蛇肉汤属于温热食物,寒凉体质的人如体虚、畏寒等情况应慎用。蛇肉汤中一些药材可能有药物相互作用,如人参、巴戟天等,这些药材可能与某些药物相互作用,因此需注意慎用。蛇肉不宜与黄鳝、牛肉、鲤鱼、猪肉、土豆、洋葱同吃,大病后忌服。蛇肉不能与绿豆一同食用,会中毒。春季、夏季、秋季不宜食用蛇肉。

4.党参茯苓炖樱桃

原料:党参、白术、茯苓各10克,甘草6克,樱桃200克,冰糖20克。

做法:将党参、白术、茯苓洗净,樱桃洗净;冰糖打碎成屑;将党参、甘草、茯苓、白术、樱桃同放炖锅内,加水500毫升,武火上烧沸,再文火炖煮25分钟,放入冰糖屑即成。代茶,适量饮用。

功效:补气血、祛风湿、抗痛风。

主治:伤后瘫痪及四肢不仁、风湿腰痛等。

(十一)损伤喘咳

伤后呼吸急促,甚至张口抬肩、鼻翼翕动为喘;痰涎阻滞气道或肺气不畅,引起有声无痰,为咳;有痰为嗽。喘咳这两种症候均与肺经关系密切,因此两者常可并见。

1. 苏杏生姜粥

原料:紫苏子 10 克,苦杏仁 10 克,生姜 5 克,粳米 60 克。可适量加入蜂蜜或冰糖以增强口感。

做法:将紫苏子炒爆花,苦杏仁去皮、尖,生姜捣烂,粳米淘洗净。先把紫苏子、苦杏仁捣碎与生姜混合,待粳米煮至七成熟时加入再略煮片刻,至熟烂成粥时加冰糖少许。

功效:具有散寒邪、止咳嗽、平哮喘的作用。紫苏子和苦杏仁均具有宣肺平喘的效果,配合生姜的温中散寒作用,对于风寒引起的咳喘有很好的缓解作用。

主治:损伤后,感染风寒,咳喘发作。

不适宜服用人群:阴虚火旺或痰热咳嗽者应慎用。

2. 核桃白果生姜汤

原料:核桃肉 10 克,白果 10 克(去壳),生姜 5 克。可适量加入红枣增加营养价值。

做法:共入锅,水煎后饮汤。每日 1 剂,连用 10~15 日。

功效:具有温肺定喘的功效。核桃和白果均有良好的温肺效果,配合生姜可增强温中散寒的作用。

主治:损伤后,风寒袭肺,咳喘发作。

不适宜服用人群:妊娠期及实热体质者应避免食用。

3. 蕺菜拌海蜇

原料:鱼腥草(蕺菜)50 克,海蜇 50 克,蒜、芝麻油、酱油、盐、糖、醋适量。可加入少许薄荷叶增加清凉感。

做法:将海蜇洗净切丝,鱼腥草焯水后加入海蜇丝及蒜末、盐、糖、醋、酱油、芝麻油等调料拌匀即可。

功效:对痰热引起的热性哮喘有很好的辅助治疗作用。鱼腥草具有清热解毒、化痰止咳的效果,配合海蜇的清热化痰作用,对于热性哮喘有良好的辅助治疗效果。

主治:损伤后,风热犯肺,咳喘发作。

不适宜服用人群:脾胃虚寒及风寒咳嗽者应慎用。

4. 茯苓大枣杏仁粥

原料:茯苓 15 克,大枣 10 克,甜杏仁 25 克(研碎),粳米 60 克。可适量加入枸杞增加滋补效果。

做法:上述食材洗净共入锅中,慢火煮粥。

功效:健脾消肿,利水渗湿。茯苓和大枣均有健脾利湿的效果,配合杏仁的宣肺平喘作用,对于脾虚湿盛引起的浮肿和哮喘有很好的缓解作用。

主治:对损伤后四肢浮肿、便溏、乏力的哮喘者尤为适宜。

不适宜服用人群:阴虚火旺或湿热体质者应慎用。

5. 核桃骨脂胶冻

原料:核桃仁 250 克,补骨脂 35 克,石花菜 15 克,白糖适量。可适量加入黑芝麻增加营养价值。

做法:石花菜、补骨脂加水煎汁,加白糖搅匀,把磨好的核桃仁浆放入搅匀,加热至沸。倒入餐盒,冷后切块食用。

功效:温肾散寒,止咳平喘。核桃仁和补骨脂均有温肾助阳的效果,配合石花菜的清热化痰作用,对于肺肾寒喘咳有良好的治疗效果。

主治:损伤后肺肾寒喘咳。患者饮食要少吃咸食,不可过食肥甘厚味,因其可积热生痰。过敏性食物、发物、辛辣刺激性食物要禁食,以防诱发哮喘。

不适宜服用人群:实热体质及糖尿病患者应慎用。

(十二)损伤腹胀

正常人胃肠道内存在 100～150 毫升的气体,损伤后胃肠内存在过量的气体时,腹部胀大或胀满不适称为损伤腹胀。

1. 粉光参鱼汤

原料:虱目鱼 1 条,粉光参 10 克,白术 10 克,茯苓 10 克,枸杞 6 克,生姜 5 片,米酒 10 毫升。

做法:虱目鱼洗净、切小块,放入锅中,加入所有药材和米酒,加水至2000毫升,煮熟即可。

功效:可改善肠胃胀气、打饱嗝、胃口差、消化不良等症状。

主治:损伤后肠胃胀气。

2.陈皮瘦肉粥

原料:猪瘦肉50克,陈皮6克,皮蛋1颗,葱1根,粳米1杯,食用油,盐适量。

做法:将粳米淘洗干净,煮成白饭。锅里放油,加入瘦肉和葱段炒香。加水煮沸后加入陈皮煮2分钟,以释放陈皮的香气和药效。再加入白饭、瘦肉丝、皮蛋、葱段等煮粥。熟后加盐调味即可食用。

功效:①改善胃口,对于食欲不振、消化不良有很好的改善作用。②缓解胀气,能有效缓解腹部胀气、大便溏泻等情况。③促进消化,陈皮含有挥发油,能刺激胃肠道,促进消化液的分泌,帮助消化。

主治:损伤后肠胃胀气。

不适宜服用人群:①热性体质者。陈皮性温,热性体质的人应慎用,以免加重内热。②孕妇。孕妇在食用时应谨慎,因为陈皮有可能影响胎儿。③胃酸过多者。陈皮能刺激胃酸分泌,胃酸过多者应避免食用。④阴虚火旺者。陈皮可能加重阴虚火旺的症状,如口干舌燥、便秘等。

3.虾仁陈皮菜

原料:虾500克,陈皮20克,黄酒、酱油、醋、食用油、食盐、葱、姜适量。

做法:将虾洗净去虾线,葱姜切末;陈皮用冷水泡软;虾油爆七八分熟,陈皮与之快炒,加入黄酒、酱油、醋、食用油、食盐、葱、姜即可。

功效:开胃健脾。

主治:损伤后恶心、呕吐等。

(十三)损伤呕吐

损伤后胃内容物经食管从口腔吐出称为损伤呕吐,头部、胸腹部损伤均可出现呕吐。

1.生姜粳米粥

原料:生姜9克,肉豆蔻6克,粳米适量。

做法:前2味捣烂,与米同煮粥,早晚服。

功效:健脾和胃,止呕。

主治:损伤后脾胃虚弱,呕吐。

2. 猪胆生姜方

原料:鲜猪胆1只,生姜30克。

做法:生姜取汁,与胆汁和匀,取3～5滴,滴在舌头上徐咽。

功效:止呕。

主治:损伤后顽固性呕吐。

3. 生姜丁香粉方

原料:生姜31克,丁香粉5克,冰糖50克。

做法:上述食材煮至黏稠,盆内涂食油,倒入,凉后切50块。随意服。

功效:止呕。

主治:呕吐。

4. 鲫鱼黄酒方

原料:鲫鱼1条,黄酒适量。

做法:鲫鱼捣烂取汁,以黄酒冲服。

功效:止呕。

主治:呕吐。

(十四)伤后癃闭

伤后癃闭是指损伤后排尿困难甚至小便闭塞不通的一种病证,点滴短少称为癃,小便不通称为闭,临床上一般合称为癃闭,健康成人每24小时排尿量在1000～2000毫升,当人体受到较重损伤之后常常出现尿量异常少、无尿或者排尿困难。

1. 败酱瓜仁芦根金钱草粥

原料:败酱草30克,鲜芦根30克,冬瓜仁15克,金钱草25克,大米60克。

做法:前4味中草药加1000毫升水煎成500毫升,去渣,和大米煮粥服,每日12次。

功效:清热泻浊。

主治:损伤后小便涓滴不爽或点滴不通,咽干,烦渴欲饮,气短喘促,或有咳嗽,或发热汗出,舌质红,苔薄黄,脉数。

2.木耳红枣汤

原料:黑木耳30克,红枣20枚。

做法:红枣(去核)和木耳煎汤服食。

功效:利尿止痛。

主治:损伤后小便点滴如下,小腹胀满急痛,舌质紫暗,舌苔浊腻,脉弦细。

3.参芪升麻薏苡仁煲猪小肚

原料:猪小肚1具,党参20克,黄芪20克,升麻10克,北柴胡10克,薏苡仁20克。

做法:洗净猪小肚同上药煲汤,调味后饮汤吃猪小肚。

功效:补中益气。

主治:损伤后小腹胀坠,时欲小便而不得出,面白神疲,口淡纳呆,气短乏力,舌质淡胖有齿痕,苔白,脉细弱。

4.石仙桃炖猪肚

原料:鲜石仙桃100克,猪肚1个洗净,水适量。

做法:上述食材隔水炖熟,调味饮汤吃猪肚。每2~3天1次。

功效:补中益气。

主治:损伤后小便点滴不畅,皮肤干瘪,唇焦口燥,毛发不荣,肌肉瘦削,眼眶凹陷,舌燥无津,苔少,脉细弱。

(十五)痿软麻木

痿软是指筋肉痿废失用,受血无力;麻指自觉肌肉内有如虫行感之不止;木指皮肤无痛痒感觉。

1.牛膝熟地炖雄鸡

原料:牛膝、黄芪、熟地黄、白芍各15克,桂枝20克,炙甘草10克,公鸡1只,盐4克,姜5克,料酒葱各适量,鸡油30毫升,味精、胡椒粉各3克。

做法:牛膝等中药洗净,置纱布袋内,扎紧口;公鸡除毛、脏、爪;姜切片、葱切段。将药包、公鸡、料酒、姜、葱同放炖锅内加水3200毫升,武火上烧沸,再用文火炖煮35分钟,放入盐、味精、鸡油、胡椒粉即成。佐餐食用。

功效:可滋补气血、活血化瘀、祛风除湿。

主治:损伤后痿软麻木等。

2. 木瓜酒

原料:木瓜1个,米酒500毫升。

做法:木瓜洗净,完全晾干。木瓜切去头尾,切开后去籽,再切成小片(果皮保留);以一层木瓜片、一层冰糖的方式放入广口玻璃瓶中。再倒入米酒,然后封紧瓶口,放于阴凉处。静置浸泡3个月后,即可开封、滤渣、装瓶饮用。口服,一次20~30毫升,一日2次。

功效:祛风活血。

主治:损伤后筋脉拘挛、四肢麻木、关节不利等。

(十六)化脓性骨髓炎

化脓性细菌感染骨组织而引起的炎症性疾病称为化脓性骨髓炎。本病以儿童多见,好发于四肢长骨,由胫骨为多,严重影响身体健康和劳动能力。按病情发展可分为急性和慢性。骨髓炎急性期常有骨质破坏,病程发展为慢性时则出现骨质硬化、骨髓炎。感染途径有血源性感染、创伤性感染、蔓延感染,其中以血源性感染为主要途径,且最为严重和常见。

1. 鲤鱼汤

原料:鲤鱼1条,葱、姜、料酒。

做法:先把鲤鱼去鳞去鳃后再去除内脏,用清水洗净;生姜洗净切丝;葱洗净切成葱段。锅里注入清水,倒入鲤鱼、葱丝;先用大火煮开后转为小火熬煮半小时;最后直接倒入适量的料酒、调味料,搅拌均匀即可食用。

功效:补中益气,收敛生肌。

主治:化脓性骨髓炎病后,身体虚弱。

2. 牛骨桑葚汤

原料:牛骨500克,桑葚25克,糖少许,姜、葱适量。

做法:先把牛骨洗净后放入锅里,注入清水炖煮。把桑葚洗净后加入适量的白糖,稍微蒸煮一下。生姜洗净切丝,等牛骨汤沸腾后,捞出表面的杂质,倒入生姜、桑葚,接着炖煮到牛骨发白的时候放入葱、适量的调味料,搅拌均匀即可。

功效:强劲筋骨。

主治:化脓性骨髓炎病后,筋骨痿软无力。

3. 杞菊决明子茶

原料:枸杞10克,菊花3克,决明子20克。

做法:将枸杞、菊花、决明子同时放入较大的有盖杯中,用沸水冲泡,加盖,焖15分钟后即可饮用。

功效:清热解毒、消炎排脓。

主治:化脓性骨髓炎脓成、未成。

4. 绿豆海带粥

原料:绿豆100克,海带(鲜)100克,大米50克。

做法:海带切碎,与绿豆、大米同煮成粥。

功效:清热解毒。

主治:化脓性骨髓炎脓成、未成。

(十七)化脓性关节炎

化脓性关节炎,中医学属于"关节流注""余毒流注"范畴,是化脓性细菌引起的关节内感染。本病见于儿童,最常见的部位为髋、膝等关节。

1. 木瓜猪蹄汤

原料:木瓜15克,猪蹄2只,葱段、姜片、精盐、料酒适量。

做法:成熟的木瓜,纵剖后晾干,切片放入锅中,加水适量煎浓汁去渣,与洗净的猪蹄一起放入锅中,加入适量的清水,用大火煮开后,加入葱段、姜片、精盐、料酒,用小火炖。

功效:猪蹄可养血去除瘫痪,去除湿气。

主治:气血两虚型老年性关节炎。

2. 参归鳗鱼汤

原料:党参15克,当归15克,鳗鱼500克。

做法：鳗鱼切丝，与党参、当归一起放入锅中，加入适量的水炖煮，至鳗鱼熟烂，加入葱、姜丝、料酒、食盐、胡椒粉等，用文火炖至浓汤。

功效：益气养血，活血。

主治：气血两虚型关节炎。

3. 红骨蛇鸡

原料：南五味子（红骨蛇），牛蒡，鸡肉，盐，各少许。

做法：鸡肉切块，烫过去血水、备用。南五味子、牛蒡洗净泡软，加适量清水，将烫过的鸡肉一起放入锅中大火煮熟、调味即可。

功效：健脾补虚，强劲筋骨。

主治：化脓性关节炎后身体虚弱。

4. 冰糖莲子汤

原料：莲子、银耳、红枣、凤梨适量。

做法：银耳泡软洗净、去蒂头、切碎，开水烫熟，置凉备用。红枣洗净、煮熟置凉、备用。凤梨去皮、切小丁块，备用。莲子洗净加入清水煮熟后，加入冰糖，小火煮至水分收干，关火、置凉。大量清水煮开，加入冰糖，置凉。将上述材料混合即可。

功效：清热解毒，缓急止痛。

主治：化脓性关节炎后肢体疼痛，关节炎症。

（十八）骨关节结核

中医认为，本病可发生在骨关节及其附近，或发生在邻近的筋肉间隙处形成脓肿，破溃后脓液稀薄如痰，故属于"流痰"范畴。由于本病后期耗损气血严重，且虚劳征象，故又称骨痨。

1. 三七丹参粥

原料：三七10~15克，丹参15~20克，鸡血藤30克，粳米300克。

做法：三七、丹参、鸡血藤洗净，加入适量清水煎煮取浓汁，再把粳米加水煮粥，待粥将成时加入药汁，共煮片刻即成。每次随意食用，每日1剂。

功效：活血化瘀，补中益气。

主治：瘀血阻滞疼痛的骨关节结核。

2. 伸筋草鲳鱼汤

原料:当归6克,伸筋草15克,鲳鱼1条,板栗适量。

做法:当归、伸筋草、板栗与鲳鱼共煮汤,食鱼饮汤。

功效:生筋活血止痛。

主治:骨关节结核引起四肢麻木、足软无力。

3. 三七炖鸡

原料:雄乌鸡1只,三七6克,黄芪10克,黄酒10毫升。

做法:雄乌鸡处理干净,三七、黄芪共纳入鸡腹内,加入黄酒,隔水小火炖至鸡肉熟。用酱油随意蘸食,隔日1次。

功效:温阳,益气,定痛。

主治:关节结核,证属阳气不足。

4. 白萝卜膏

原料:白萝卜5000克,藏红花60克,丁香花30克。

做法:白萝卜洗净切碎,放入锅内加水适量煮沸,去渣,继续熬至黑色膏药样即可。藏红花、丁香花加水1500毫升,熬至500毫升,与萝卜膏合并一起再熬至膏花状,盛于瓷罐内,封严口,埋于地下1米,6个月后即可使用。用时将膏药摊于布上贴患处,或填充空洞处,每日或隔日换药1次。

功效:补气活血。

主治:气血虚衰瘀阻,疼痛的骨关节结核。

(十九)骨关节炎

骨关节炎是一种慢性关节疾病,中医学属于痹症范畴,是本虚标实之证,主要病变特征为关节软骨退行性变和继发性骨质增生,好发于中老年患者,女性多于男性,好发部位为膝、髋、脊柱等活动多的关节。

1. 参归鳝鱼羹

原料:党参15克,当归15克,鳝鱼500克。

做法:鳝鱼切丝,与党参、当归同入锅中,加水适量,煨煮至鳝丝熟烂,除去参归,入葱末、姜丝、料酒、食盐、胡椒粉等,改用文火煨炖至稠羹即成。

功效:益气养血、活血。

主治:气血两虚型关节炎。

2. 猪肾粥

原料:猪肾 1 对,人参 6 克,核桃肉 10 克,粳米 200 克。

做法:猪肾洗净切片,与人参、核桃肉、粳米加适量水共煮成粥,服之。

功效:补虚止痛。

主治:关节炎,体虚,关节僵硬疼痛。

3. 参芪山药炖鸡

原料:山药 30 克,熟地黄 20 克,枸杞 15 克,莲子 15 克,党参 15 克,黄芪 15 克,当归 9 克,母鸡 1 只。

做法:母鸡去毛及内脏,与其他食材加水共炖,饮汤食肉,2 日 1 剂。

功效:益气滋阴,活血养血。

主治:关节炎,关节僵硬疼痛,夜间尤甚。

4. 葛根赤小豆粥

原料:葛根 15 克,赤小豆 20 克,粳米 30 克。

做法:葛根水煎去渣取汁,与赤小豆、粳米共煮粥服食。

功效:活血养血,止痛。

主治:颈关节炎、关节僵硬疼痛。

(二十)骨骺炎

骨骺炎是指骨骼发育期间各个骨化中心由于各种原因干扰而出现的软骨内骨的紊乱病变,发生在骨骺,又称骨骺骨软骨病、骨软骨病、骨软骨炎、骨骺无菌性坏死或缺血性坏死等,好发于股骨头、胫骨结节等部位。

1. 焖黄鳝鱼

原料:黄鳝 500 克。

做法:取适量黄鳝宰杀干净后切成块状,锅内放油烧热后放入黄鳝块进行翻炒,翻炒过后放入适量开水小火慢炖,大约 10 分钟后开盖加入调味料拌匀即可关火食用。

功效:强筋健骨。

主治:骨骺炎,关节疼痛。

2.伸筋草炖猪蹄

原料:猪蹄500克,伸筋草10克,薏苡仁20克。

做法:先将猪蹄去毛洗净切块,伸筋草和薏苡仁洗净后用药包装好,和猪蹄块一起放入砂锅内加适量清水,大火煮开后小火慢炖2小时即可,加调味料拌匀食用。

功效:驱寒止痛,活血强筋。

主治:骨骺炎,瘀血内阻、经脉不利所致的关节疼痛。

3.党参核桃猪肾粥

原料:党参10克,核桃仁20克,猪肾1个,粳米100克。

做法:将猪肾洗净、切开除去内部白色筋膜,切成片,粳米稍加清洗,除去杂质、泥沙,人参切细片状。将药材、猪肾、粳米同加入清水煮成粥,加入食盐调味后即可使用。

功效:补中益肾,固肾强腰。

主治:腰酸腰痛、腰膝酸软、肢体不利、夜尿频繁、骨骺炎等。

4.三七丹参鸡血藤粥

原料:三七5克,丹参5克,鸡血藤10克,粳米100克。

做法:将上述药材洗净,加入清水煎煮成浓汁后捞出,舍去药渣,药汁备用;粳米加水煮成粥,后加入药汁再煮片刻,加入食盐调味即可。

功效:活血化瘀,通络止痛。

主治:瘀血内阻、经脉不利所致的关节疼痛。

(二十一)骨质疏松症

骨质疏松症是以全身性骨量减少、慢性腰背疼痛、肾性骨折为特征的一种骨骼系统疾病。其特征是骨强度下降,骨微结构蜕变,骨的脆性增高,骨折风险增加。骨强度下降反映了骨矿物质和骨基质等比例的减少。骨微结构蜕变是因骨组织吸收和形成失衡等所致,表现为骨小梁结构消失、变细和断裂。

1.油炸海杂鱼

原料:海杂鱼250~500克,淀粉、蛋清适量。

做法:将海杂鱼洗净,去内脏、鳃,不去鱼鳞和鱼鳍。调少许食盐,挂淀粉蛋清,用植物油炸至嫩黄色、酥脆;可连鱼骨直接食用。老年人牙齿不好,可加糖醋水炖烂食用。

功效:补充人体钙质,防治骨质疏松。

主治:骨质疏松。

2.豆腐猪骨汤

原料:猪骨500克,豆腐200克,鸡蛋2个,虾皮100克,葱、姜、蒜、生抽、盐、味精。

做法:猪骨、豆腐、鸡蛋、虾皮、葱、姜、蒜、生抽、盐、味精熬制成汤。

功效:补骨舒筋。

主治:骨质疏松。

3.海参荷包

原料:海参5根,猪瘦肉300克,虾米50克,鸡蛋2个,豆笋、鸡汤、葱、姜、蒜、酒、糖、盐、味精、麻油等适量。

做法:取海参、猪瘦肉、虾米、鸡蛋、豆笋、鸡汤、葱、姜、蒜、酒、糖、盐、味精、麻油等适量熬汤。

功效:治疗骨质疏松。

主治:骨质疏松后,预防骨折。

4.龟板鸡蛋糊

原料:龟板50克,鸡蛋壳50克,白糖适量。

做法:龟板、鸡蛋壳粉末加白糖,每日服2次。

功效:舒筋健骨。

主治:骨质疏松和骨折中后期。

(二十二)骨肿瘤

骨肿瘤来源于骨基本组织和骨附属组织,包括原发性肿瘤、继发性肿瘤及瘤样病变等。骨基本组织指软骨、骨、骨膜、髓腔、纤维组织等。骨附属组织指骨内的神经、血管、骨髓等。骨肿瘤虽有良性或恶性之分,但并非截然分开。有些肿瘤表现为良性与恶性之间的中间型性质,故有相对恶性与低度恶性。

核桃黑豆炖猪蹄

原料:核桃仁3个,黑豆50克,淫羊藿20克,猪蹄适量。

做法:将淫羊藿加入适量清水煎煮取浓汁。再把核桃仁、黑豆与猪蹄共炖熟时加入药汁,共煮片刻即成。1日分2次服用,食肉饮汤。

功效:补中益气,通络止痛。

主治:肿瘤疼痛。

第五节 皮肤病健康养生食疗

一、疮疡

广义疮疡泛指一切体表浅显的外科疾病。狭义疮疡是指各种致病因素侵袭人体后引起的体表感染性疾病。本节论述的是狭义疮疡,是中医外科最常见的疾病,相当于西医学的体表感染。

1. 金菊代茶饮

原料:金银花5克,菊花5克。

做法:上述药材用适量开水冲泡。

功效:清热解毒、平肝明目。

主治:疮疡初起,发热,口渴口干,溲赤等。

2. 茯苓白芷粥

原料:金银花50克,茯苓20克,白芷10克,粳米100克。

做法:金银花、白芷、茯苓加水煎汁10分钟,去渣后与淘洗干净的粳米一同煮粥,早晚服用。

功效:消肿排脓。

主治:痈肿溃脓期,脓腐未尽,伴高热口渴。

3. 绿豆糯米粥

原料:绿豆50克,糯米100克,白糖适量。

做法:先将绿豆煮烂,再与淘洗干净的糯米一同煮成粥,加白糖调味即可。

功效:清热清毒,消暑利水。

主治:用于疮疡溃脓期,局部疼痛剧烈,扪之有波动感。

4. 参芪粥

原料:党参15克(切片),炙黄芪10克(切片),粳米50克。

做法:党参、炙黄芪洗净与淘净的粳米同入锅煮成稠粥即可。

功效:健脾益气。

主治:疮疡切开术后气短乏力,神疲困倦。

5. 菠菜猪肝汤

原料:猪肝100克,菠菜50克,黄酒适量。

做法:猪肝切成薄片,油锅煮开后加入生姜数片,把猪肝熘一下后加入水500毫升、黄酒少许,煮数沸后入菠菜、盐、味精、麻油,煮沸后即可,每日2次服用。

功效:扶正祛腐。

主治:痈肿收口期久不收口,伴神疲乏力。

6. 香菇母鸡汤

原料:老母鸡1只,香菇50克。

做法:老母鸡洗净,加入香菇、水、盐,文火煨烂后分次服用。

功效:补益气血。

主治:痈肿收口期,身体虚弱,口淡无味。

二、其他皮肤病

1. 绿豆薏仁粥

原料:绿豆30克,冬瓜60克(不去皮、籽),薏苡仁60克,白糖适量。

做法:先将绿豆、冬瓜、薏苡仁加水适量煮烂成粥,再调入适量白糖即可。

功效:健脾、除湿热。

主治:急性、亚急性湿疮,皮肤瘙痒,心烦口渴,身热。

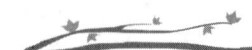

2. 桑葚赤豆粥

原料:桑葚30克,赤小豆30克,红枣10克,白糖适量。

做法:先将桑葚、赤小豆、红枣加水适量煮烂成粥,再调入适量白糖即可。

功效:养血息风。

主治:慢性湿疮、皮肤瘙痒、皮损肥厚、口干不欲饮、纳差腹胀。

3. 红豆薏苡仁汤

原料:红豆100克,薏苡仁100克。

做法:红豆、薏苡仁洗净提前泡发约12小时,放入锅中,大火煮开后转中小火慢炖至红豆熟软即可。

功效:祛湿消肿。

主治:急性、亚急性湿疮,皮肤瘙痒。

4. 三仁饼

原料:小麦粉200克,胡桃仁15克(研细),松子15克(研细),花生20克(去皮,研细),茯苓粉100克,发酵粉适量。

做法:先将小麦粉、茯苓粉和匀,加水适量,调成糊状,再加入发酵粉,拌匀后将胡桃仁、松子、花生撒于面团内,制成饼,入烤箱烤熟即可。

功效:养血润燥,滋阴除湿。

主治:慢性湿疮后期、皮肤瘙痒干燥、皮损肥厚。

5. 黑豆生地饮

原料:黑豆60克,生地黄12克,黄防风6克,冰糖12克。

做法:生地黄、防风加水适量,煮取汁液15分钟,再将药汁倒入锅中,加黑豆、冰糖,边搅边加热,至黑豆软烂即可。

功效:健脾清热,养阴解毒。

主治:慢性湿疮后期、皮肤瘙痒干燥、皮损肥厚。

6. 五红汤

原料:花生50克,红枣20克,红豆50克,枸杞10克,红糖20克。

做法:花生、红枣、红豆加入适量水,共同炖煮至红豆软烂,出锅前5分钟加入红糖、枸杞即可。

功效:养血息风。

主治:慢性湿疮后期、皮肤瘙痒干燥、皮损肥厚。

7. 枸杞叶粥

原料:枸杞叶30克,粳米50克。

做法:将枸杞叶与粳米一起加水熬粥即可。

功效:疏肝清热。

主治:蛇串疮肝经郁热,大便干或小便黄,舌质红,苔薄黄或厚。

8. 马齿苋薏苡仁粥

原料:薏苡仁30克,马齿苋30克,红糖适量。

做法:将薏苡仁和马齿苋加水煮熟,再加红糖调味即可。

功效:健脾利湿。

主治:蛇串疮脾虚湿蕴,大便时溏,舌质淡,苔白或白腻。

9. 茉莉花糖水

原料:茉莉花5克,红糖适量。

做法:茉莉花与红糖加水煮沸,去渣。

功效:行气活血。

主治:蛇串疮气滞血瘀,舌暗,有瘀斑,苔白。

10. 清热疏风饮

原料:栀子5克,百合5克,枇杷叶3克。

做法:栀子、百合、枇杷叶加水煮沸,去渣。

功效:清热疏风。

主治:热疮颜面部、口鼻两侧水疱,心烦郁闷。

第六节 肛门直肠病健康养生食疗

肛门直肠疾病是指发生于肛门、直肠部位的疾病。常见的有痔、肛隐窝炎、肛裂、肛痈、肛瘘、脱肛、息肉痔、锁肛痔等,在古代文献中统称为痔疮、痔瘘。

1. 芪参瘦肉汤

原料:黄芪15克,党参6克,槐花5克,白术6克,枸杞6克,瘦肉75克。

做法:黄芪、党参、槐花、白术煎煮10~15分钟取滤液,和瘦肉一同炖熟,出锅前撒入枸杞再煮3分钟即可。

功效:补气升阳。

主治:混合痔脱垂、脱肛及肛肠术后血气两虚。

2. 五仁粥

原料:火麻仁9克,郁李仁9克,柏子仁12克,桃仁6克,砂仁1.5克,粳米50克,糯米25克。

做法:将郁李仁、桃仁、砂仁一同煎煮20分钟取滤液,同柏子仁、火麻仁、粳米、糯米共煮成粥即可。

功效:润肠通便。

主治:肛肠术后便秘。

3. 萝卜汤

原料:萝卜200克,葱、姜适量。

做法:萝卜切块,取适量水和姜放入锅中文火煮15~20分钟,至萝卜软后,撒上盐、葱花调味即可。

功效:促进胃肠蠕动、术后排气。

主治:术后腹胀尚未排气。

4. 大肠淮山薏苡仁粥

原料:猪大肠100克,淮山药、薏苡仁各30克,党参15克。

做法:猪大肠切片,与淮山药、薏苡仁、党参加水500毫升煮粥,煮至薏苡仁软烂即可。

功效:健脾补气。

主治:肛肠疾病术后滋补。

5. 郁李仁粥

原料:郁李仁10克,大米100克。

做法:将郁李仁择净、捣碎,放入锅中,加清水适量,浸泡5~10分钟后,水煎15分钟取汁,加大米煮为稀粥即成。

功效:润肠通便,利水消肿。

主治:大便干燥难解,小便不利,水肿胀满,肢体水肿等。

6. 芝麻粳米粥

原料:芝麻50克,粳米150克。

做法:将粳米淘洗干净,与芝麻一并放入砂锅中煮成稀粥即可。

功效:润肠通便。

主治:预防肠结。

7. 胡萝卜蜂蜜汁

原料:胡萝卜250克,杨梅15克,蜂蜜适量。

做法:将胡萝卜和杨梅洗净,用纱布包好榨汁,加入蜂蜜即可。

功效:润肠通便。

主治:预防肠结。

8. 小米淮山莲子粥

原料:淮山药30克(鲜品约100克),小米50克,干莲子30克,白糖适量。

做法:将干山药片洗净泡水2小时(鲜山药切片),与小米和莲子同煮为粥,熟后加白糖适量调匀后食用。

功效:清热利湿。

主治:肛瘘湿热下注。

9. 凉拌鲜蒲公英

原料:蒲公英500克,蒜蓉适量。

做法:将蒲公英去杂洗净,入沸水锅焯一下,捞出放入凉水中洗净,挤干水分,切碎放盘内,撒上蒜蓉、麻油、精盐、味精,拌匀即可。

功效:清热凉血。

主治:肛痈火毒蕴结。

10. 冬瓜薏仁汤

原料:冬瓜500克,薏苡仁50克。

做法:将冬瓜去瓤、子,洗干净,切块;薏苡仁淘净,放入清水内浸泡一晚

(6～8小时)。第二天将二物同放入一锅内,加适量水煎汤,待40分钟左右即成。

功效:清热凉血。

主治:肛痈肛周疼痛,触痛明显伴恶寒发热、便秘热毒炽盛。

11. 党参无花果瘦肉汤

原料:瘦肉400克,太子参20克,无花果50克,蜜枣2颗,盐适量,姜3片。

做法:瘦肉可以用猪腱肉,切片,大小适中,姜、党参、无花果、蜜枣等洗净备用;把瘦肉、姜片冷水下锅;煮开后去血水,再过清水洗净;砂锅里加入6～8碗的水,把姜片和瘦肉入锅;把备好的配料也一起放入;煮开后转小火煲1.5～2.0小时;食用前加盐调味即可。

功效:补脾益气。

主治:内痔、混合痔、肛门松弛,便血色淡,面白少华,神疲乏力,脾虚气陷者。

第七节　男性病健康养生食疗

泌尿、男性生殖系统包括泌尿系统(肾、输尿管、膀胱)和男性生殖系统(睾丸、附睾、输精管、前列腺、精囊、阴囊、阴茎等)及两者的同一通道即尿道。泌尿系统功能的外在表现,中医学称为溺窍;男性生殖系统功能的外在表现,中医学称为精窍。精、溺二窍由肾所主,但与其他脏腑的生理功能亦密切相关。《素问·上古天真论》载:"肾者主水,受五脏六腑之精而藏之,故五脏盛乃能泻。"《证治汇补》曰:"精之主宰在心,精之藏制在肾。"《素问·灵兰秘典论》说:"膀胱者,州都之官,津液藏焉,气化则能出矣。"又说:"三焦者,决渎之官,水道出焉。"《素问·经脉别论》云:"饮入于胃,游溢精气,上输于脾,脾气散精,上归于肺,通调水道,下输膀胱。"由此可见,精与溺的生成和排泄均与五脏六腑有关。其功能如此,其形态(即前阴各部)亦与脏腑相关,《外科真诠》划分为玉茎(阴茎)属肝、马口(尿道)属小肠、阴囊属肝、肾子(附睾、睾丸)属肾、子系(精索)属肝。

1. 姜附烧狗肉

原料:熟附片30克,狗肉1000克,生姜150克,菜油、大蒜、葱适量。

做法:将狗肉洗净,切成小块;将姜煨熟备用。再将熟附片放入砂锅内,先熬2小时,然后将狗肉、大蒜及生姜放入,加水适量炖煮,直至肉烂即成。

功效:补益肾阳。

主治:阳痿、夜间小便多、畏寒及四肢冰冷。

2. 山药饼

原料:生山药500克,面粉150克,核桃仁、什锦果脯、蜂蜜适量,白糖100克,猪油、芡粉少许。

做法:将生山药洗净,蒸熟,去皮,放入搪瓷盆中加面粉,揉成面团,再做成饼,上置核桃仁、什锦果脯适量,上锅蒸20分钟。出锅后在圆饼上浇一层蜜糖(蜂蜜1汤匙,白糖100克,猪油和芡粉少许,加热即可)。

功效:滋补肾阴。

主治:遗精、肾阴亏损而致消渴、尿频。

3. 首乌煨鸡

原料:母三黄鸡1000克,何首乌50克,生姜片、料酒、精盐、麻油少许。

做法:母三黄鸡常法宰杀,去皮,净膛去肠杂;何首乌研碎,装入纱布袋中,填入鸡腹。鸡入砂锅,加清水至淹没鸡体,文火煨至肉熟,取出首乌袋,再加入料酒、细盐、生姜片、麻油等调料,文火再炖半小时即可。

功效:补肾益精。

主治:阳痿伴白发早生。

4. 车前草炖猪小肚

原料:鲜车前草60~90克(干车前草20~30克),猪小肚约200克。

做法:将猪小肚切成小块加水,与车前草煲汤,煮至猪小肚软烂,加适量盐即可。

功效:清利湿热。

主治:早泄湿热蕴结下焦。

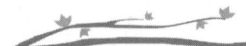

5. 五味子膏

原料:五味子 100 克,蜂蜜 1000 克。

做法:将五味子水浸后去核再用水洗,尽量洗去其味,过滤,加入上等蜜,在火上慢熬成膏,收存瓶中,即可食用。

功效:滋阴涩精。

主治:早泄肾阴不足。

6. 芡实粉粥

原料:芡实粉 60 克,粳米 90 克。

做法:用粳米煮粥,半熟时加入芡实粉,调匀成粥,作早餐食用。

功效:补肾涩精。

主治:早泄肾气虚损。

7. 胡桃内金膏

原料:胡桃仁 500 克,炙鸡内金 50 克,蜂蜜 500 克。

做法:胡桃仁、鸡内金焙干,研成细末,蜂蜜熬熟,入药末熬成膏,装瓶,每次 1 匙,开水化服,1 日 3 次。

功效:补肾排石。

主治:肾及尿道结石。

8. 冰糖桃仁散

原料:冰糖 120 克,核桃仁 120 克(油炸)。

做法:核桃仁研成细粉,冰糖捣碎为细末,每次各取 30 克,用温开水送服,日服 4 次。

功效:益肾化石。

主治:肾结石之轻症,肾气亏虚,腰酸微痛频发。

9. 青小豆粥

原料:青小豆 50 克,小麦 50 克,通草 5 克。

做法:通草洗净,水煎,去渣取汁,加入小麦、青小豆,煮成粥即可。

功效:利水通淋。

主治:尿石症下焦湿热,小便不利,涩痛。

10. 芪茅饮

原料:生黄芪30克,白茅根30克(鲜品60克),肉苁蓉20克,西瓜皮60克(鲜品200克),白砂糖适量。

做法:黄芪、白茅根切段(鲜品白茅根宜洗净沙泥),然后将肉苁蓉、西瓜皮等用清水轻洗去杂质。将这些准备好的材料一块放入砂锅内,用中火煎煮,将成时加进白糖即可。

功效:利水通淋。

主治:精浊尿频尿急尿痛,小便不利,会阴,腰骶,睾丸坠胀疼痛。

第三章
妇科疾病健康养生食疗

中医妇科健康养生食疗作为中医食疗的一个重要分支,历史悠久,源远流长。它基于中医理论,将食物与药物相结合,通过调节人体内部环境,达到预防和治疗妇科疾病的目的。

【历史渊源】

健康养生食疗的历史可以追溯到古代,早在《山海经》中就有关于健康养生食疗的记载,如"食幼鸟可以宜子孙",这反映了古人对健康养生食疗养生的初步认识。随着中医理论的发展,食疗在妇科领域的应用也逐渐丰富和完善。唐代孙思邈的《备急千金要方》中设有"食治"专篇,收录了许多妇科病证的食疗方法。此后,历代医家不断积累和总结,形成了丰富的健康养生食疗理论和实践经验。

【理论基础】

健康养生食疗的理论基础主要包括中医的阴阳五行学说、脏腑经络理论、气血津液理论等。中医认为,妇科疾病的发生与人体内部环境的失衡密切相关,如气血不和、脏腑功能失调等。因此,通过中医妇科健康养生食疗调养,可以调和气血、平衡阴阳、补益脏腑,从而达到预防和治疗妇科疾病的目的。

【食疗原则】

1. 辨证施食

中医妇科健康养生食疗强调辨证施治,即根据患者的具体病情和体质特点,选择适宜的食疗方案。不同的妇科疾病和体质类型需要不同的食疗方法和食材。

2. 药食同源

中医认为许多食物具有药用价值,即药食同源。在中医妇科健康养生食疗中,常选用一些具有滋补、调理作用的食物,如红枣、枸杞、当归等,以达到治疗目的。

3. 性味归经

中医注重食物的性味归经,即食物的性质(寒、热、温、凉)和味道(酸、苦、甘、辛、咸)以及归经(归肝、心、脾、肺、肾等经)。在妇科食疗中,根据病情需要选择相应性味归经的食物进行调理。

【应用范围】

中医妇科健康养生食疗广泛应用于月经不调、痛经、带下病、妊娠病、产后病等多种妇科疾病的预防和治疗中。通过食疗调养,可以改善患者的体质状况,缓解症状,提高生活质量。

【注意事项】

1. 辨证施食

在进行中医妇科健康养生食疗时,必须根据患者的具体病情和体质特点进行辨证施食,避免盲目跟风或滥用食疗方法。

2. 适量食用

中医妇科健康养生食疗虽然安全有效,但也需要适量食用。过量食用某些食物可能会导致身体不适或加重病情。

3. 避免禁忌

在进行中医妇科健康养生食疗时,需要注意食物的禁忌事项,如妊娠期应避免食用某些具有活血作用的食物等。

综上所述,中医妇科健康养生食疗是一种安全、有效、方便的妇科疾病防治方法。通过合理的食疗调养,可以调和气血、平衡阴阳、补益脏腑,达到预防和治疗妇科疾病的目的。然而,在进行中医妇科健康养生食疗时需要注意辨证施食、适量食用和避免禁忌等事项以确保其安全性和有效性。

第一节 月经病健康养生食疗

一、月经先期

月经先期指月经周期提前7天以上,甚至10余天一行,连续3个周期以上者,称为月经先期。

1. 参芪煲乌鸡

原料:乌骨鸡1只,黄芪20克,党参、茯苓各15克,调料少许。

做法:①准备材料。选用新鲜乌骨鸡,确保宰杀后去毛及内脏干净彻底,减少腥味。黄芪、党参、茯苓分别洗净备用。②药材入腹。将洗净的黄芪、党参、茯苓放入鸡腹内,用线缝合,这样既能保证药材与鸡肉充分接触,又能避免药材散落影响口感。③慢火炖煮。将缝合好的鸡放入砂锅中,加入足够的水,先用旺火煮沸,以去除鸡肉表面的浮沫和杂质。随后转小火慢炖,直至鸡肉熟烂,这一过程中,药材的精华将逐渐渗透到鸡肉和汤中。④调味享用。待鸡肉熟烂后,根据个人口味加入适量的调料调味,如盐、胡椒粉等,即可上桌享用。这道菜品既可作为正餐的一部分,也可作为滋补的汤品单独食用。

功效:补气,摄血,调经。

主治:月经周期提前,经色淡、质稀,甚者闭经,小腹空坠,伴神疲体倦、食少便溏,舌淡胖,脉细弱。

2. 鸡汁粥

原料:母鸡1只,粳米50克。

做法:①煮鸡取汁。选用一只新鲜的母鸡,去毛及内脏后洗净,放入锅中加清水煮烂。煮烂后捞出鸡肉,取其汤汁,并去除汤面上的浮油,以保证粥品的清爽不腻。②煮粥调汁。按常规方法将粳米淘洗干净后煮粥。待粥即将煮熟时,将之前取得的鸡汁缓缓倒入粥中,并搅拌均匀。继续用小火煮至粥熟烂即可。③佐餐食用。煮好的鸡汁粥香气扑鼻,口感绵软,可作为早餐、午餐或晚餐的佐餐食用。

功效:温中益气、滋补强身、健脾和胃。

主治:月经周期提前,带下量少,气血虚弱所致的面色苍白、乏力无神、身痛等症,失眠多梦、心烦意乱等神经衰弱症状。

3. 群鸽戏蛋

原料:白鸽3只,鸽蛋12个,人参粉10克,淀粉、清汤、熟猪油、绍酒、精盐、姜、葱、酱油、胡椒粉、花椒适量。

做法:新鲜白鸽去毛及内脏,洗净。精盐、绍酒、酱油兑成汁,抹于鸽肉内外。热锅下熟猪油烧至七成熟,放入鸽肉,炸约6分钟,捞出沥去油,放入蒸碗内,加姜、葱、人参粉、清汤,用湿棉纸封住碗口,置火上蒸至鸽肉骨松翅裂为度。将鸽蛋蒸熟,用冷水略浸,剥去蛋壳,上淀粉后入油中炸至色黄起锅。将鸽肉和鸽蛋摆盘中,再将蒸鸽原汤入锅加胡椒、湿淀粉勾成芡汁,淋于鸽肉及蛋上即成。佐餐服食。

功效:滋补强身、益气养血。

主治:月经周期提前,肝肾不足所致的月经量少、神疲乏力、腰膝酸软、头晕目眩、耳鸣耳聋等。

4. 雪梨莲藕汁

原料:雪梨250克,藕250克。

做法:①清洗食材。将雪梨和莲藕分别用清水洗净,去除表面的泥沙和杂质。②去皮切块。雪梨去皮去核,切成小块(雪梨容易氧化变色,因此去皮和切块的动作应迅速完成,或者将切好的雪梨块放入清水中浸泡,以防止氧化)。莲藕去皮(如果使用汁渣分离的榨汁机,也可以不去皮),同样切成小块。莲藕的孔中可能藏有泥沙,务必清洗干净。③榨汁。将切好的莲藕块放入榨汁机或原汁机中,榨取莲藕汁。然后,将切好的雪梨块放入榨汁机中,榨取雪梨汁。④混合汁液。将榨好的莲藕汁和雪梨汁倒入同一个容器中,用勺子或搅拌棒轻轻搅拌均匀。将混合好的雪梨莲藕汁倒入干净的杯子中,即可。

功效:滋阴润燥、凉血止血。

主治:月经周期提前,月经量少,经色深红或紫红、质稠,或面赤口干、心烦、大便干结、小便短赤,舌红苔黄,脉数。

5. 二鲜饮

原料:鲜茅根150克,鲜藕200克。

做法:①准备材料。将鲜茅根洗净,去除杂质和泥土,切成小段;鲜藕洗净,去皮(可选),切成薄片,以便更好地释放其营养成分。②熬煮。将切好的鲜茅根和鲜藕片一同放入砂锅中,加入适量的清水,水量以刚好没过食材为宜。大火煮沸后,转小火慢炖30分钟至1小时,使食材中的有效成分充分溶解于水中。③代茶饮。熬煮完成后,用滤网滤去渣滓,只取清澈的汤汁作为饮品。

功效:清热凉血、生津止咳。

主治:月经周期提前,带下量多、深红或紫红、质稠,或面赤口干、心烦、大便干结、小便短赤,舌红苔黄,脉数。

6. 益母草鸡冠花饮

原料:益母草50克,炒鸡冠花30克,冰糖适量。

做法:①准备材料。将益母草和炒鸡冠花分别洗净,去除杂质。②煎煮。将准备好的益母草和炒鸡冠花一同放入锅中,加入适量的清水(水量不宜过多或过少,一般以能够浸没药材并稍高出一些为宜)。大火煮沸后,转小火慢煎,保持微沸状态,以便药材中的有效成分能够充分溶解于水中。③取汁加糖。煎煮约20~30分钟后,药汁颜色变深,味道渐浓,此时可用滤网或漏勺滤去药渣,只取清澈的汤汁。根据个人口味,向汤汁中加入适量的冰糖,搅拌均匀,待益母草鸡冠花饮稍微冷却至适宜饮用的温度后,即可作为日常茶饮饮用。

功效:活血化瘀、收敛止血。

主治:经量或多或少而不畅、淋漓不尽,色紫暗有块,小腹胀痛,血块排出后胀痛减轻,舌紫暗,或有瘀斑、瘀点,或舌下脉络迂曲,脉涩。

二、月经后期

月经周期延长7日以上,甚至3~5个月一行,连续出现3个周期以上者,称为月经后期。

1. 乌贼鹌鹑蛋汤

原料:乌贼肉200克,鹌鹑蛋2枚,黄酒、食盐各适量。

做法:①准备材料。将乌贼肉清洗干净,去除内脏、软骨及黑色薄膜,切成适当大小的块状备用。鹌鹑蛋提前煮熟,剥去外壳备用。②烹饪过程。在锅中加入适量的清水,水开后放入切好的乌贼肉块,加入适量的黄酒以去腥增香。转小火慢炖,其间撇去浮沫,保持汤清。③加入鹌鹑蛋。待乌贼肉炖煮至八分熟时,加入剥好的鹌鹑蛋,继续小火炖煮。鹌鹑蛋的加入不仅增添了汤品的口感,还使其营养更加丰富。④调味出锅。待乌贼肉完全熟透,汤汁浓郁时,根据个人口味加入适量的食盐调味。搅拌均匀后,即可关火出锅。

功效:补血益气、滋阴养肾。

主治:月经后期,经行后期色淡、质稀薄者,头晕目眩、面色苍白等,腰膝酸软。

2. 母鸡木耳大枣汤

原料:老母鸡1只,木耳30克,大枣10枚,食盐适量。

做法:①准备材料。将老母鸡宰杀干净,去除内脏、鸡油及多余脂肪,剁成适口大小的块状。木耳用温水泡发,去蒂洗净,撕成小朵备用。大枣洗净,去核备用。②炖煮过程。取一个深一点的锅或砂锅,将处理好的鸡块、泡发好的木耳以及大枣一同放入锅中。加入足够的清水,水量需没过所有食材,并留出一定的空间以防溢出。煮开后,撇去浮沫,转小火慢炖。炖至软烂,小火慢炖2~3小时,直至鸡肉软烂,木耳和大枣的香甜味充分融入汤中,其间可根据需要适量加水,以保持汤量。③调味出锅。待所有食材均炖煮至理想状态后,加入适量的食盐调味。搅拌均匀后,即可关火出锅。

功效:补血益气、健脾养胃。

主治:月经后期,面色苍白、月经量少,甚者闭经,腰膝酸软,舌淡、脉细弱。

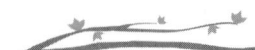

3. 羊血面

原料:鲜羊血100克,干面条200克,葱白、食盐、植物油各适量。

做法:①准备羊血。将羊血用清水冲洗干净,去除表面的杂质和血水,然后切成适口大小的块状备用。注意羊血易碎,切时要轻柔。②煸炒葱花。锅中加入适量的植物油,待油热后下入切好的葱花,用中小火煸炒出香味,注意不要炒焦。③加水煮沸。在煸炒好的葱花中加入适量的清水,大火煮开。水量要根据面条和羊血的量来定,以免煮干或过多。④煮面条。水开后,将准备好的面条下入锅中,用筷子轻轻拨散,防止粘连。面条的种类和厚度不同,煮制时间会有所不同,一般煮至面条七八分熟即可。⑤下羊血。当面条快熟时,将切好的羊血块轻轻放入锅中,用勺子轻轻推动,避免羊血粘连或破损。继续保持中小火煮制,直到羊血完全变色并熟透。

功效:补血养血、温中散寒。

主治:经行后期,量少,色淡暗,质清稀;小腹冷痛,喜暖喜按,此为虚寒。

4. 核桃板栗粥

原料:枸杞30克,核桃、栗子仁、粳米(或糯米)各100克。

做法:①准备材料。将核桃去壳取仁,板栗去壳去皮后洗净备用。粳米(或糯米)淘洗干净,用清水浸泡一段时间(可选,有助于缩短煮粥时间)。②煮粥。将准备好的核桃仁、板栗以及粳米(或糯米)一同放入锅中,加入足够的清水。清水的量要一次性加足,避免中途加水影响粥的口感。大火煮开后,转小火慢煮。③调味出锅。由于核桃和板栗本身带有一定的甜味,此粥一般不需要额外加糖调味。但如果喜欢更甜一些的口感,可以在关火前适量加入冰糖或蜂蜜搅拌均匀。然后即可关火出锅。

功效:补肾强腰、健脾养胃。

主治:月经后期,肾气不足,精血不充,冲任血海亏虚,遂致月经量少。腰膝酸软,头晕耳鸣,面色晦暗,舌淡、脉弱。

三、月经先后不定期

月经提前或延后7天以上,交替不定且连续3个周期以上者,称为月经先后不定期。

1. 枸杞羊肾粥

原料:枸杞叶250克,羊肉60克,羊肾1个,粳米100克,葱白、盐适量。

做法:将枸杞叶入锅,加水1000毫升,煎煮15分钟,取汁,去渣。将羊肾剖开去筋膜,切成小块,放入枸杞叶汁内,同羊肉、粳米、葱白一起煮粥,粥成后,入盐调匀,稍煮即可。佐餐服食。

功效:温经散寒、调经止痛。

主治:月经延后,量少,色暗,有血块,小腹冷痛,畏寒肢冷,苔白,脉沉紧。

2. 红花酒

原料:红花100克,60度白酒400毫升。

做法:红花放入细口瓶中,加入白酒,浸泡1周,每日振摇1次。每次饮10～20毫升,每日2次。

功效:活血化瘀,养血调经

主治:月经或提前或延期,经色暗,夹有血块经行腹痛,刺痛为主,舌质暗,舌下瘀斑、瘀点,脉弦涩。

3. 艾叶大米粥

原料:艾叶10克,大米100克,白糖适量。

做法:将艾叶择净,放入锅中,加清水适量,浸泡5～10分钟后,水煎取汁,加大米煮粥,待熟时调入白糖,再煮一二沸即成,每日1剂。

功效:温经止血,散寒止痛。

主治:月经先后不定期,下腹冷痛,喜温、喜按,经行腹痛,舌淡、苔白,脉沉迟。

4. 姜味梅花粥

原料:白梅花5克,生姜汁5毫升,粳米100克。

做法:将白梅花(干品)提前用清水泡发,洗净备用;若为新鲜白梅花则直接洗净备用。生姜洗净,切片或捣碎后挤出姜汁,取5毫升备用。如果使用生姜片,则留待后续加入。粳米淘洗干净,沥干水分备用。将粳米放入锅中,加入足够的清水(水量一般为粳米的68倍),大火煮沸。煮沸后转小火慢炖,其间需不时搅拌以防粘锅,直至粳米煮成粥状。当粥快煮好时(约剩余5~10分钟),将泡发好的白梅花(或新鲜白梅花)加入锅中。同时,将准备好的生姜汁倒入粥中,搅拌均匀。如果使用生姜片,则此时将生姜片加入粥中,与梅花一同煮制。保持小火,继续煮制5~10分钟,使梅花的香气和生姜的辛辣味充分融入粥中。

功效:理气行滞、活血调经。

主治:素多忧郁,气机不宜,血为气滞,运行不畅,冲任阻滞,血海不能如期满溢,因而月经先后不定期,可食用此粥。

四、月经过多

月经过多指经量较正常明显增多,或每次经行总量超过80毫升。

1. 木耳大枣粥

原料:黑木耳30克,大枣20枚,粳米100克,红糖20克。

做法:将黑木耳提前泡发,泡发后去除杂质,洗净并撕成小片备用。大枣去核洗净,与粳米一同放入锅中,加入适量的清水。大火煮沸后转小火慢煮,其间需不时搅拌以防粘锅。待粥煮至黏稠时,加入撕好的黑木耳片,继续煮5~10分钟。最后调入红糖,搅拌均匀,待红糖完全溶解后即可关火。每日食用1剂,可作为早餐或晚餐的主食。

功效:补中益气,凉血养血。

主治:气虚所致的月经过多,表现为月经量大、色淡质稀、神疲乏力,气短懒言、舌淡、脉细。

2. 鸡冠花炖鸡蛋

原料:白鸡冠花20克,鸡蛋2只,食盐少许。

做法:将白鸡冠花和鸡蛋分别清洗干净,确保食材的卫生。将清洗好的鸡冠花和鸡蛋一同放入炖盅或锅中,加入适量的清水。盖上盖子,开始炖煮。待鸡蛋煮熟后,取出鸡蛋并去壳,然后再将去壳的鸡蛋放回炖盅或锅中继续炖煮约20分钟。最后,根据个人口味加入少许食盐调味,搅拌均匀后即可食用。建议吃蛋并喝汤,以充分利用食材的营养和药效。每日食用1剂,连续服用5~7剂。

功效:养阴清热,凉血止血。

主治:血热型月经过多,症见月经量多、色深红或紫红、质稠有小血块,尿黄,便秘。

3. 马齿苋鸡蛋汤

原料:马齿苋250克,鸡蛋2只,精盐、味精、香油适量。

做法:将马齿苋摘去老叶和根部,洗净后切成段或保留整叶备用。在锅中加入适量清水,大火煮开后放入马齿苋,转小火煎煮约10分钟,使马齿苋的有效成分充分释放到水中。捞出马齿苋,留下煮过的水(即马齿苋汤液),并去除其中的杂质。将鸡蛋打入碗中,用筷子或打蛋器搅散成蛋液。将蛋液缓缓倒入马齿苋汤液中,同时用筷子轻轻搅拌,使蛋液均匀分布在汤中并形成蛋花。待蛋液凝固后,根据个人口味加入适量的精盐、味精调味,并滴入几滴香油增加香气。搅拌均匀后即可关火盛出食用。建议每日食用1剂。

功效:养阴清热、调经止血。

主治:月经量多,经色深、质稠,手足热,舌红,脉细数。

五、月经过少

月经过少是指月经周期规律正常,但经量明显减少,或每次经行总量少于20毫升。现代医学之子宫发育不良、性腺功能低下等病以月经过少为主要症状者,参照本部分内容辨证食疗。

1. 鲤鱼冬瓜羹

原料:鲤鱼500克,鲜冬瓜500克,葱白20克。

做法:选取新鲜的鲤鱼,去鳞、去内脏,并清洗干净。鲜冬瓜洗净后,去皮去籽,切成小块备用。葱白洗净,切段备用。将处理好的鲤鱼、冬瓜块和葱白一同放入锅中,加入600毫升的水。用小火慢煨,直至鱼肉烂熟,汤汁变得浓稠即可。

功效:健脾和胃、利水消肿。

主治:月经后期,量少,经血夹杂黏液;形体肥胖,脘闷呕恶,腹满便溏,带下量多;舌淡胖,苔白腻,脉滑。

2. 山楂扁豆粥

原料:炒扁豆15克,山楂15克,薏苡仁30克,红糖适量。

做法:炒扁豆、薏苡仁、山楂分别洗净,将此3种食材一同放入砂锅内,加入适量的清水。用大火煮沸后,转小火慢煮,其间可适当搅拌以防粘锅。煮至粥品浓稠,米粒和豆类完全熟烂时,加入适量的红糖进行调味。搅拌均匀后,关火,待粥稍凉后即可空腹服用。

功效:活血化瘀、利水渗湿。

主治:月经量少,带下多,身体困倦,肢体酸中,舌苔厚腻,脉沉滑。

3. 山药羊肉粥

原料:山药9克,大枣10枚,羊肉90克,生姜100克,葱丝、食盐各适量。

做法:把羊肉切块,焯去血水。生姜洗净,切片。先将生姜片下锅略炒,再倒入羊肉块,炒至水干,倒入砂锅中与大枣、山药一同煮汤,加葱丝、食盐调味,煮至羊肉熟烂即可食用。吃肉喝汤。于月经前服食。每日1剂,连服5~7日。

功效:温经散寒、养血调经。

主治:月经不调、血虚经少、经血色淡、产后身痛等症,舌质淡,舌苔白,脉沉迟或脉细弱。

4. 枸杞当归羊肉羹

原料:枸杞、当归各25克,生姜30克,羊肉500克,调料少许。

做法:枸杞、当归分别洗净,用洁净的纱布包裹好,以便在煮制过程中更好地释放药效。将羊肉块、生姜片以及包好的中药材一同放入砂锅内,加入足够的清水,水量需没过所有食材。用大火煮开后,转小火慢炖,适当撇去浮沫,保持汤面清洁。炖煮2~3小时,直至羊肉熟烂,肉质酥软,汤汁浓郁。最后,根据个人口味加入适量的盐、胡椒粉等调料进行调味。食用时,可先将纱布包取出,然后食肉饮汤,趁热食用。

功效:温补肝肾、散寒暖宫。

主治:月经量少,经行腹痛,喜温喜按,手足不温,舌淡,苔白,脉沉迟。

六、经期延长

经期延长指月经周期基本正常,经期超过7天,甚或淋漓半月方净者。

1. 山药大枣黄芪汤

原料:山药2根,大枣6枚,黄芪15克,党参10克。

做法:准备一块干净的纱布,然后将黄芪和党参包起来。将山药洗净去皮切块,大枣洗净后去掉枣核。将所有材料都放入锅中,并加入适量的清水,用大火煮开后,转中小火熬成汤即可。

功效:补气摄血,固冲调经。

主治:经血过期不净,量多,色淡,质稀;倦怠乏力,气短懒言,小腹空坠感,面色㿠白;舌淡,苔薄,脉缓弱。

2. 萝卜藕节鸭肉汤

原料:鲜藕节、鲜白萝卜、鸭肉各500克。

做法:将藕节、白萝卜各切成大小适中的块状,以便于炖煮时能更好地释放其营养和风味。如果鸭肉较肥,可以在炖之前稍微焯水去油,即"飞水"步骤,以减少油腻感。具体做法是将鸭肉放入沸水中煮几分钟,捞出后用清水冲洗干净。将处理好的藕节、白萝卜和鸭肉一起放入锅中。加入足够的清水,水量应至少没过所有食材,以确保炖煮过程中食材能充分受热并释放营养。盖上锅盖,大火煮沸后转小火慢炖。炖煮时间根据具体情况而定,一般为1个小时左右,直到鸭肉变得酥软,藕节和白萝卜也煮至熟烂。炖煮完成后,根据个人口味加入适量的盐进行调味。如果喜欢,还可以加入少许胡椒粉增加香气。

功效:养阴清热,凉血调经。

主治:经期延长,经血量少、色鲜红、质稠;咽干口燥,或见潮热颧红,或手足心热;舌红,苔少,脉细数。

3. 清热调经茶

原料:薏苡仁10克,白茅根12克,茜草10克,香附6克。

做法:将上述所有原料(薏苡仁、白茅根、茜草、香附)洗净并捣碎或研为粗末,以便更好地释放其有效成分。将捣碎后的原料放入茶壶或茶杯中。先用凉开水轻轻漂洗一遍,以去除表面的灰尘和杂质。随后冲入约1升的沸水,注意水温要高,以充分激发原料中的有效物质。加盖焖泡10~20分钟,让原料中的药效充分溶解于水中。待茶汤晾至温凉后饮用,避免过热或过凉对胃肠道造成刺激。代茶饮,即代替日常饮水饮用,可随时饮用,保持体内水分充足。每日1剂,坚持饮用,以保证药效的持续性。

功效:清热祛湿,止血调经。

主治:经行时间延长,经血量不多,或色暗、质黏稠,或带下量多、色赤白或黄;或下腹热痛;舌红,苔黄腻,脉滑数。

4. 枣圆黑糖饮

原料:红枣 10 克,干龙眼 10 克,黑糖 30 克,干姜 3 克。

做法:将红枣、干龙眼、黑糖以及干姜放入茶壶或茶杯中。注入约 900 毫升的沸水,注意水温要高,以便更好地激发原料中的有效成分。盖上盖子,静置冲泡约 20 分钟,让原料中的营养和药效充分溶解于水中。待茶汤晾至温热后饮用,避免过热或过凉对胃肠道造成不适。

功效:活血祛瘀,理气止痛。

主治:经行时间延长,经血量或多或少、色紫暗、有血块;经行下腹疼痛,拒按;舌质紫暗或有瘀点,脉弦涩。

七、经间期出血

两次月经中间,出现周期性少量阴道出血者,称为经间期出血。经间期出血大多出现在月经周期的第 10~16 天,即月经干净后 5~7 天。如出血量很少,仅 1~2 天,或偶尔 1 次者,不作病论。反复经间期出血,持续时间较长,连续 3 个月经周期者,当及时治疗。

1. 生地黄粥

原料:生地黄汁 80 克,粳米 27 克。

做法:提前将粳米淘洗干净,用清水浸泡半小时至 1 小时,以便更容易煮烂。取生地黄适量,洗净后加水煎煮,滤去药渣,取生地黄汁备用。将浸泡好的粳米放入锅中,加入适量的清水,大火煮开后转小火慢煮。待粳米煮至软糯、粥液浓稠时,缓缓加入生地黄汁,并搅拌均匀。继续小火熬煮片刻,使生地黄汁与粥充分融合。煮至酥粥液均匀后即可关火盛出食用。

功效:滋肾养阴、固冲止血。

主治:经间期出血,出血量少或稍多、色鲜红、质黏;头晕耳鸣,腰膝酸软,五心烦热,便干尿黄;舌红,少苔,脉细数。

2. 马齿苋荠菜粥

原料:鲜马齿苋 250 克,粳米 100 克,荠菜 30 克。

做法:将马齿苋洗净,切碎备用。将荠菜洗净备用。将粳米淘洗净放入锅内,加入适量清水,置武火上煮,水沸后改文火,煮至八成熟时放入荠菜,待熟时加入马齿苋,再煮几沸即成。空腹温食。

功效:清利湿热,固冲止血。

主治:经间期少量阴道流血,色深红,质稠,白带中夹血,或赤白带下,腰骶酸楚;或下腹时痛,神疲乏力,胸胁满闷,口苦纳呆,小便短赤;舌红,苔黄腻,脉濡或滑数。

3. 桃仁莲藕汤

原料:桃仁10克(汤浸去皮尖),莲藕250克。

做法:将桃仁放入清水中浸泡片刻,然后去除皮尖,洗净备用。莲藕去皮,清洗干净后切成小块,大小以便于食用和煮烂为宜。将处理好的桃仁和莲藕块一同放入砂锅中,加入适量的清水。注意水量要足够,以免煮干。大火煮开后转小火慢炖,直至莲藕熟烂,桃仁的药效充分渗出。最后加入适量的食盐调味,搅拌均匀后即可关火盛出食用。

功效:活血化瘀、调经止血。

主治:经间期出血量少或稍多,色暗红,或紫黑或有血块,少腹一侧或两侧胀痛或刺痛,拒按,胸闷烦躁;舌质紫或有瘀斑,脉细弦。

八、崩漏

崩漏是指经血非时暴下不止或淋漓不尽,前者称为崩中,后者称为漏下,由于二者常相互转化,故概称为崩漏,是月经周期、经期、经量严重紊乱的疾病。

1. 黑木耳炒肉片

原料:黑木耳50克,猪瘦肉100克。

做法:将黑木耳提前用温水泡发,去蒂洗净后撕成小片;猪瘦肉洗净后切成薄片,加入少许料酒、生抽、淀粉抓匀腌制10分钟,以增加肉片的嫩滑度。锅中放适量油,油热后先下腌制好的肉片,快速翻炒至变色后盛出。接着在锅中留底油,放入蒜末或姜片爆香,再加入黑木耳翻炒片刻。调味合炒,待黑木耳稍微变软后,将之前炒好的肉片回锅,根据个人口味加入适量的盐、鸡精(可选)调味,快速翻炒均匀后即可出锅装盘。

功效:清热凉血,祛瘀止血。

主治:经血异常,暴下或淋漓不净,时而量多,血色鲜红或深红,质地黏稠伴血块;伴随症状有唇红目赤、烦热口渴、大便干结或小便黄;舌红苔黄,脉滑数。

2. 山药山萸粥

原料:山萸肉60克,山药30克,粳米100克,白糖适量。

做法:将山萸肉、山药分别洗净,山萸肉去核,山药切片备用。粳米淘洗干净,放入砂锅中,加入适量清水,大火煮沸后转小火慢煮。当粳米煮至半熟时,加入切好的山药片和山萸肉,继续用小火熬煮至粥烂熟。最后,根据个人口味加入适量白糖调味,搅拌均匀即可食用。

功效:补肾敛精,调理冲任。

主治:经血非时而下量多或淋漓不净,色鲜红,质稠;头晕耳鸣,腰膝酸软,或心烦;舌质偏红,苔少,脉细数。

3. 龙眼黄芪汤

原料:龙眼、红枣各7枚,黄芪、赤小豆各30克。

做法:将龙眼的外壳剥去,取出龙眼肉备用。红枣洗净,可去核也可保留,根据个人喜好。黄芪和赤小豆分别用清水冲洗干净,去除杂质。将处理好的龙眼肉、红枣、黄芪和赤小豆一同放入炖盅、砂锅或不锈钢锅中,加入足够的清水。锅置于火上,大火煮开后撇去浮沫,然后转小火慢炖。炖煮时间根据个人口感和食材熟烂程度而定,一般建议至少炖煮1小时,以使食材中的营养成分充分释放到汤中。

功效:益气补中,健脾止崩。

主治:经血异常,时而非期而至,崩漏交替,淋漓不尽,其色浅淡且质地稀薄;伴随气短乏力,精神萎靡,面色无华或苍白,有时出现面部及肢体浮肿,四肢感觉寒冷;舌质淡白,苔薄白,脉弱而沉细。

4. 莲藕花生猪骨汤

原料:莲藕250克,花生100克,猪骨500克,红枣10个。

做法:将莲藕洗净去皮,切块备用;花生提前浸泡2~3小时,去除杂质;猪骨洗净,斩成适当大小,用开水焯水去血沫;红枣洗净去核。将处理好的所有材料(莲藕块、花生、猪骨、红枣)一同放入炖锅中,加入足够的清水,水量需没过食材。大火煮开后撇去浮沫,转小火慢炖2~3小时,直至汤色浓郁,莲藕和花生软烂。根据个人口味可适量加盐调味。炖好的莲藕花生猪骨汤香气四溢,汤色乳白,营养丰富,是秋冬季节滋补的佳品。

功效:健脾益气,止血调经。

主治:经血异常,时而非期而至,崩漏交替,淋漓不尽,其色浅淡且质地稀薄;伴随气短乏力,舌质淡白,苔薄白,脉弱而沉细。

九、闭经

闭经是常见的妇科病证,表现为无月经或月经停止。根据既往有无月经来潮,分为原发性闭经和继发性闭经两类。原发性闭经是指年龄超过14岁,第二性征未发育;或年龄超过16岁,第二性征已发育,月经还未来潮。继发性闭经是指月经来潮后停止6个月或3个周期以上。闭经古称"经闭""不月""月事不来""经水不通"等。

1. 参芪煲乌鸡

见"月经先期"。

2. 母鸡木耳大枣汤

见"月经后期"。

3. 鱼鳔汤

原料:鱼鳔20克,调料适量。

做法:将鱼鳔用温水泡软,去除表面的杂质和血丝,洗净备用。同时准备好所需的调料。将洗净的鱼鳔放入砂锅中,加入适量的清水。大火煮沸后,转小火慢炖。炖煮过程中,可以根据个人口味加入适量的盐、胡椒粉等调料进行调味。需要注意的是,由于鱼鳔本身具有一定的鲜味,所以调料的使用应适量,以免掩盖其原有的风味。待鱼鳔汤炖煮至汤汁浓郁、鱼鳔软糯时,即可关火出锅。此时的鱼鳔汤不仅味道鲜美,而且具有丰富的营养价值。

功效:滋肾益阴,活血调经。

主治:月经初潮延迟,或月经周期延长且量少,伴有眩晕耳鸣,腰部与膝部酸软无力,可能还有足跟疼痛,舌红,苔少或无苔,脉细数。

4. 干姜羊肉汤

原料：干姜30克，羊肉150克。

做法：将羊肉洗净，切成大小适中的块状。干姜洗净，切片或拍碎，以便更好地释放其药效。将切好的羊肉块与干姜一同放入炖锅中，加入足够的清水。注意，水量要足，以免炖煮过程中水分蒸发过多影响汤的口感和药效。大火煮沸后，转小火慢炖。炖煮的时间根据个人口感和羊肉的熟烂程度而定，但一般建议炖煮至少1小时，以确保羊肉软烂且药效充分释放。待羊肉炖至软烂后，根据个人口味加入适量的盐进行调味。同时，也可以加入少许葱花和花椒粉提香，但需注意用量不宜过多，以免掩盖汤的本味。

功效：温肾壮阳，养血调经。

主治：初潮延迟出现，或月经周期后期经量稀少，逐渐发展至月经停止；伴随头晕目眩、耳鸣不止，腰酸、腰痛，小便量多且颜色清淡，夜间尿频，大便稀薄不成形，面部肤色暗沉无光，舌质淡白，舌苔白腻，脉沉且细弱。

5. 红糖大枣生姜汤

原料：红糖60克，大枣60克，生姜20克。

做法：将大枣洗净，去核，备用。生姜洗净，切成薄片或细丝，以便更好地入味。红糖准备好备用。在锅中加入适量的清水（约500毫升），将切好的生姜片或姜丝放入锅中，大火煮沸。待水煮沸后，转小火，加入洗净的大枣，继续煮约10分钟，让大枣的甜味和营养成分逐渐释放到汤中。在大枣煮软后，根据个人口味加入红糖，用勺子轻轻搅拌，使红糖完全溶解在汤中。加入红糖后，继续用小火煮约5分钟，待红糖完全溶解且汤色变得红亮诱人时，即可关火出锅。

功效：填精益气，养血调经。

主治：月经停闭数月；头晕目花，心悸少寐，面色萎黄，阴道干涩，皮肤干枯，毛发脱落，生殖器官萎缩；舌淡，苔少，脉沉细弱。

十、痛经

痛经是指女性正值经期或行经前后，出现周期性小腹疼痛，或伴腰骶酸痛，甚至剧痛晕厥，影响正常工作及生活的疾病。痛经是临床常见病，亦称"经行腹痛"。

1. 鸡冠红糖饮

原料:公鸡冠 3 个,红糖 30 克。

做法:选取新鲜的公鸡冠,注意清洗干净,去除杂质和残留物。同时,准备好红糖备用。将清洗干净的鸡冠放入锅中,加入适量的清水。大火煮沸后,转小火慢炖。炖煮的时间可以根据个人喜好和鸡冠的熟烂程度来定,但一般建议炖煮至少 30 分钟,以确保鸡冠中的营养成分和药效能够充分释放到汤中。待鸡冠炖煮至熟烂后,根据个人口味加入 30 克的红糖。用勺子轻轻搅拌,使红糖完全溶解在汤中。加入红糖后,继续用小火煮数分钟,让红糖的香甜与鸡冠的味道充分融合。

功效:活血化瘀、养血调经。

主治:月经不调,行经前后或者行经时腹痛,疼痛拒按,无明显寒热,舌质紫暗,脉涩。

2. 鸡肝肉桂散

原料:公鸡肝 14 只,肉桂 35 克。

做法:将公鸡肝洗净,去除筋膜和杂质,备用。同时,将肉桂研磨成细粉,或使用现成的肉桂粉。将洗净的鸡肝切片或捣碎,以便更好地与肉桂混合。将处理好的鸡肝与肉桂粉充分混合,可以使用研磨机或捣药罐等工具将其研磨成细末状,以便更好地吸收和服用。将研磨好的鸡肝肉桂粉散装入干净的容器中,密封保存。早晚空腹以米汤水送服。

功效:温补肝肾,散寒活血。

主治:月经不调,行经前后或者行经时腹痛,月经涩少,或经血紫暗有块等,喜温,舌质紫暗,脉涩。

3. 内金山楂散

原料:鸡内金、焦山楂各 100 克。

做法:将鸡内金和山楂分别研磨成细粉。可以使用家用研磨机或捣药罐等工具进行操作,确保粉末细腻均匀。将研磨好的鸡内金粉和山楂粉按照一定比例(通常为 1∶1)混合均匀。混合时可用勺子或搅拌器轻轻搅拌,直至两种粉末完全融合。混合好的内金山楂散装入干净的容器中,密封保存以防受潮。服用时,可根据个人体质和病情,取适量粉末用温水或米汤送服。

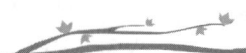

功效:养血调经、活血化瘀。

主治:经前或经期,小腹胀痛拒按,月经量少,经行不畅,色紫暗有块,块下痛减,胸胁、乳房胀痛;舌紫暗,或有瘀点,脉弦涩。

4. 枸杞羊肾粥

见"月经先后不定期"。

第二节　带下病健康养生食疗

一、带下过多

带下量过多,色、质、气味异常,或伴全身、局部症状者,称为"带下过多",又称"下白物""流秽物"等。

1. 肉苁蓉粥

原料:肉苁蓉15克,羊肉50克(切细),粳米100克。

做法:将肉苁蓉洗净,用清水浸泡30分钟至1小时,以便更好地释放其有效成分。羊肉洗净后切成细丝或小块备用。粳米淘洗干净,沥干水分。将浸泡好的肉苁蓉连同浸泡水(如果水质清澈无杂质)一同倒入锅中,大火煮开后转小火慢煮约20分钟,以充分提取肉苁蓉的药效。若不喜欢药味过重,可适当减少煮制时间。将淘洗好的粳米加入锅中,与肉苁蓉水一同煮沸,其间需不时搅拌,防止粘锅。转小火,慢炖至粥变得黏稠,其间可适当加水调整粥的稀稠度,根据个人口味决定。此过程需要30～40分钟。在粥即将煮好时,将切好的羊肉丝或块加入锅中,轻轻搅拌,继续煮5～10分钟,直至羊肉熟透且粥的香气四溢。根据个人口味加入少许盐调味,若喜欢姜的香味,也可在此时加入生姜同煮。

功效:温肾壮阳,调经止带。

主治:带下量多、色淡、质清稀如水,腰背冷痛,小腹冷感,夜尿频,小便清长,大便溏薄;舌质淡,苔白润,脉沉迟。

2.菟丝子甲鱼汤

原料:沙苑蒺藜、菟丝子各30克,甲鱼1000克,植物油、生姜、精盐各适量。

做法:将沙苑蒺藜和菟丝子分别洗净装入纱布袋中,用清水浸泡约30分钟。将甲鱼宰杀后,用开水或热水稍微烫一下,以便去除甲鱼表面的薄膜和腥味。在锅中加入适量的植物油,烧热后下入生姜片爆香,随后放入甲鱼块翻炒,炒至甲鱼表面变色且略带焦香。将炒好的甲鱼连同姜片一起倒入砂锅中,加入足够的清水(水量需没过甲鱼),大火煮开后撇去浮沫。然后,将装有沙苑蒺藜和菟丝子的纱布袋放入锅中,转小火慢炖。炖煮时间根据甲鱼的大小和口感需求而定,一般需要1~2小时,直至甲鱼肉质酥烂、汤汁浓郁,根据个人口味加入适量的精盐调味。

功效:补肾壮阳、调经止带。

主治:带下量多、色淡,畏寒肢冷,腰背冷痛,小腹冷感,夜尿频,小便清长,大便溏薄;舌质淡,苔白润,脉沉迟。

3.二鲜饮

见"月经过少"。

4.山楂扁豆粥

见"月经过少"。

二、带下过少

带下量少,甚或全无,阴道干涩,伴有全身、局部症状者,称为带下过少。

1.三子麦冬膏

原料:海松子、枸杞、金樱子各120克,麦冬150克,炼蜜适量。

做法:将海松子、枸杞、金樱子、麦冬4味原料洗净,准备齐全。将这4味原料一同放入锅中,加入适量的水,进行煎煮。煎煮过程中,保持火力适中,以便充分提取原料中的有效成分。待煎煮液减少并变得浓稠时,取汁进行浓缩。在浓缩后的汁液中加入适量的炼蜜,继续加热搅拌,直至收膏。收膏完成后,将三子麦冬膏装入干净的容器中,密封保存。

功效:滋补肝肾,养阴润燥。

主治：带下量少，甚至全无，无臭味，阴部干涩或瘙痒，舌红少津，少苔，脉沉细。

2. 山药枸杞蒸鸡

原料：母鸡1只（1000～1500克），山药40克，枸杞30克，黄芪15克，党参20克。

做法：将母鸡宰杀后处理干净，去爪，剖开脊背，抽去头颈骨但留皮，以便更好地入味和保持形状。山药去皮，切成纵片或块状备用。枸杞及其他配料也需洗净备用。将处理好的母鸡放入沸水中氽一下，以去除血污和腥味。然后取出洗净，沥干水分。在鸡身上均匀涂抹少许盐、料酒或黄酒等调料进行腌制，以便更好地入味。将腌制好的母鸡腹部向上放在蒸碗或盘中。接着，在鸡身上铺上切好的山药片、枸杞等配料。也可以根据个人喜好和需要，加入黄芪、党参等中药材以增强滋补效果。在鸡身上和配料周围加入适量清汤（或清水）、盐、味精等调料。然后盖上蒸碗或盘的盖子，放入蒸锅中开大火蒸制。蒸制时间根据鸡肉的大小和熟烂程度而定，一般需要1～2小时。在蒸制过程中要保持火力适中，并适时检查锅内水量以防干烧。待鸡肉熟烂且汤汁浓郁后即可食用。

功效：滋补肝肾，养血生津。

主治：带下量少，甚至全无，无臭味，阴部干涩或瘙痒，甚则阴部萎缩，性交涩痛；小便黄，大便干结；舌红少津，少苔，脉沉细。

3. 鸡汁粥

见"月经先期"。

第三节 产后病健康养生食疗

一、产后发热

产后发热是指产褥期内，出现发热持续不退，或突然高热寒战，并伴有其他症状者。产后1～2日内，由于产妇阴血骤虚，营卫暂时失于调和，常有轻微的发热,不兼有其他症状者,属生理性发热,一般能在短时间内自退。亦有在产后 3~4 日伴随泌乳出现低热,俗称"蒸乳",亦非病态。

1. 爆炒苦瓜

原料:苦瓜 1 根,葱 1 小段,姜 1 片,盐适量。

做法:将苦瓜洗净,去头去尾,从中间切开,用勺子挖去中间的瓤和籽,然后将苦瓜切成薄片。热锅凉油,待油温升至五成热时,先下入切好的葱花和姜末,小火煸炒出香味。转大火,将处理好的苦瓜片迅速倒入锅中,快速翻炒,让每一片苦瓜都裹上油。翻炒过程中,可以适量加入一些水,以防止苦瓜炒焦,同时也有助于苦瓜熟透并保持翠绿。炒至苦瓜完全熟透且略带透明感时,即可关火出锅装盘。

功效:清热解毒,化瘀行血。

主治:产后出现发热、恶寒或高热寒战,小腹疼痛且拒按,恶露初多后少,色暗臭秽;伴心烦口渴、尿赤便秘;舌红,苔黄干,脉数有力。

2. 苏叶姜糖饮

原料:苏叶、生姜各 5 克,红糖适量。

做法:将苏叶和生姜洗净,生姜切成薄片或细丝,苏叶可保持原状或切成细丝。将切好的生姜和苏叶放入茶杯或瓷杯中,加入适量的红糖。倒入沸水,盖上盖子,浸泡 5~10 分钟,让食材的有效成分充分溶出。待水温稍降后,用勺子轻轻搅拌,使红糖完全溶解。每日可饮用 2 次,趁热饮用效果更佳。

功效:温阳散寒,解表止咳。

主治:产后恶寒发热,伴头痛身痛、鼻塞流涕、咳嗽无汗,舌淡苔白,脉浮紧。

3. 桃仁莲藕汤

原料:桃仁 10 克,莲藕 50 克(嫩),红糖适量。

做法:将桃仁洗净,去除杂质;莲藕洗净后去皮,切成适当大小的块或片,以便于烹饪时能够快速熟软。桃仁有时可能带有微苦或涩味,可以提前用少量清水浸泡片刻,然后捞出沥干水分。将处理好的桃仁和莲藕块一同放入炖锅中,加入足够的清水,水量以刚好没过食材为宜。大火煮开后转小火慢炖,炖煮时间根据莲藕的嫩度和个人口感喜好来调整,一般需要炖煮

30分钟到1小时,直至莲藕变得软糯。待莲藕和桃仁都煮熟后,根据个人口味加入适量的红糖,搅拌均匀,让红糖充分溶解在汤中。继续小火炖煮几分钟,让汤的味道更加浓郁。

功效:活血化瘀,通络除热。

主治:产后寒热交替,恶露不畅量少色暗有块,小腹疼痛拒按;舌紫暗有瘀象,苔薄,脉弦涩。

二、产后血晕

产妇分娩后突然头晕眼花,不能起坐,或心胸满闷,恶心呕吐,痰涌气急,心烦不安,甚则神昏口噤,不省人事,称为"产后血晕"。

1. 黄芪粥

原料:黄芪20克,粳米50克。

做法:黄芪洗净,去除杂质,用清水浸泡约30分钟,将浸泡好的黄芪放入锅中,加入适量的清水(约500毫升),大火煮开后转小火慢煮约20分钟,其间可以用勺子轻轻搅拌,避免黄芪粘锅。煮好后,用漏网或纱布将黄芪从水中捞出,只保留黄芪水,将浸泡好的粳米倒入黄芪水中,大火煮开后转小火继续熬煮。待粥煮至米粒开花、汤汁浓稠时,即可关火。

功效:益气养阴。

主治:产时或产后大出血,导致突发性眩晕,面色苍白无血色,心悸胸闷,严重时可陷入昏迷,眼睛闭合,四肢无力且冰冷,伴有大量冷汗;舌淡而光,脉象微弱至极或浮大而无力等气血极度亏虚之象。

2. 五味子大枣人参汤

原料:五味子50克,大枣10克,人参12克,红糖适量。

做法:将五味子、大枣、人参分别清洗干净,大枣去核,人参切片或切段备用。红糖根据个人口味准备适量。将五味子、大枣、人参放入砂锅中,加入足够的清水(约1000毫升),浸泡约30分钟,以便更好地释放其药效和营养成分。大火将砂锅中的水煮开,然后转小火慢炖1.0~1.5小时,其间可以用勺子轻轻搅拌,避免药材粘锅。待汤品煮至浓郁,药材的香味充分散发出来时,根据个人口味加入适量的红糖,搅拌均匀,继续煮5~10分钟,让红糖完全融化。

功效:益气养阴。

主治:产时或产后大出血,导致突发性眩晕,面色苍白无血色,心悸,舌淡而光,脉微弱至极或浮大而无力。

3.当归羊肉芪姜汤

原料:羊肉 500 克,当归 60 克,生姜、黄芪各 30 克,大枣 10 枚。

做法:将羊肉洗净,切成适当大小的块状,用开水焯水去除血沫和杂质,沥干备用。当归、黄芪、生姜分别洗净,生姜切片,黄芪可切段或保留原状,当归可直接使用或稍微掰碎以便更好地释放药效。大枣去核备用。将处理好的羊肉、当归、黄芪、生姜、大枣一同放入砂锅中,加入足够的清水,水量需没过所有食材。大火煮开后撇去浮沫,转小火慢炖约 2 小时。其间可以适时翻动食材,避免粘锅,并根据需要适量加水以保持汤品的浓稠度。

功效:温经散寒。

主治:产时或产后大出血,导致突发性眩晕,面色苍白无血色,喜温,舌淡苔白、脉沉迟。

4.佛手延胡索山楂汤

原料:佛手、延胡索各 6 克,山楂 10 克。

做法:将佛手、延胡索、山楂分别清洗干净,去除杂质。可以选择将药材稍微掰碎或切片,以便更好地释放药效。将清洗好的药材放入砂锅中,加入适量的清水(一般建议水量为药材的 5~10 倍),浸泡约 30 分钟。大火将砂锅中的水煮开,然后转小火慢煎。一般建议煎煮时间为 20~30 分钟,其间可以用勺子轻轻搅拌,避免药材粘锅。煎煮完成后,用滤网或纱布将药材渣过滤掉,只保留汤液。

功效:行气化瘀。

主治:产后恶露不下,或下亦甚少,小腹疼痛拒按,突然头晕眼花,唇舌紫暗,脉涩。

三、产后腹痛

产后腹痛是指产妇在产褥期,发生与分娩或产褥有关的小腹疼痛,又称"儿枕痛""儿枕腹痛""产后腹中痛"等。

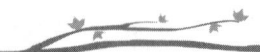

1. 三橘益母鸡蛋汤

原料：鸡蛋2枚，益母草30克，青皮5克，陈皮5克，枳实5克，山楂10克，川芎5克，生姜30克，米酒30毫升，红糖20克。

做法：将所有药材（益母草、青皮、陈皮、枳实、山楂、川芎、生姜）清洗干净，去除杂质，并切成适合煎煮的大小。鸡蛋洗净备用。将除鸡蛋和红糖外的所有药材放入砂锅中，加入足够的清水（一般建议水量为药材的5~10倍），大火煮开后转小火慢煎约30分钟，使药材的有效成分充分溶解在水中。在煎煮药材的同时，另起一锅将鸡蛋煮熟，剥壳后备用。待药材汤液煎煮完成后，将鸡蛋加入药材汤中，继续小火煎煮约10分钟，使鸡蛋充分吸收汤液中的药效。最后，将米酒和红糖加入汤中，搅拌均匀，继续小火煮沸片刻即可。

功效：补血益气，散寒止痛。

主治：产后小腹隐隐作痛，得热稍减，恶露量少、色淡、质稀、无块，头晕眼花，面色无华，心悸怔忡，舌淡红，苔薄白，脉细弱。

2. 百合木瓜甜薯汤

原料：百合30克，青木瓜300克，甘薯150克，黑枣10枚，龙眼15克，枸杞10克，老姜10克，红糖20克。

做法：上述加水浸泡15分钟，煎煮后取汁，分次服。

功效：补气养血，滋养安神。

主治：产后腹痛，恶露排出不畅，疲倦乏力，面色萎黄，失眠多梦，母乳不足。

3. 当归生姜羊肉汤

原料：羊肉200~300克，当归10克，怀山药10克，花椒3克，小茴香5克，高良姜3克，砂仁2克，肉桂2克，葱1根，生姜20克，米酒30毫升，食盐5克。

做法：将羊肉洗净，切成大小适中的块状，用开水焯水去除血沫和腥味，捞出沥干备用。当归、怀山药、花椒、小茴香、高良姜、砂仁、肉桂等药材清洗干净备用。葱切段，生姜切片备用。在砂锅中加入足够的清水（水量需没过羊肉），放入焯水后的羊肉块，大火煮开后撇去浮沫，然后转小火慢炖。将当归、怀山药、花椒、小茴香、高良姜、砂仁、肉桂等药材以及切好的葱段、生姜片一起加入砂锅中，继续小火慢炖。此时可以加入米酒，以去腥增香并促进药材有效成分的释放。炖煮过程中需保持小火,并适时翻动羊肉块,以免粘锅。一般炖煮1.0~1.5小时,直至羊肉变得酥烂,药材的香味也充分融入汤中。

功效:益气补血,温中止痛。

主治:产后小腹隐痛,喜温喜按,恶露量少、颜色暗红,伴有面色苍白,畏寒肢冷等症。

四、产后身痛

产妇在产褥期间出现肢体、关节酸痛、麻木、重着者,称为"产后身痛"。

1. 山药羊肉粥

见"月经过少"。

2. 苏叶葱白饮

原料:葱白100克,生姜30克,紫苏叶15克,红糖适量。

做法:将葱白洗净,切成小段;生姜去皮,切成薄片或细丝;紫苏叶洗净备用。红糖可根据个人口味准备适量。在锅中加入适量的清水(约500毫升),大火煮开后转小火。首先放入切好的生姜片和紫苏叶,煮约5分钟,让其香味和药效充分释放到水中。待生姜和紫苏叶煮出香味后,加入切好的葱白段,继续用小火煮3~5分钟。葱白煮的时间不宜过长,以免失去其辛香之气。根据个人口味,在饮品即将完成前加入适量的红糖。待红糖完全溶解后,关火并稍微放凉至适宜饮用的温度。

功效:养血祛风,解表散寒。

主治:产后遍身疼痛,项背不舒,关节不利,或痛处游走不定,或冷痛剧烈,舌淡,苔薄白,脉浮紧。

3. 山药桃仁粥

原料:山药60克,枸杞、黑芝麻、核桃仁各30克,小米适量。

做法:将山药洗净,去皮切成小块或薄片备用。枸杞、黑芝麻、核桃仁分别洗净,黑芝麻可稍微炒香以增加风味,但注意火候不要过大以免炒焦。小米淘洗干净,用清水浸泡片刻以缩短煮粥时间。在锅中加入适量的清水(根据食材量和所需粥的浓稠度调整),大火煮开后转小火。先放入小米和山药

块,用勺子轻轻搅拌以防粘锅。盖上锅盖,小火慢煮约20分钟,直至小米和山药变得软糯。待小米和山药煮好后,加入洗净的枸杞、黑芝麻和核桃仁,继续用小火煮约10分钟,让这些食材的香味和营养充分融入粥中,其间可适时搅拌,以免粥底粘锅。

主治:滋补肝肾,补虚止痛。

功效:产后遍身疼痛,或关节刺痛,屈伸不利,按之痛甚;恶露量少色暗,或小腹疼痛拒按;舌紫暗,苔薄白,脉弦涩。

五、产后小便不通

新产后产妇发生排尿困难,小便点滴而下,甚或闭塞不通,小腹胀急疼痛者,称为"产后小便不通",又称"产后癃闭"。

1. 黄芪猪肠汤

原料:黄芪60克,猪小肠适量,黑豆30克,赤小豆30克。

做法:将黄芪洗净,用清水浸泡片刻备用。猪小肠用盐和面粉反复搓洗,去除黏液和异味,然后切成段备用。黑豆和赤小豆提前用清水浸泡4小时以上,以便更容易煮熟。将切好的猪小肠放入沸水中焯水,加入少量料酒和姜片以去除腥味和血水。焯水后捞出,用清水冲洗干净。在锅中加入足够的清水(2~3升),放入黄芪、黑豆、赤小豆和焯水后的猪小肠。大火煮开后撇去浮沫,转小火慢炖。小火慢炖1~2小时,直至猪小肠变得软烂,黑豆和赤小豆开花,其间需不时搅拌以防粘锅,并注意观察水量以防烧干。

功效:宣肺利水。

主治:产后小便不通,小便胀急疼痛;精神萎靡,气短懒言,倦怠乏力,面色少华;舌淡,苔薄白,脉缓弱。

2. 老鸭猪肚汤

原料:猪肚300克,姜片15克,老鸭1只,盐、味精、鸡精、胡椒粉、高汤各适量。

做法:将猪肚用盐和面粉反复搓洗,去除黏液和异味,然后切成条状备用。老鸭宰杀后去毛、内脏,洗净后斩成块状。姜片备好。将猪肚和老鸭块分别放入沸水中焯水,加入少量料酒和姜片以去除腥味和血水。焯水后捞出,用清水冲洗干净。在锅中加入足够的高汤(或清水),放入处理好的猪肚条、老鸭块和姜片。大火煮开后撇去浮沫,转小火慢炖。根据个人口味,在汤品即将炖好时加入适量的盐、味精和鸡精进行调味。小火慢炖 2~3 小时,待所有食材都煮熟煮烂后,关火并稍微放凉至适宜食用的温度。

功效:健脾益肾,滋阴补虚。

主治:产后小便不通,小便胀急疼痛,坐卧不宁;腰膝酸软,面色晦暗;舌淡,苔白,脉沉细无力,尺脉弱。

3. 马蹄茅根茶

原料:鲜马蹄、鲜茅根各 100 克。

做法:将鲜马蹄洗净,削去外皮,切成薄片或小块备用。鲜茅根洗净后,剪成小段或切成薄片,以便更好地释放其药效和味道。将处理好的鲜马蹄和鲜茅根一同放入砂锅中。加入适量的清水,水量可根据个人口味和煮茶时间适当调整。一般来说,水量以能没过食材并稍多一些为宜。大火煮开后转小火慢炖,保持微沸状态。煮的时间可根据个人喜好和食材的软烂程度灵活调整,一般建议煮 30 分钟至 1 小时,以使马蹄和茅根的药效及味道充分释放到茶水中。

功效:清热解毒、利尿通便。

主治:产后小便不通或点滴而下,尿色黄,小腹胀满;舌红,苔黄,脉滑数。

六、产后大便难

产后饮食如常,大便数日不解,或艰涩难以排出者,称为"产后大便难",又称"产后大便不通""产后便秘"。

1. 柏子仁粥

原料:柏子仁 5 克,粳米 50 克,蜂蜜适量。

做法:将柏子仁洗净,去杂质,捣碎备用。粳米淘洗干净,浸泡半小时至 1 小时。将柏子仁与粳米一同放入锅中,加入适量清水,大火煮沸后转小火慢煮。煮至粥熟烂,粥汁黏稠时,关火待稍凉。加入适量蜂蜜,搅拌均匀即可食用。

功效:润肠通便。

主治:产后大便干燥,数日不解;心神失养,则心悸少寐;面色萎黄,肌肤不润。舌淡,苔薄白,脉细弱。

2. 芝麻桃仁丸

原料:黑芝麻90克,核桃仁60克,蜂蜜60克。

做法:黑芝麻洗净,沥干水分,放入锅中炒至熟香,放凉后研磨成细末。核桃仁同样洗净,晾干后捣碎或研磨成细末。将黑芝麻末与核桃仁末混合均匀,加入蜂蜜,充分搅拌至能搓成丸状。将混合物搓成大小适中的丸子,每颗重10~15克。将丸子放置于密封容器中,保存于阴凉干燥处,随吃随取。

功效:滋阴润燥,养血通便。

主治:产后大便数日不解,或努责难出;神倦乏力,气短汗多;舌淡,苔薄白,脉缓弱。

3. 姜糖红薯汤

原料:红薯500克,姜1块,红糖适量。

做法:将红薯的外皮削去,清洗干净,然后切成大小适中的块状。姜块去皮后,切成薄片或细丝备用。锅中放入适量的水,大火煮开后,将切好的红薯块放入锅中,继续用大火煮。当红薯煮至接近熟透时,加入切好的姜片和适量的红糖。根据个人口味调整红糖的量。转小火,继续煮10~15分钟,直到红薯完全熟透、汤汁变得浓稠且红薯和姜片都充分吸收了红糖的甜味。将煮好的姜糖红薯汤盛出,稍微冷却后即可食用。

功效:养血,散寒,通便。

主治:产后便秘,腹痛喜按,得温痛减,口干、舌燥,舌淡,苔白,舌下脉络细短。

七、产后恶露不绝

产后血性恶露持续2周以上,仍淋漓不尽者,称为"产后恶露不绝",又称"产后恶露不尽""产后恶露不止"。

1. 益母草木耳汤

原料:益母草50克,黑木耳5克,红糖20克。

做法:将干黑木耳提前用温水泡发,泡发后清洗干净,去除杂质,撕成小朵备用。益母草洗净,去除杂质,沥干水分备用。红糖准备好备用。取一个砂锅或炖锅,加入足够的水量,将泡发好的黑木耳和洗净的益母草一同放入锅中。大火将锅内的水煮开,然后转小火慢炖。炖煮时间根据个人口感和材料的软烂程度而定,一般建议炖煮30分钟至1小时,待黑木耳和益母草炖煮至软烂、汤汁颜色变深时,加入红糖。用勺子轻轻搅拌,使红糖均匀溶解在汤汁中。

功效:活血调经,收敛止血。

主治:产后恶露,量多,色淡红,质稀,无臭味;面色白,精神倦怠,四肢无力,气短懒言,小腹空坠;舌淡,苔薄白,脉缓弱。

2. 党参乌鸡汤

原料:乌鸡1只,党参10克。

做法:将乌鸡斩成适口大小的块,用清水冲洗干净,去除血水和杂质。党参洗净,与姜片一同备用,将乌鸡块放入沸水中焯烫1~2分钟,捞出后用清水冲洗干净。取一个砂锅或炖锅,将处理好的乌鸡块、党参和姜片放入锅中,加入足够的清水。大火煮开后,撇去浮沫,然后转小火慢炖1.5~2.0小时,直到鸡肉变得软烂、汤汁浓郁。在出锅前,根据个人口味加入适量的盐进行调味。

功效:补气生津,养血补血。

主治:产后恶露,量多,色淡红,质稀,无臭味;面色白,精神倦怠,四肢无力,气短懒言,小腹空坠;舌淡,苔薄白,脉缓弱。

3. 山楂红糖水

原料:山楂50克,红糖50克。

做法:将山楂洗净后去核,切成小片或小块备用。红糖准备好放在一旁备用。锅内加入足够的清水,大火煮开后放入切好的山楂片或小块。转中火煮约10分钟,使山楂的酸味和颜色充分溶入水中。待山楂煮软后,加入红糖。用勺子轻轻搅拌,让红糖逐渐溶解在山楂水中。注意火候不要太大,以免红糖粘锅。加入红糖后,继续用中小火煮制,其间可以适时搅拌,以免红糖沉淀。煮制时间根据个人口味和喜好来定,一般建议再煮5~10分钟,让山楂和红糖的味道充分融合。

功效:活血化瘀,养血生血。

主治:产后恶露过淋漓量少,色暗有块,或伴小腹疼痛拒按,块下痛减;舌紫暗,或有瘀点,苔薄,脉弦涩。

4. 益母草煮鸡蛋

原料:干益母草30克,鸡蛋2个。

做法:将干益母草洗净,去除杂质,沥干水分备用。鸡蛋清洗干净外壳,确保没有破裂或污渍。锅内加入足够的清水,大火煮开后放入鸡蛋。用中火煮8~10分钟,直到鸡蛋完全煮熟。将浸泡后的鸡蛋捞出,剥去外壳,并将剥好壳的鸡蛋放回锅中(或另起一锅),加入洗净的干益母草和足够的清水(以能淹没鸡蛋和益母草为宜)。大火煮开后,小火慢煮20~30分钟,使益母草的有效成分充分渗透到鸡蛋和汤汁中。可根据个人口味适量加入一些红糖或蜂蜜调味。

功效:养血调经,补益气血。

主治:产后恶露量多,色暗有块,或伴小腹疼痛拒按,块下痛减;舌紫暗,或有瘀点,苔薄,脉弦涩。

八、缺乳

哺乳期内,产妇乳汁甚少,或无乳可下,称为"缺乳",又称"乳汁不足""乳汁不行"。

1. 归芪鲤鱼汤

原料:鲤鱼1条(约500克),当归15克,黄芪50克,食盐适量。

做法:将鲤鱼彻底清洗干净,腹腔内的黑膜和鱼血要清除干净,以减少腥味。当归和黄芪分别洗净,当归可以切片以便更好地释放药效,黄芪切段或保持片状均可。取炖锅或砂锅,加入足够的清水。将鲤鱼放入锅中,再加入当归和黄芪。开大火,待锅内水煮沸后,撇去浮沫,转小火慢炖。待鱼肉熟烂、汤汁浓郁后,根据个人口味加入适量的食盐调味。

功效:补益气血,养经通络。

主治:乳汁分泌不足,严重者可完全无乳,所出乳汁质地稀薄;面色苍白无华,伴有身体疲乏;舌淡,苔薄白,脉细弱无力。

2. 花生炖猪蹄

原料:花生米200克,猪蹄2只,冰糖及其他调料适量。

做法:将猪蹄洗净,剁成小块。花生米提前用清水浸泡,建议浸泡时间不少于2小时,以便更好地煮熟。同时,准备好姜片、葱段等配料。将猪蹄块放入冷水中,加入适量的料酒和姜片,大火煮沸后撇去浮沫,继续煮几分钟以去除血水和腥味。然后捞出猪蹄块,用清水冲洗干净备用。热锅凉油,放入姜片和葱段爆香。然后加入适量的冰糖,小火炒至冰糖融化并呈现金黄色(即炒出糖色)。接着倒入猪蹄块,快速翻炒至表面均匀上色。将炒好上色的猪蹄块和浸泡好的花生米一起放入炖锅中,加入足够的清水。大火煮沸后转小火慢炖。根据个人口味和烹饪习惯,可以加入适量的生抽、老抽、八角、花椒、干辣椒等调料进行调味。待猪蹄和花生米都炖煮至熟烂后,根据个人口味加入适量的食盐进行调味。最后大火稍微收一下汤汁,即可关火出锅。

功效:养阴生血,通络下乳。

主治:乳汁分泌不足,面色苍白无华,伴有身体疲乏,舌淡,苔薄白,脉细弱无力。

3.通草鲫鱼汤

原料:鲫鱼1条,葱白1段,姜4片,通草3克,食盐及胡椒粉适量。

做法:将鲫鱼彻底清洗干净,特别是腹腔内的黑膜和鱼血要清除干净,以减少腥味。葱白切段,姜切片,通草洗净备用。热锅凉油,油温五成热时放入鲫鱼,中小火煎至两面金黄。煎鱼时可以在鱼身上轻轻抹一层薄油,防止粘锅。煎鱼的过程中不要急于翻动,待一面煎至定型后再翻面。煎好的鲫鱼推至锅边,利用锅中的余油爆香葱段和姜片。然后加入足够的清水,放入通草。大火煮沸后转小火慢炖,炖煮时间30分钟至1小时,待鲫鱼汤炖煮至乳白色、鱼肉熟烂时,根据个人口味加入适量的食盐和少许胡椒粉进行调味。

功效:通络下乳,利水消肿。

主治:乳汁分泌不足,乳房有结块,乳房胀痛拒按,舌淡,苔薄黄,脉弦涩。

九、产后乳汁自出

哺乳期内,产妇乳汁不经婴儿吸吮而自然流出者,称为"乳汁自出",亦称"漏乳"。

1. 红枣黑豆黄芪汤

原料:红枣20枚,黑豆60克,黄芪30克。

做法:将红枣、黑豆、黄芪分别准备好。黑豆提前浸泡好,黄芪洗净备用。锅内加入足够的清水,将红枣、黑豆、黄芪一起放入锅中。开大火,待锅内水煮沸后,转小火慢炖。转小火后,保持微沸状态,继续炖煮1~2小时。其间可以适时搅拌,以防食材粘锅。

功效:补中益气。

主治:乳汁自出,乳汁量少、质稀,乳房柔软,神疲气短,舌淡苔薄,脉细弱者。

2. 香附芡实粥

原料:香附10克,芡实15克,大枣10枚,大米50克。

做法:将香附、芡实、大枣、大米分别准备好。锅内加入适量的清水(约500毫升),放入香附,大火煮沸后转小火煮15~20分钟,然后捞出香附,保留香附水备用。在另一个锅中加入香附水和大米,大火煮沸后转小火慢炖。同时,将芡实和大枣一同加入锅中,继续慢炖。保持小火,不断搅拌以防粘锅,炖煮30分钟至1小时,直到大米和芡实都煮烂,粥变得黏稠。

功效:行气疏肝敛乳。

主治:乳汁不断自行漏出,量少质浓,两乳胀硬疼痛,精神郁闷,性急易怒,或脘胀纳少,舌质正常或偏暗红,脉弦涩。

3. 党参覆盆大枣粥

原料:党参、覆盆子各10克,大枣20枚,大米200克。

做法:将党参、覆盆子、大枣、大米分别准备好。取锅,加入适量的清水(约500毫升),放入党参和覆盆子,大火煮沸后转小火煮15~20分钟。然后捞出党参和覆盆子,保留药材水备用。在另一个锅中加入药材水和大米,大火煮沸后转小火慢炖。同时,将大枣加入锅中,继续慢炖30分钟至1小时,直到大米煮烂,粥变得黏稠。

功效:补气养血,佐以固摄。

主治:乳汁自出,若乳汁量少质稀,乳房柔软,神疲气短,舌淡苔薄,脉细弱。

4.栗子猪肉汤

原料:鲜栗子仁200克,猪瘦肉250克,姜片、植物油、盐适量。

做法:将鲜栗子仁洗净,去除外壳和内层的薄皮,留下完整的栗子肉备用。如果栗子较大,可以切成两半以便更好地煮熟。猪瘦肉洗净,切成大小适中的块状,用沸水焯水去除血水和杂质,然后捞出沥干水分备用。姜片切片备用。在热锅中加入适量的植物油,油热后放入姜片爆香。接着放入焯水后的猪瘦肉块,翻炒至表面微黄,使汤更加鲜美。将炒制好的猪肉(或未炒制的猪肉)和栗子仁一起放入炖锅中,加入足够的清水,水量要没过所有食材。大火煮沸后,撇去浮沫,然后转小火慢炖。炖煮时间根据个人口感和食材的熟烂程度而定,一般需要炖煮1.0~1.5小时,直至猪肉熟烂、栗子软糯。在汤炖煮好之前,根据个人口味加入适量的盐进行调味。

功效:益气养血、补肾滋阴。

主治:乳汁自出,乳汁量少,腰膝酸软,神疲气短,舌淡苔薄,脉沉细。

十、产后抑郁

产妇在产褥期出现精神抑郁、沉默寡言、情绪低落,或心烦不安、失眠多梦,或神志错乱、狂言妄语等症者,称为"产后抑郁",通常在产后2周内出现症状。

1.甘麦大枣汤

原料:甘草10克,小麦50克,大枣10个。

做法:将甘草、小麦(浮小麦更佳)、大枣分别洗净。甘草可切成小段以便药效更好地释放;大枣去核,因为枣核较为燥热,去核后汤品更为平和。将甘草和小麦放入清水中浸泡约30分钟,使药材更好地吸收水分,便于后续煎煮。将浸泡好的甘草、小麦连同浸泡水一起倒入锅中,加入足够量的清水,大火煮开后转小火慢炖。同时,将去核的大枣也加入锅中,小火炖煮30分钟至1小时。关火,饮汤。

功效:益气润燥,养心安神。

主治:情志异常,心情烦躁,倦怠乏力,心悸气短,手足心热,舌红少苔,脉细数。

2. 百合莲子排骨汤

原料:排骨500克,百合30克,莲子50克,枸杞10克,米酒20毫升。

做法:将排骨洗净,剁成小块,用清水浸泡去除血水;百合、莲子分别处理干净,枸杞洗净备用。锅中加入足量的清水,放入排骨,大火煮开后撇去浮沫,捞出排骨用清水冲洗干净,以去除血水和杂质。将处理好的排骨、百合、莲子一同放入炖锅中,加入足够的清水(水量需没过食材并留出一定空间以防溢出),大火煮开后转小火慢炖。在炖煮过程中,可加入米酒(或料酒)以去腥增香,同时根据个人口味调整盐的用量。当排骨炖至软烂、莲子百合熟透时(1.0~1.5小时),加入枸杞,继续炖煮5~10分钟即可。

功效:疏肝解郁,养心安神。

主治:产后情绪低落,易怒或焦虑难眠,夜间多梦且惊,睡眠不稳;恶露异常,量不定且色深有血块;胸乳胀痛,频有叹息;舌淡红,苔薄,脉弦或弦细。

3. 枣仁莲子茶

原料:莲子20克,炒酸枣仁10克,冰糖适量。

做法:将莲子洗净,提前用温水浸泡至软,以便更好地煮烂;炒酸枣仁也需洗净备用。将泡软的莲子和炒酸枣仁一同放入砂锅中(或不锈钢锅、玻璃锅等适合煮茶的器具),加入足够的清水,水量以没过食材并稍多一些为宜。大火煮开后转小火慢煮,约煮30分钟至莲子熟烂、汤汁浓郁。待莲子熟烂后,根据个人口味加入适量的冰糖,用勺子轻轻搅拌至冰糖完全融化。

功效:补血,养心安神。

主治:产后情绪低沉,寡言少语,心情悲伤易泣,心神难安,夜寐不实且多梦,健忘伴心悸,恶露偏多;体力不支,面容苍白无华或萎黄;舌淡苔薄白,脉细弱无力。

第四节　妇科杂病健康养生食疗

一、癥瘕

癥瘕是指女性小腹内的结块,伴有或胀,或痛,或满,并常致月经或带下异常,甚至影响生育的疾病。

1. 龟甲炖土茯苓汤

原料:乌龟(一般选用草龟)1只,土茯苓300克,盐、黄酒、姜片、无花果、陈皮适量。

做法:乌龟去掉龟壳边的脂肪,保留龟甲同用。新鲜土茯苓洗净、切片或切块,浸泡片刻;如果使用土茯苓干,则需提前浸泡至软。准备姜片、黄酒、无花果、陈皮等调味料。锅中加入足量清水,水开后放入乌龟块和猪扇骨(或骨头、瘦肉),煮5分钟,去除血水和腥味,捞出备用。洗锅后,在锅中重新加入足量清水,放入处理好的乌龟块和新鲜土茯苓(或土茯苓干)。加入姜片、黄酒、无花果、陈皮等调味料,大火煮沸后转小火慢炖。如果使用高压锅,可将所有食材和调味料放入高压锅中,加水上盖,大火煮至上汽后转小火煮20分钟,然后自然减压。高压锅自然减压后,如需进一步炖煮,可转至小火继续慢炖30分钟至1小时,直至乌龟肉烂熟,土茯苓的药效充分融入汤中。

功效:行气活血,化瘀消癥。

主治:下腹包块质硬,伴胀痛,经期延长且量多,色暗有血块,经行时小腹疼痛加剧,舌质暗,边有瘀点或瘀斑,苔薄白,脉弦涩。

2. 昆布海藻瘦肉汤

原料:昆布50克,海藻100克,猪瘦肉400克,红枣5个,姜片、葱段各适量,盐、鸡粉、料酒等调味料适量。

做法:将昆布和海藻分别清洗干净,去除杂质和沙粒,备用。将猪瘦肉洗净,切成适口大小的块状或片状。准备好红枣、姜片、葱段等配料。将猪肉块放入沸水中焯水,去除血水和腥味,捞出后用清水冲洗干净。锅内加入足够的清水将处理好的昆布、海藻、猪瘦肉、红枣、姜片、葱段一同放入锅内。大火煮开后转小火慢炖,炖煮时间可根据个人口味和食材的软烂程度调整,一般建议炖煮 2~3 小时,根据个人口味加入适量的盐、鸡粉、料酒等调味料进行调味。

功效:软坚散结,祛瘀消癥。

主治:腹包块质硬,经行刺痛,色暗淡,有血块;舌质淡暗,边见瘀点或瘀斑,苔白,脉弦紧。

3. 绿豆海带汤

原料:干海带 150 克,绿豆 100 克,冰糖适量。

做法:泡发好的干海带或新鲜海带,仔细清洗去除沙粒和杂质,切成适合食用的小段或细丝。将浸泡好的绿豆放入锅中,加入足量的清水(建议一次性加足,避免中途加水影响汤品口感)。大火煮开,撇去浮沫,然后转小火慢炖。当绿豆开始变软时(炖煮 30~40 分钟,具体时间视绿豆的浸泡程度和火力大小而定),加入切好的海带段或细丝。继续小火炖煮,直至绿豆完全煮烂开花,海带也变得软糯可口。其间可根据需要适量加水,以保持汤品的浓度和口感。根据个人口味,可以选择加入适量的冰糖或白糖进行调味。

功效:利湿热,化瘀消癥。

主治:腹部积块,小腹或胀或痛,带下量多色黄,月经量多,身热口渴,心烦不宁,舌暗红,边见瘀点或瘀斑,苔黄腻,脉弦滑数。

二、不孕症

女子未避孕,性生活正常,与配偶同居 1 年而未孕者,称为不孕症。从未妊娠者为原发性不孕,《备急千金要方》称为"全不产";曾经有过妊娠继而未避孕 1 年以上未孕者为继发性不孕,《备急千金要方》称为"断绪"。

1. 栗子糕

原料:板栗 250 克,糯米粉 250 克,蜂蜜适量。

做法:将板栗去壳,放入沸水中煮熟或蒸熟,直至软糯。然后取出,趁热捣成泥状。糯米粉过筛,确保无颗粒。将板栗泥与糯米粉在大碗中混合均匀,逐步加入蜂蜜,边加边搅拌,直至面团达到适宜的湿润度和甜味。将混合好的面团放在干净的平面上,用手或模具将其塑形成小块的糕点形状,厚度适中,便于蒸熟。在蒸锅中加入足够的水,待水煮开后,将塑形好的栗子糕放入蒸格中,盖上锅盖,大火蒸15~20分钟,或直至糕体完全熟透,表面变得光滑且有弹性。

功效:滋阴益肾,养血调经。

主治:长期不孕,月经紊乱,量不稳定,色淡质稀;腰膝酸软,头昏耳鸣,精神不振,小便清且长;舌淡苔薄白,脉沉细。

2. 糯米山药糕

原料:糯米500克,山药500克,红枣、枸杞、白砂糖适量。

做法:将糯米洗净,提前浸泡一段时间(1~2小时),以便煮时更易熟烂。山药去皮,洗净后切成小段或小块备用。红枣去核,枸杞洗净备用。将浸泡好的糯米放入锅中,加入适量的清水,大火煮开后转小火慢煮。煮至糯米开始变得软糯时,加入切好的山药块,继续小火慢煮。红枣、枸杞在山药加入后不久一同放入,煮至糯米和山药都完全熟烂、粥变得浓稠时,根据个人口味加入适量的白砂糖调味。

功效:健脾益肾,养血调经。

主治:长期不孕,月经紊乱,量不稳定,色淡质稀;食欲不振,舌淡苔薄白,脉沉细。

3. 羊肾羊肉粥

原料:羊肾50克,羊肉50克,大米30克。

做法:将羊肾剖开,仔细去除内部筋膜和臊腺,然后冲洗干净,切成薄片或小块。羊肉同样切成薄片或小块,用清水浸泡片刻去除血水。大米淘洗干净后,用清水浸泡30分钟备用。将切好的羊肾和羊肉分别用开水焯水,加入少许料酒和姜片帮助去腥,焯水后捞出,用清水冲洗干净,沥干水分备用。将浸泡好的大米放入锅中,加入足够的清水(通常是米的6~8倍量),大火煮开后转小火慢煮。其间需不时搅拌,防止大米粘锅。待大米煮至半熟,即米粒开始变软但尚未开花时,将处理好的羊肾和羊肉块加入锅中,继续用小火慢煮。加入几片生姜以增香去腥,盖上锅盖,小火慢炖至粥变得浓稠,羊肾和羊肉完全熟透。根据个人口味,在粥即将煮好时加入少许盐调味。

功效:温肾助阳,调理冲任。

主治:长期不孕,初经推迟,经期延后,经量少而色淡质稀,甚至闭经,白

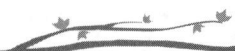

带量多且清稀;腰部及膝部感觉寒冷,性欲减退,舌色淡白,舌苔薄白,脉沉而迟缓。

4. 苁蓉粥

原料:精羊肉 100 克,肉苁蓉 15 克,鹿角胶 10 克,葱白适量,鸡蛋 2 枚,粳米 100 克。

做法:将浸泡好的肉苁蓉和粳米一同放入锅中,加入足够的清水,大火煮开后转小火慢煮。其间需不时搅拌,防止粘锅。待粥煮至半熟时,即米粒开始变软但尚未开花,加入切好的精羊肉,继续小火慢炖。另取一小锅,加入少量清水,放入鹿角胶小块,小火加热并不断搅拌,直至鹿角胶完全溶解成液态。将打散的鸡蛋液缓缓倒入溶解的鹿角胶中,边倒边搅拌,形成均匀的蛋液鹿角胶混合液。注意控制火候,避免蛋液凝结成块。当粥煮至浓稠,羊肉熟烂时,将蛋液鹿角胶混合液均匀倒入粥中,并加入葱段提香。

功效:肾养血,调补冲任。

主治:婚久不孕,月经先期、量少、色红质稠,腰酸膝软,头晕耳鸣,形体消瘦,五心烦热,失眠多梦;舌淡或舌红,少苔,脉细或细数。

5. 甲鱼汤

原料:乌贼 250 克,甲鱼、乌骨鸡、山药各 100 克,枸杞 20 克。

做法:①处理食材。先将甲鱼宰杀后,用开水稍烫,去净外膜及内脏,剁成小块,用清水洗净血污,沥干水分备用。注意处理时要小心,以免受伤。乌贼清洗干净,去骨去内脏,切成条状或块状备用。乌骨鸡、山药、枸杞用清水冲洗干净,备用。②焯水去腥。将甲鱼块、乌贼块和乌骨鸡块分别放入沸水中焯水,加入几片姜片帮助去腥,焯至变色后捞出,用清水冲洗干净,沥干水分。③炖煮。锅内加入足够的清水(开水为宜),放入处理好的甲鱼块、乌贼块、乌骨鸡块和山药块。大火煮开后撇去浮沫,转小火慢炖约 1 小时,其间可根据需要加入适量开水,以防干锅。最后 5 分钟,加入枸杞,继续炖煮至汤色浓郁、食材熟透。根据个人口味,在出锅前加入适量盐调味,搅拌均匀后即可关火。撒上少许葱花或香菜增香提色,即可盛出食用。

功效:健脾益肾。

主治:婚久不孕,月经先期、量少、色红质稠,腰酸膝软,头晕耳鸣,形体消瘦,五心烦热,失眠多梦;舌淡或舌红,少苔,脉细或细数。

三、阴痒

女性外阴及阴道瘙痒,甚则痒痛难忍,坐卧不宁,或伴带下增多者,称为阴痒。

1. 清热除湿粥

原料:车前子10克(另包,煲粥时用布袋包好),萆薢12克,赤小豆30克,粳米150克,佐料适量。

做法:将车前子用干净的布袋包好,扎紧袋口,以免在煮粥过程中散落。萆薢用清水洗净,备用。赤小豆提前用清水浸泡数小时。锅内加入足够的清水,将包好的车前子布袋、萆薢、浸泡好的赤小豆和粳米一同放入锅中。大火煮开,撇去浮沫,然后转小火慢炖。小火慢炖期间,需不时搅拌,以防粘锅。煮至米粒开花、赤小豆软烂、粥液浓稠即可。

功效:清热利湿,除湿止带。

主治:阴部瘙痒难耐,分泌物增多,分泌物黄色泡沫状或白如豆腐渣、有异味,情绪烦躁难眠,舌红苔黄腻,脉滑数。

2. 土茯苓马蹄炖猪骨

原料:土茯苓500克,马蹄200克,猪骨500克,佐料适量。

做法:将土茯苓稍浸泡,洗净后切成厚块状或片状,以便更好地释放其药效。马蹄洗净,去皮,切成对半或小块,以便更快煮熟并入味。猪骨洗净,可根据需要敲裂或剁成小块,同时,猪骨可先用沸水焯一下,去除血水和杂质。锅内加入足够的清水(建议水量没过所有食材),将处理好的土茯苓、马蹄和猪骨一同放入锅中。大火煮开后,撇去浮沫,然后转小火慢炖。炖煮时间可根据个人喜好和食材的熟烂程度调整,一般建议炖煮1.5~2.0小时,以确保食材熟透且汤汁浓郁。炖煮结束后,根据个人口味加入适量的盐进行调味。注意,盐不宜过早加入,以免影响食材的口感和营养保留。

功效:清热利湿,除湿止带。

主治:阴部瘙痒难耐,分泌物增多,分泌物黄色泡沫状或白如豆腐渣、有异味,情绪烦躁难眠,舌红苔黄腻,脉滑数。

3. 生地黄菊花枸杞饮

原料:生地黄15克,白菊花12克,枸杞15克,冰糖适量。

做法:将生地黄、白菊花和枸杞分别用清水冲洗干净,去除表面的灰尘和杂质。注意,生地黄可能带有一定的泥土或杂质,需仔细清洗。将清洗干净的生地黄、白菊花和枸杞加入适量的清水浸泡10~15分钟。将浸泡好的药材连同清水一起倒入锅中,大火煮开后转小火煮10~15分钟。煮制或冲泡完成后,根据个人口味加入适量的冰糖进行调味。

功效:清热养阴,滋补肝肾。

主治:阴部干涩瘙痒难耐,或皮肤色泽异常(变白、增厚、萎缩),伴皲裂破损,内心烦热伴手足心热,头晕眼花,时有潮热盗汗,腰膝酸软,舌红少苔,脉弦细数。

4. 马齿苋茶

原料:马齿苋60克。

做法:选择新鲜的马齿苋,洗净并去除杂质。如果是干品,需提前泡发并洗净。将马齿苋切成一指段或更小的碎片,以便更好地释放其有效成分。在砂锅中加入适量清水,大火煮开。将切好的马齿苋放入锅中,转小火慢煮。一般情况下,鲜马齿苋煮10~20分钟即可,煮好后,用滤网过滤掉马齿苋渣,留下清澈的茶汤。

功效:清热利湿,解毒除虫。

主治:阴部瘙痒剧烈,似虫爬感,伴灼热痛;分泌物多且异味重、色黄或白豆腐渣状;心情烦躁难眠,胸闷嗳气,口苦咽干,尿黄。舌红,苔黄腻,脉滑数。

四、阴疮

阴疮是指妇人外阴部结块红肿,或溃烂成疮,黄水淋沥,局部肿痛,甚则溃疡如虫蚀者,称为"阴疮",又称"阴蚀""阴蚀疮"。

1. 赤小豆绵茵陈煲鲫鱼

原料:赤小豆25克,绵茵陈15克,鲫鱼500克,蜜枣2个,生姜3片。

做法:锅中加入适量油,油热后放入鲫鱼,用中小火煎至两面金黄。煎鱼时注意不要频繁翻动,以免鱼皮破损。煎好的鱼不仅可以去腥,还能使汤色更加奶白。将煎好的鲫鱼连同油一起倒入锅中,加入足够量的清水,大火煮开后撇去浮沫。将泡好的赤小豆、洗净的绵茵陈、蜜枣和姜片一同放入砂锅中,转小火慢炖。保持小火慢炖1.5~2.0小时,其间注意观察水量,避免干锅。炖煮过程中,赤小豆会逐渐煮烂,汤色也会变得更加浓郁。待所有材料都煮烂,汤色浓郁后即可关火(注意不要将底部沉淀的杂质一并盛出)。

功效:泻肝清热,解毒除湿。

主治:阴部生疮,红肿热痛,甚则溃烂流脓,黏稠臭秽,头晕目眩,口苦咽干,身热心烦,大便干结。舌红,苔黄,脉滑数。

2. 四神粥

原料:茯苓10克,怀山药10克,莲子10克,芡实10克,粳米适量。

做法:将茯苓、芡实提前用清水浸泡30分钟至1小时,以便更好地煮烂。莲子去心后也可一同浸泡。如果使用干品怀山药,需切片或小块;若将浸泡好的茯苓、芡实、莲子以及处理好的山药和适量粳米一同放入锅中,加入足够量的清水。大火煮开后转小火慢炖。保持小火慢炖1.5~2.0小时,其间需不时搅拌以防粘锅。注意观察水量,避免干锅。随着炖煮时间的增加,粥会逐渐变得浓稠。四神粥本身味道较为清淡,可根据个人口味在粥快煮好时加入适量冰糖或蜂蜜调味。待所有材料都煮烂,粥变得浓稠后即可关火。用勺子轻轻搅拌几下,使粥更加均匀。

功效:温经化湿,活血散结。

主治:阴疮坚硬,皮色不变,或有疼痛,溃后脓水淋漓,神疲倦怠,食少纳呆,舌淡,苔白腻,脉细弱。

3. 茵陈扁豆茯苓粥

原料:茵陈25克,扁豆20克,茯苓20克,粳米100克,白糖少许。

做法:将茵陈、扁豆、茯苓分别洗净。茵陈可稍作浸泡;扁豆和茯苓建议提前浸泡数小时,以便更好地煮烂。粳米淘洗干净备用。将茵陈放入锅中,加入适量的清水,大火煮开后转小火煮约15分钟。关火,滤去药渣,留下茵陈水备用。将滤好的茵陈水倒入煮粥的锅中,加入浸泡好的扁豆、茯苓和淘洗干净的粳米。如果茵陈水不够,可以适量添加清水至所需量。大火煮开后转小火慢炖1.5~2.0小时,其间需不时搅拌以防粘锅。随着炖煮时间的增加,粥会逐渐变得浓稠,扁豆和茯苓也会煮烂。

功效:健脾化湿。

主治:阴疮坚硬,皮色不变,溃后脓水淋漓,神疲倦怠,食少纳呆,舌淡,苔白腻,脉细弱。

五、阴挺

阴挺指成年女性子宫下脱,甚至脱出阴道口外者,称为"子宫脱垂",前人习称"阴挺"。

1. 黄芪母鸡汤

原料:黄芪30克,母鸡1只,葱白10克,生姜5克,细盐适量。

做法:将母鸡宰杀后,去毛及内脏,用清水洗净,沥干水分备用。黄芪挑去杂质,用清水洗净后备用。葱白切段,生姜切片,备用。将处理好的母鸡放入炖锅中,加入足够的清水,水量需没过鸡身。大火煮开,撇去浮沫,去除鸡肉中的血水和杂质,使汤色更加清澈。加入黄芪、生姜片和葱白段,转小火慢炖。炖煮时间根据鸡的老嫩程度而定,一般需炖煮1.5~2.0小时,直至鸡肉熟烂、汤汁浓郁。待鸡肉熟烂后,加入适量细盐调味。

功效:补中益气,升提举陷。

主治:子宫脱垂;小腹、阴道、会阴部有下坠感,劳动则加剧;小便频数,白带量多质清;舌淡,脉细弱。

2. 升麻芝麻炖猪大肠

原料:猪大肠1段(约30厘米),升麻9克,黑芝麻60克。

做法:将猪大肠用盐、醋或面粉等辅助材料反复搓洗,去除油脂和杂质,直至干净无异味。然后切成适当长度的段,便于炖煮。升麻用清水洗净。将处理好的猪大肠、升麻和黑芝麻一同放入炖锅中。加入足够的清水,大火煮开,撇去浮沫,转小火慢炖,炖煮时间根据猪大肠的老嫩程度而定,一般需要1~2小时,直至猪大肠变得软烂、汤汁浓郁且带有黑芝麻的香气。炖煮完成后,将升麻芝麻炖猪大肠盛出,装入碗中即可食用。

功效:补中益气,升提举陷。

主治:子宫脱垂;小腹、阴道、会阴部有下坠感,劳动则加剧;小便频数,白带量多质清;舌淡,脉细弱。

3. 何首乌炖鸡

原料:母鸡1只(宰后去毛及内脏),首乌30克(研末)。

做法:将母鸡宰杀后,去毛、去内脏、去头脚,用清水洗净,沥干水分备用。何首乌洗净后,放入研钵中研成细末,或用搅拌机打成粉末状,备用。将处理好的鸡肉放入炖锅中,加入足够的清水,大火煮开,撇去浮沫。将研好的何首乌粉末均匀地撒在鸡肉上,或者加入汤中搅拌均匀。注意,由于何首乌粉末较细,加入时需轻轻搅拌,避免扬起过多粉尘。转小火慢炖,炖煮时间根据鸡肉的老嫩程度而定,一般需炖煮1.5~2.0小时,直至鸡肉熟烂、汤汁浓郁且带有何首乌的香气。炖煮完成后,根据个人口味加入少许食盐进行调味。

功效:补肾益气固脱。

主治:子宫脱垂;小腹、阴道、会阴部有下坠感,劳动则加剧;腰酸软小便频数,白带量多质清;舌淡,脉沉细。

4.原料:鳝鱼鸡蛋粥

原料:活鳝鱼2条,粳米100克,鸡蛋3只。

做法:将活鳝鱼宰杀后,去骨、内脏、头尾,洗净后切成小段或细丝,备用。注意处理鳝鱼时要小心,避免被其骨刺伤。粳米淘洗干净,用清水浸泡30分钟至1小时,以便更容易煮烂。鸡蛋打入碗中,用筷子或打蛋器打散,备用。将浸泡好的粳米放入锅中,加入足够的清水,炖煮过程中需不时搅拌,以防粘锅和溢出。待粳米煮至开花、汤汁略稠时,即可加入切好的鳝鱼段或细丝。将鳝鱼段或细丝轻轻放入锅中,与粳米一同继续炖煮。待鳝鱼熟透、粥即将完成时,将打散的鸡蛋液缓缓倒入锅中,边倒边用筷子或勺子轻轻搅拌,使鸡蛋液均匀分布在粥中。注意火候不宜过高,以免鸡蛋液凝固成块。待鸡蛋液凝固成细丝状或片状后,即可关火。根据个人口味加入适量的盐、胡椒粉或其他调料进行调味。

功效:补益肾气,养血固脱。

主治:子宫脱垂,小腹下坠,小便频数,腰膝酸软,头晕耳鸣,舌淡红,脉沉弱。

5.冬菇丝瓜瘦肉汤

原料:冬菇100克,丝瓜1000克,瘦肉500克,薏苡仁30克,生姜2~3片。

做法:冬菇提前用温水泡发,去蒂洗净,切成适当大小的块状。如果是

鲜品,则直接洗净切片。丝瓜去皮洗净,切成滚刀块或条状,瘦肉洗净后切成块状,用开水焯水去除血水和杂质,沥干水分备用。薏苡仁洗净后提前浸泡1~2小时,以便更容易煮烂。生姜切片备用。将焯水后的瘦肉块、泡发的薏苡仁、切好的生姜片一同放入炖锅中。加入足够的清水,水量需没过所有食材,并留出一定的蒸发空间。大火煮开后撇去浮沫,转小火慢炖约1小时,使瘦肉和薏苡仁的精华充分释放到汤中。加入切好的丝瓜块和冬菇块,继续炖煮约20分钟至丝瓜熟透且汤色浓郁。根据个人口味加入适量的盐进行调味。

功效:清热利湿,解毒祛邪。

主治:子宫脱垂于阴道口外,局部红肿溃烂,黄水淋漓,带下黄臭,口苦口干,小便黄赤灼痛,身热心烦,舌红苔黄或腻,脉滑数。

六、脏躁

脏躁指因情志不舒,郁火内扰,或天癸将绝之时,阴血亏虚,阴阳失调,气机紊乱,心神不宁所致的一种情志疾病。临床上以精神抑郁、情志烦乱、无故悲伤欲哭,或哭笑无常、呵欠频作等为主要临床表现。

1. 甘麦大枣汤

见"产后抑郁"。

2. 百合莲子粥

原料:百合20克,莲子30克,粳米100克。

做法:将百合、莲子(去芯)分别用清水洗净,温水浸泡0.5~1.0小时(干品百合需要提前泡发)。粳米淘洗干净,沥干水分备用。将浸泡好的百合、莲子和粳米一同放入锅中,加入足够的清水。大火煮沸后,转小火慢炖。其间需不时搅拌,以防粘锅和溢出。煮至粥稠米烂,莲子软糯时,即可关火,可以在关火前加入适量的冰糖或蜂蜜,搅拌均匀至融化。

功效:补益肝肾,平调阴阳。

主治:神志恍惚,无故悲伤喜哭,不能自控,呵欠频频,彻夜不寐,轰热汗出,心悸神疲。苔薄,脉细。

3. 银耳枸杞羹

原料:银耳10克(干品),枸杞15克,冰糖适量。

做法:将干银耳放入清水中泡发,一般需要泡发 2~3 小时,直至银耳完全舒展,没有硬芯。泡发后,去蒂洗净,撕成小朵备用。枸杞用清水洗净,去除表面的灰尘和杂质,沥干水分备用。将撕好的银耳小朵放入锅中,加入足够的清水(水量一般为银耳的 5~6 倍),大火煮沸。煮沸后转小火慢炖,其间需不时搅拌,以防银耳粘锅。炖煮时间根据银耳的品质和口感需求而定,一般需要炖煮 30 分钟至 1 小时,直至银耳软糯出胶。当银耳炖煮至软糯出胶时,将洗净的枸杞加入锅中,继续小火炖煮 5~10 分钟。枸杞不宜过早加入,以免煮烂影响口感。

功效:补益肝肾,平调阴阳。

主治:神志恍惚,无故悲伤喜哭,不能自控,呵欠频频,彻夜不寐,轰热汗出,心悸神疲。苔薄,脉细。

第四章
内科疾病养生验方

中医内科疾病养生验方,作为中医治疗的一个重要分支,历史悠久,源远流长。它基于中医理论,将养生与药物相结合,通过调节人体内部环境,达到预防和治疗内科疾病的目的。

第一节 肺系病证养生验方

一、感冒

感冒是指感受触冒风邪,邪犯卫表而引起的,以鼻塞、流涕、喷嚏、咳嗽、恶寒、发热、头痛、全身不适等为临床表现的常见外感疾病。现代医学的普通感冒、流行性感冒以及其他上呼吸道感染表现为感冒特征时均可参考辨治。

[经验方1]

组成:荆芥、防风、羌活、独活、桔梗、茯苓、柴胡、前胡、川芎、枳壳各6克,甘草3克。

用法:上药共研成细末,每次服6克,早晚2次分服。

功效:辛温解表。

主治:感冒属外感风寒初起。症见恶寒发热、头疼身痛、胸闷、咳嗽、痰

第四章 内科疾病养生验方

多色白等,苔白,脉浮。

[经验方2]

组成:麻黄30克,桂枝20克,杏仁15克,炙甘草10克。

用法:上药加水600毫升,先煮麻黄减去150毫升,去上沫,加入其他药物,煮取150毫升,去滓,温服。盖上衣被,取微汗为度。

功效:宣肺解表。

主治:外感风寒感冒。症见恶寒无汗、头痛身痛、鼻塞声重等。

[经验方3]

组成:防风、陈皮、柴胡、甘草、生姜各10克。

用法:每日1剂,水煎服,早晚2次分服。

功效:解表散寒。

主治:感冒属外感风寒证。症见鼻塞流涕、打喷嚏、肌肉酸痛、咳嗽、头痛等。

[经验方4]

组成:藿香6克,厚朴5克,苍术5克,半夏6克,陈皮5克,枳壳6克,菖蒲3克,大腹皮10克,生姜3片。

用法:将以上药物用水300毫升煎煮,煮取100毫升温服,每日2次。

功效:解表化湿。

主治:感冒兼湿浊中阻。症见寒重热轻,头胀、身痛、腹部胀满、胸闷,舌苔白厚腻,脉滑。

[经验方5]

组成:紫苏叶8克,木香6克,葛根8克,枳壳6克,陈皮6克,茯苓8克,清半夏8克,前胡5克,桔梗6克,甘草3克,人参3克,生姜4片,大枣4枚。

用法:每日1剂,水煎服,早晚2次分服。

主治:感冒属气虚兼有痰湿之证。症见恶寒发热、鼻塞头痛、无汗、咳嗽、痰白、胸脘满闷、倦怠乏力、气短、懒言,苔白,脉弱。

[经验方6]

组成:白术、半夏曲、陈皮、炙厚朴、苦桔梗各18克,藿香16克,白芷、紫

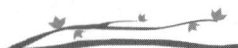

苏、大腹皮、茯苓各5克,炙甘草12克。

用法:上药一起研成细末,每次服8克,早晚2次分服。

主治:感冒属外感风寒兼有内伤湿滞之证。症见恶寒发热,头痛,胸膈满闷,脘腹疼痛,恶心呕吐,肠鸣泄泻,舌苔白腻,脉浮。

[经验方7]

组成:艾叶10克,桑叶10克,生姜10克,带须葱根5根,白菜根2个。

用法:上药一起加水煮开代茶饮,服后微微出汗为宜。

主治:风寒感冒。症见恶寒、发热、无汗、咳嗽、痰白等。

[经验方8]

组成:鲜夏枯草35克,鱼腥草15克。

用法:用水300毫升将上药一起煎煮,煮取100毫升温服。

功效:清热解毒。

主治:感冒邪气入里化热。症见发热、咳嗽、痰多色黄,舌红苔黄腻者。

二、咳嗽

咳嗽是指肺失宣降,肺气上逆作声,发出咳声或伴咯吐痰液为临床表现的一种病证。现代医学的急、慢性支气管炎,慢性咽炎,以及部分支气管扩张等可参考本部分辨治。

[经验方1]

组成:桑叶10克,菊花10克,薄荷6克,连翘10克,芦根10克,甘草6克,桔梗10克,杏仁10克,枇杷叶10克。

用法:每日1剂,水煎服,分2次服。

功效:疏风清热,宣肺止咳。

主治:风热犯肺型咳嗽。症见咳嗽、声音嘶哑、咽喉干痛、咯痰不爽、痰黏或黄、黄涕、舌苔薄黄等。

[经验方2]

组成:佛耳草10克,款冬花10克,熟地黄10克。

用法:上药打成细粉,用沸水分次冲服。

功效:宣肺止咳。

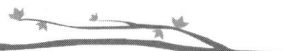

主治:可用于咳嗽,不问新旧,喘顿不止,昼夜无时。

[经验方3]

组成:紫苏子、麻黄、杏仁、陈皮、桑白皮、茯苓各30克,甘草15克。

用法:上药共研为末,每服6克,用水200毫升煮至120毫升,饭后温服。

功效:宣肺解表,祛痰止咳。

主治:咳嗽素体痰多、风寒袭肺证。症见咳嗽上气、咯痰色白、鼻塞声重等。

[经验方4]

组成:黄芩10克,知母10克,桔梗10克,甘草10克,麦冬10克,茯苓10克,橘皮10克,贝母10克,桑白皮10克。

用法:每日1剂,水煎服,分2次服。

功效:清热化痰止咳。

主治:痰热咳嗽。症见咳嗽气急、胸闷、痰稠色黄、咯吐不爽、口干欲饮等。

[经验方5]

组成:半夏10克,陈皮10克,茯苓10克,甘草6克,杏仁10克,白芥子5克。

用法:上药加生姜3~7片一起用水250毫升煎至150毫升,空腹时服。

功效:化痰止咳,理肺散邪。

主治:风寒咳嗽、非风初感、痰滞气逆等证。

[经验方6]

组成:旋覆花90克(包煎),荆芥120克,前胡90克,麻黄90克,炙甘草30克,赤芍30克,半夏30克。

用法:上药共研为末,每次服6克,加水200毫升,加生姜、大枣,同煮至120毫升,温热服。

功效:发散风寒,降气化痰。

主治:伤风咳嗽。症见恶寒发热、咳嗽痰多、鼻塞流涕、舌苔白腻。

[经验方7]

组成:生石膏16克,麻黄3克,杏仁6克,五味子6克,干姜6克,炙甘草

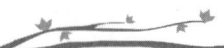

3克,薄荷8克,瓜蒌仁6克,山药16克。

用法:每日1剂,水煎服,分2次服。

功效:润肺止咳。

主治:咳嗽。

[经验方8]

组成:制紫菀1200克,制百部1000克,荆芥800克,白前1000克,陈皮600克,桔梗800克,甘草600克。

用法:上药共研细末,炼蜜做成药丸,大小如同梧桐子,温开水送服,每次服10克。

功效:疏风散寒,润肺止咳。

主治:伤风咳嗽,迁延不愈或愈而复发者。

三、哮病

哮病是一种发作性的痰鸣气喘疾病,发作时喉中有哮鸣声、呼吸急促困难,甚至喘息不能平卧。现代医学的支气管哮喘、喘息性支气管炎或其他急性肺部过敏性疾患引起的哮喘可参考本部分辨治。

[经验方1]

组成:麻黄9克,射干9克,生姜6克,细辛3克,紫菀9克,款冬花9克,大枣3个,半夏9克,五味子3克。

用法:每日1剂,水煎服,分2次服。

功效:宣肺散寒,化痰平喘。

主治:哮病。症见咳嗽,喉中哮鸣如水鸡声,呼吸急促,喘憋气逆,怕冷,天冷或受寒易发。

[经验方2]

组成:莱菔子10克,白芥子10克,紫苏子10克,厚朴10克,陈皮10克,杏仁10克。

用法:每日1剂,水煎服,分2次服。

功效:祛风涤痰,降气化痰。

主治:哮病。症见喉中痰涎壅盛,声如拽锯,或声如吹哨笛,呼吸急

第四章 内科疾病养生验方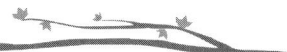

促,喘咳胸闷,但坐不能卧,痰黏腻难出,或为白色泡沫样痰,发作前自觉鼻、咽、眼、耳发痒,打喷嚏,鼻塞等。

[经验方3]

组成:麻黄15克,石膏25克,生姜9克,甘草6克,半夏10克,大枣5枚。

用法:每日1剂,水煎服,分2次温服。

功效:宣肺泄热,化痰定喘。

主治:热哮。症见喉中痰鸣如吼,喘而气粗,咯痰色黄、黏浊稠厚,排痰不利,口苦,喜饮,或有身热,舌红苔黄腻。

[经验方4]

组成:百合600克,枸杞150克。

用法:共同研成细末,炼蜜为丸如梧桐子大,每次服10克,温开水送下。

功效:养阴润肺,清心安神。

主治:哮病,伴有干咳少痰、心神烦躁者效佳。

[经验方5]

组成:霜打桑叶40克。

用法:将桑叶加水煮,代茶饮用。每日1剂。

功效:祛风散热,止咳平喘。

主治:哮病,适用于风热痰喘之人。

[经验方6]

组成:桑白皮200克,蚯蚓200克。

用法:将准备好的蚯蚓炒焦后与桑白皮共同研制成细末。每次6克,每日2次服用。

功效:止咳化痰。

主治:哮病伴有痰黄而黏的患者。

[经验方7]

组成:地龙15克,天竺黄、海螵蛸各9克。

用法:上药研末,每次1.5克,每日3次。

功效:化痰平喘。

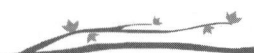

主治:哮病。

四、喘证

喘即气喘,是临床表现以呼吸困难,甚至张口抬肩、鼻翼翕动、不能平卧为特征的病证。现代医学的肺炎、喘息性支气管炎、肺气肿、肺源性心脏病等疾病发生呼吸困难时可参照本部分辨证施治。

[经验方1]

组成:半夏10克,陈皮10克,茯苓15克,甘草6克,苏子10克,白芥子10克,莱菔子10克,苍术10克,厚朴10克。

用法:每日1剂,水煎服,分2次服。

功效:化痰降逆。

主治:喘证,属痰浊阻肺证。症见气喘、胸满闷塞,咳嗽,痰多黏腻难咯出,白痰,兼有恶心呕吐,口黏不渴,进食少,舌苔白厚腻,脉滑。

[经验方2]

组成:桑白皮10克,黄芩10克,黄连5克,栀子10克,杏仁10克,贝母10克,半夏10克,苏子10克。

用法:每日1剂,水煎服,分2次服。

功效:清泄痰热。

主治:喘证,属痰热郁肺证。症见喘咳气涌,胸部胀痛,黄痰多、质黏稠,或夹有血色,伴身热,汗出,胸中烦闷,面红,咽干,口渴喜冷饮,小便黄,大便秘结,舌苔黄或腻,脉滑数。

[经验方3]

组成:麻黄10克,杏仁10克,厚朴12克,半夏8克,白芥子12克,苏子15克,炒莱菔子12克,陈皮12克,党参20克,白术20克,茯苓12克,炙甘草8克。

用法:每日1剂,水煎服,分2次服。

功效:宣肺平喘,燥湿化痰。

主治:实喘证,属痰浊阻肺型。

[经验方4]

组成:桑叶10克,鱼腥草15克,枇杷叶25克,黄芩10克,浙贝母

15克,生石膏15克,蝉蜕10克,僵蚕10克,款冬花10克,百合15克,牛蒡子10克,杏仁10克,南沙参10克。

用法:每日1剂,水煎服,分2次服用。

功效:宣肺清热,化痰止咳。

主治:喘证急性发作,属痰热蕴肺型。症见外感后出现咳嗽、咳痰色黄、质黏,不易咳出,喘息,咽痒咽痛,舌质红,苔薄黄。

[经验方5]

组成:炙黄芪12克,当归、法半夏、炒苏子、钟乳石、胡桃肉各10克,肉桂3克,橘皮5克,沉香3克,生姜3片。

用法:水煎服,早晚2次分服。

功效:补肺纳肾,降气化痰。

主治:喘证,属肺肾两虚型。

[经验方6]

组成:麦冬12克,党参、枇杷叶、桑叶、石膏、杏仁、阿胶(烊化)各10克。

用法:上8味药,用水先煎前7味,待水减半时,取汁、去渣,入阿胶烊化,每日1剂,分2次,温服。

功效:滋养肺阴,润燥清热。

主治:喘证,属肺阴不足、燥热内郁型。症见气喘、呼吸急促、有痰难咯、胸闷、口咽干燥等。

五、肺痨

肺痨是以咳嗽、咯血、潮热、盗汗及身体逐渐消瘦等症为主要临床表现,具有传染性的慢性虚弱疾病。与现代医学的肺结核基本相同。

[经验方1]

组成:当归、法半夏、川芎、陈皮、茯苓、桑皮、青皮、杏仁、甘草、川贝母、五味子各6克。

用法:每日1剂,水煎服,分2次服。

功效:润肺止咳。

主治:肺痨咳嗽。

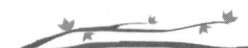

[经验方 2]

组成:北沙参 10 克,麦冬 10 克,天冬 10 克,生地黄 10 克,熟地黄 10 克,百部 10 克,川贝母 10 克,桑叶 10 克,白菊花 10 克,阿胶 10 克(烊化),三七 5 克,茯苓 10 克,山药 10 克。

用法:每日 1 剂,水煎服,分 2 次服。

功效:滋阴润肺,杀虫止咳。

主治:肺痨,属肺阴亏虚型。症见干咳,咳声短促,或咯少量黏痰,或痰中带有血丝,血色鲜红,胸部隐隐闷痛,午后手足心热,口咽干燥,皮肤干灼,或有轻微盗汗,食欲不佳,乏力,舌边尖红苔薄白,脉细或细数。

[经验方 3]

组成:百合 10 克,麦冬 10 克,玄参 10 克,生地黄 10 克,熟地黄 10 克,当归 10 克,芍药 10 克,桔梗 10 克,川贝母 10 克,甘草 6 克,百部 10 克,白及 10 克,鳖甲 15 克(先煎),知母 10 克,五味子 5 克。

用法:每日 1 剂,水煎服,分 2 次服。

功效:滋阴降火。

主治:肺痨,属虚火灼肺证。症见呛咳,气短,痰少质黏,或吐黄稠痰、量多,时时咯鲜血,混有泡沫痰涎,午后骨蒸潮热,五心烦热,盗汗量多,颧红,口渴,失眠,心烦,急躁易怒,形体逐渐消瘦,舌红而干,苔薄黄或剥,脉细数。

[经验方 4]

组成:炙鳖甲 15 克(先煎),秦艽、银柴胡、川贝母、知母各 10 克,党参、当归、地骨皮、紫菀、百部、阿胶珠各 8 克。

用法:每日 1 剂,水煎服,分 2 次服用。

功效:益阴解毒,潜阳保肺。

主治:肺痨,证属阴虚火旺者。

[经验方 5]

组成:党参 10 克,北沙参 10 克,杏仁 10 克,百部 10 克,白术 10 克,茯苓 10 克,陈皮 6 克,生甘草 6 克。

用法:每日 1 剂,水煎服,分 2 次服。2 周为 1 个疗程。

功效:补肺益脾。

主治:肺痨早期。

[经验方6]

组成:鳖甲70克,天冬40克,地骨皮30克,柴胡30克,秦艽30克,生地黄40克,紫菀、半夏、知母、赤芍、黄芪、甘草各25克,茯苓、桔梗各15克,党参40克。

功效:共研细末,每服5克,每日2次,温开水送服。

功效:补肺益气。

主治:肺痨。

[经验方7]

组成:百部20克,百合15克,麦冬15克,炙杏仁15克,鱼腥草12克,川贝母12克,海浮石12克,桔梗10克,夏枯草12克,白及12克,黄芪15克,枸杞15克,焦三仙(焦山楂、焦神曲、焦麦芽)各15克,甘草6克。

用法:水煎服,每日1剂,分3次服。2周为1个疗程,连续服用3个疗程。

功效:益气养阴,抗痨杀虫。

主治:肺痨,久治不愈者。

[经验方8]

组成:人参、熟地黄、生地黄、麦冬、百合、桔梗、百部各10克,白芍、川贝母各12克。

用法:每日1剂,水煎服,分2次服用。

功效:滋阴润肺。

主治:肺痨,证属肺肾阴虚者。

六、喉痹

喉痹是以咽痛或咽部不适感、咽部红肿和喉底有颗粒状突起为主要特征的咽喉疾病。现代医学的急、慢性咽炎可参考本部分辨证施治。

[经验方1]

组成:桔梗、甘草各20克。

用法:碾为粗末,以沸水浸泡,代茶频饮。

功效:清肺解毒,利咽。

主治:喉痹。

[经验方2]

组成:鲜鱼腥草50克。

用法:洗净捣烂,用白米水1碗煮沸冲调,可加白糖少许,每日2次服。

主治:喉痹,有黄痰。

[经验方3]

组成:板蓝根30克,玄参12克,麦冬、桔梗、甘草各10克。

用法:每日1剂,水煎服,分3次服。

功效:清热解毒利咽。

主治:喉痹。若咽部红肿疼痛较甚,属急性期者,可加鱼腥草10克、金银花15克、牡丹皮6克,以增强清热解毒、凉血消肿之力;咳嗽多者,加川贝母10克以润肺化痰止咳。

[经验方4]

组成:金银花、麦冬各12克,胖大海2枚。

用法:开水冲泡代茶饮。

功效:清肺解毒,利咽。

主治:喉痹。

[经验方5]

组成:党参16克,麦冬12克,桔梗8克,甘草8克,山豆根8克,射干10克。

用法:水煎服,每日1剂,日服2次。或研成粗末,用茶包封装,放入保温杯中,冲入沸水,加盖焖30分钟即可,代茶饮。

功效:养阴清热。

主治:喉痹。

[经验方6]

组成:金银花12克,连翘12克,麦冬12克,玄参12,胖大海3枚,乌梅8克,桔梗12克,甘草8克。

用法:先用冷水浸泡10分钟,大火煮开后改文火煮10分钟。1日2次。

功效:清肺解毒,利咽。

主治:喉痹。

[经验方7]

组成:法半夏15克,吴茱萸9克,陈皮9克,高良姜9克,川椒9克,肉桂3克。

用法:每天1剂,水煎服,分2次服。

功效:辛温扶阳。

主治:喉痹。症见咽喉肿痛、恶寒、饮食减少、面色青黄、脉弦紧。

七、肺胀

肺胀是指多种慢性肺系疾病反复发作,迁延不愈,导致肺气胀满、不能敛降的一种病证,临床表现为胸部膨满、憋闷如塞,喘息气促、咳嗽痰多,面色晦暗,心悸,烦躁,或唇甲发绀、脘腹胀满、肢体浮肿等。与现代医学的慢性阻塞性肺气肿和慢性肺源性心脏病表现相类似。

[经验方1]

组成:麻黄8克,石膏30克,法半夏10克,鱼腥草20克,黄芩10克,瓜蒌皮10克,贝母10克,生姜3片,甘草6克,大枣10克。

用法:每日1剂,水煎服,分2次服。

功效:清肺泄热,降逆平喘。

主治:肺胀,属痰热郁肺型。症见咳嗽气逆、喘息、气粗,胸满烦躁,痰黏稠难咯,色黄或白,眼睛胀突,口渴欲饮,尿黄,大便干,舌质暗红,苔黄或黄腻,脉滑数。若便秘腹满者,可加大黄5~15克、芒硝5~10克通腑泄热;若痰鸣喘息,难以平卧者,可加射干6~10克、葶苈子5~10克泻肺平喘;若口舌干燥,可加天花粉10克、知母10克、麦冬10克以生津润燥。

[经验方2]

组成:葶苈子10克,大枣10克,桂枝10克,茯苓15克,牡丹皮10克,赤芍10克,紫苏子10克,莱菔子10克,杏仁10克。

用法:每日1剂,水煎服,分2次服。

功效:涤痰祛瘀,泻肺平喘。

主治:肺胀,属痰瘀阻肺型。症见胸满憋闷,喘息短气,甚至气喘不能平卧,咳嗽痰多,色白或呈泡沫状,喉间痰鸣,面色灰暗,唇甲发绀,舌质暗或紫,舌下脉络增粗,舌苔腻,脉弦滑。

[经验方3]

组成:人参5克,黄芪12克,白术10克,胡桃仁10克,五味子10克,陈皮8克,肉桂5克。

用法:每日1剂,水煎服,分2次服。

功效:补肺纳气。

主治:肺胀,属肺肾气虚型。症见微咳微喘,呼吸浅短难续,咳声低,胸满短气,动则心悸者。

[经验方4]

组成:苇茎15克,桃仁10克,冬瓜仁10克,薏苡仁15克,瓜蒌12克,黄芩12克,浙贝母15克,桔梗15克。

用法:每日1剂,水煎服,分2次服。

功效:清热化痰平喘。

主治:肺胀。症见咳逆短气,小便黄少,大便干结。

第二节 心脑病证养生验方

一、胸痹心痛

胸痹心痛是以胸部闷痛,甚至胸痛彻背,喘息不得卧为主要表现的一种疾病。与现代医学的冠心病关系密切。

[经验方1]

组成:红花、桃仁、川芎、血竭、当归各25克,麝香1克。

用法:共为细末。每次冲服5克,日2次。

第四章 内科疾病养生验方

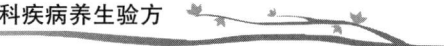

主治:胸痹心痛,证属瘀阻心脉者。

[经验方2]

组成:丹参、川芎、赤芍、当归、瓜蒌、郁金、柏子仁各10克,党参8克,麦冬、五味子各15克。

用法:每日1剂,水煎服,分2次服用。

主治:胸痹心痛。症见心前区疼痛,伴心慌、胸闷短气、失眠多梦、头晕乏力、易汗出。

[经验方3]

组成:瓜蒌、薤白、茯苓、厚朴、砂仁、山楂各12克,丹参、半夏、枳壳、郁金各10克。

用法:每日1剂,水煎服,分2次服用。

功效:通阳泄浊,化痰止痛。

主治:胸痹心痛。症见胸闷胸痛、呕吐、纳呆、口黏、四肢沉重乏力。

[经验方4]

组成:人参8克,麦冬12克,生地黄15克,赤芍、丹参、当归、玉竹各8克。

用法:每日1剂,水煎服,分2次服用。

功效:益气,活血,通络。

主治:胸痹心痛。症见胸闷胸痛,伴神疲乏力、气短、口干、潮热、自汗、夜汗、面红耳赤等。

[经验方5]

组成:黄芪20克,桂枝10克,丹参10克,当归10克,白芍10克,熟地黄15克,川芎10克,茯苓10克,党参10克,白术10克,柴胡10克,郁金10克,鸡血藤15克,炙甘草5克。

用法:每日1剂,水煎服,早晚2次分服。

功效:益气补血、活血化瘀、疏肝宁心。

主治:胸痹心痛。症见胸闷胸痛、心慌、气短,活动后加重,头晕,神疲乏力。

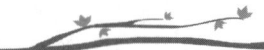

二、心悸

心悸是指患者自觉心中悸动,警惕不安,甚至不能自主的一种病证。一般呈发作性,常因情绪波动或劳累过度而发作,常伴胸闷、气短、失眠等症状。现代医学的心律失常,如期前收缩、心动过速、心动过缓、心房颤动、神经官能症等,如以心悸为主要临床表现时,可参考本部分辨证论治。

[经验方1]

组成:桂枝12克,炙甘草6克。

用法:每日1剂,水煎服,分2次服用。

功效:温通心阳。

主治:心悸,属心阳虚者。

[经验方2]

组成:茯苓12克,炙甘草6克,附子10克(先煎1小时以上),党参6克,干姜6克。

用法:每日1剂,水煎服,分2次服用。

功效:温补心肾。

主治:心悸,属心肾阳虚者。症见心悸、烦躁、手足逆冷、舌淡。

[经验方3]

组成:茯苓15克,白术6克,桂枝10克,炙甘草6克。

用法:每日1剂,水煎,分2次服用。

功效:温阳化气,行水安神。

主治:心悸,属水气凌心型。症见气从心下上冲心胸、心悸胸闷、短气作咳、头目眩晕、脉沉弦。

[经验方4]

组成:桂枝10克,茯苓12克,五味子10克,炙甘草6克。

用法:每日1剂,水煎服,分2次服用。

功效:温补心阳,纳气归根。

主治:心悸,伴有气从少腹上冲胸咽、面红如醉、头晕、手足发冷等症。

[经验方 5]

组成:炙甘草 15 克,党参 10 克,生地黄 30 克,麦冬 30 克,桂枝 10 克,大枣 15 个,麻子仁 10 克,生姜 10 克,阿胶 10 克(烊化)。

用法:将上药除阿胶外用水先煎,待其水减半,取汁,去渣,入阿胶烊化。每日 1 剂,分 2 次,温服。

功效:益气养血,阴阳双补。

主治:心悸,证属心阴阳两虚者,脉必见结代为验。

[经验方 6]

组成:党参 10 克,当归 10 克,茯神 10 克,远志 6 克,龙齿 12 克,珍珠母 30 克,炙甘草 6 克,朱砂粉 1 克(分冲)。

用法:每日 1 剂,水煎服,朱砂粉另冲入药液中,分 2 次服用。

功效:安神定悸,补养心神。

主治:心悸,因惊作悸者。

[经验方 7]

组成:茯苓、半夏、竹茹、生姜各 12 克,枳实、橘皮各 9 克,甘草 6 克。

用法:每日 1 剂,水煎,分 2 次服用。

功效:清热化痰,安神定悸。

主治:心悸,证属痰热扰心型。症见心悸、口苦,有时呕吐,头晕目眩,心烦,舌苔黄腻。

[经验方 8]

组成:党参、茯苓、夜交藤、酸枣仁、合欢皮各 25 克,远志、麦冬、五味子各 12 克,生地黄 15 克,当归 15 克,炙甘草 5 克。

用法:每日 1 剂,水煎服,早晚 2 次分服。

功效:益气养血。

主治:心悸,证属心血不足者。

三、不寐

不寐是以经常不能获得正常睡眠为特征的一类病证。现代医学中的神经官能症、更年期综合征等以失眠为主症时可参考本部分辨证论治。

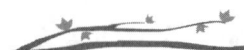

[经验方1]

组成:炒酸枣仁15克,知母6克,川芎6克,茯苓6克,甘草3克。

用法:每天1剂,水煎服,白天及晚饭前各服1次。

功效:养血安神,清热除烦。

主治:不寐,属肝血不足、虚热内扰者。症见虚烦失眠、心悸不安、头目眩晕、咽干口燥。

[经验方2]

组成:甘草9克,小麦15克,大枣10枚。

用法:每天1剂,水煎服,分3次温服。

功效:养血安神。

主治:不寐。症见精神恍惚,常悲伤欲哭、心中烦乱、睡眠不安。

[经验方3]

组成:当归、芍药、炒白术、茯苓、柴胡各6克,牡丹皮、炒栀子、炙甘草各3克。

用法:每天1剂,水煎服,分2次温服。

功效:养血健脾,疏肝清热。

主治:妇人病失眠不寐、肝气郁结者。常伴胸胁憋闷,心烦口苦,五心烦热,月经前后不规律者。

[经验方4]

组成:黄芪10克,龙眼肉10克,葱白2根,去核红枣20克。

用法:每日1剂,水煎服,早晚2次分服。

功效:养血安神。

主治:心脾两虚型失眠,见失眠多梦,可伴有心悸、胸闷气短等。

[经验方5]

组成:清半夏10克,秫米30克。

用法:每日1剂,水煎服,早晚2次分服。

功效:养血安神。

主治:不寐。

[经验方6]

组成:五味子30克。

用法:水煎,睡前服。

功效:养血补心,安神生津。

主治:不寐伴周身乏力。

[经验方7]

组成:鲜丹参15克,鲜酸枣根30克。

用法:每日1剂,水煎,日服2次。

功效:养血疏肝,益气补神。

主治:不寐伴健忘、夜多怪梦。

[经验方8]

组成:百合、白芍、白芷、白薇各12克。

用法:每日1剂,水煎服,早晚2次分服。

功效:养血安神、清热。

主治:不寐伴有盗汗、烦热等虚热症者。

[经验方9]

组成:柏子仁15克,合欢花6克。

用法:将上药置于茶杯中,加滚开水,盖上盖子焖10分钟。代茶饮。

功效:安神助眠。

主治:不寐伴情绪不佳者。

四、眩晕

眩指眼花或眼前发黑,晕指头晕甚至感觉自身或外界景物旋转。二者常同时并见,故统称"眩晕"。现代医学中的多种疾病,如高血压、低血压、贫血、脑动脉硬化、梅尼埃病等以眩晕为主症者,可参照本部分辨证论治。

[经验方1]

组成:天麻10克,石决明15克,钩藤10克,栀子10克,黄芩10克,杜仲10克,桑寄生10克,川牛膝10克,益母草10克,茯神15克,夜交藤15克。

用法:水煎服,每日1剂,早晚2次分服。

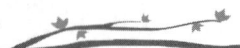

功效:平肝潜阳,滋养肝肾。

主治:眩晕,属肝阳上亢型。症见眩晕,头痛头胀,耳鸣,遇恼怒或劳累后加重,肢体麻木、震颤,情绪急躁、易怒,失眠多梦,舌红苔黄,脉弦。

[经验方2]

组成:夏枯草15克,益母草12克,龙胆草8克,芍药12克,甘草8克。

用法:水煎服,每日1剂,早晚2次分服。

功效:清热平肝。

主治:眩晕,伴头痛者。

[经验方3]

组成:茯苓30克,半夏12克,白术10克,陈皮10克,泽泻10克,枳壳10克,生姜12克。

用法:水煎服,每日1剂,早晚2次分服。

功效:化痰祛风。

主治:眩晕,属风湿痰浊上扰证。

[经验方4]

组成:黄芪30克,党参10克,当归10克,白术10克,炙甘草6克,木香6克,酸枣仁20克,茯神15克,龙眼肉10克,远志6克。

用法:水煎服,每日1剂,早晚2次分服。

功效:补养气血,健运脾胃。

主治:眩晕,属气血亏虚证。症见头晕目眩,劳累后发作,活动后加重;神疲乏力,心悸,眠差,纳差;面色晄白,爪甲不荣,大便稀溏,舌淡苔薄白,脉细弱。

[经验方5]

组成:大黄6克,黄芩10克,黄连10克。

用法:以滚开水渍之代茶饮。

功效:泻火平肝。

主治:眩晕,证属火动于内、阳亢于上者,伴有口苦口干、耳鼻灼热、面部烘热、心烦、舌红苔黄腻而干等。

[经验方6]

组成:罗布麻叶50克。

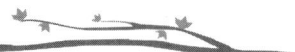

用法:煎汤代茶饮,每日3次,每日1剂。

功效:平肝安神。

主治:眩晕。

[经验方7]

组成:黄精25克,夏枯草、豨莶草、车前草、益母草各15克。

用法:每日1剂,水煎服,早晚2次分服。

功效:平肝补脾,通经活络。

主治:眩晕伴手麻、肿胀者。

[经验方8]

组成:生熟地黄、天冬各10克,白菊花6克,钩藤(后下)8克,玉竹16克,黑芝麻12克,鲜荷叶18克,苦丁茶10克。

用法:水煎服,每日1剂,早晚2次分服。

功效:清热息风,滋阴益血。

主治:眩晕伴头痛者。

五、头痛

头痛是指由外感或者内伤杂病引起的,以头部疼痛为主要表现的疾病。现代医学中的偏头痛、紧张性头痛、丛集性头痛等均可参考本节辨证论治。

[经验方1]

组成:葛根15克,荆芥15克,川芎15克,薄荷10克,苏叶15克,细辛3克,葱头(引子)5个。

用法:每天1剂,水煎服,分2次服用。

功效:疏风散寒止痛。

主治:风寒头痛。症见头痛连项,常有拘紧感,恶风畏寒,鼻塞流涕,舌淡苔白。

[经验方2]

组成:蔓荆子15克,川芎15克,金银花15克,冬桑叶20克,菊花20克,白芷15克,蒲公英15克,薄荷10克,甘草10克。

用法:每天1剂,水煎服,分2次服用。

功效:祛风散热止痛。

主治:风热头痛。症见头痛昏胀感,甚至头胀如裂,伴恶风或发热,面红,口渴喜饮,大便不畅,舌红。

[经验方3]

组成:羌活15克,独活15克,川芎15克,防风10克,蔓荆子10克,茯苓20克,半夏12克,陈皮12克,白芷15克,细辛3克,生姜3片。

用法:每天1剂,水煎服,分2次服用。

功效:祛风胜湿通窍。

主治:风湿头痛。症见头痛如裹,昏胀如蒙,胸闷纳呆,肢体沉重,大便溏,舌苔白腻。

[经验方4]

组成:天麻15克,钩藤30克,石决明20克,枸杞15克,菊花15克,夏枯草15克,川牛膝20克,桑叶15克,竹叶10克。

用法:每天1剂,水煎服,分2次服用。

功效:平肝潜阳息风。

主治:肝阳头痛。症见头昏胀痛,以两侧及巅顶明显,甚则头痛如裂,伴心烦易怒,口苦,面红,睡眠不佳,或有胁痛,舌红苔黄。

[经验方5]

组成:黄芪20克,党参10克,白术15克,当归10克,陈皮10克,川芎20克,桂枝10克,升麻5克,柴胡5克,炙甘草10克。

用法:每天1剂,水煎服,分2次服用。

功效:益气健脾,升阳止痛。

主治:气虚头痛。症见头痛缠绵日久,多隐隐作痛,遇劳加重;体倦乏力,口淡,纳少,舌淡。

[经验方6]

组成:当归30克,熟地黄30克,炒白芍30克,川芎20克,枸杞15克,蔓荆子12克,制首乌30克,山茱萸15克,炙甘草10克。

用法:每天1剂,水煎服,分2次服用。

功效:滋阴养血,和络止痛。

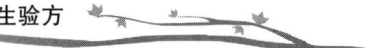

主治:血虚头痛。症见头痛而晕,有空虚感,面色少华,乏力,遇劳加重,心悸易惊,舌淡。

[经验方7]

组成:熟地黄30克,山药30克,制首乌30克,当归15克,枸杞15克,川芎12克,生杜仲20克,山茱萸20克,巴戟天15克,炙甘草10克。

用法:每天1剂,水煎服,分2次服用。

功效:补肾填精。

主治:肾虚头痛。症见头痛且空,眩晕,耳鸣,腰膝酸软,神疲乏力,畏寒肢冷,遗精带下。

[经验方8]

组成:茯苓30克,半夏15克,陈皮12克,枳壳10克,胆南星12克,川芎15克,代赭石15克,旋覆花12克(包煎),全蝎10克,生姜3片。

用法:每天1剂,水煎服,分2次服用。

功效:健脾燥湿,化痰降逆。

主治:痰浊头痛。症见头痛昏蒙,胸腹痞闷,纳呆,呕恶,舌苔厚腻。

六、中风

中风是以突然昏仆、不省人事、半身不遂、口眼歪斜、言语不利为主症的病证。现代医学的脑梗死、脑出血、短暂性脑缺血发作等可参考本部分辨证论治。

[经验方1]

组成:黄芪40克,当归尾15克,川芎10克,桃仁10克、桂枝10克,赤芍10克,白芍10克,地龙10克,牡丹皮10克,茯苓10克。

用法:每日1剂,水煎服,日服2~3次。

功效:益气活血,通经活络。

主治:中风后遗症期。症见半身不遂、口角歪斜、口齿不清、口角流涎,舌苔薄白。

[经验方2]

组成:全瓜蒌30克,生大黄10克(后下),胆南星6克,厚朴10克,芒硝

10克(分冲)。

用法:每日1剂,水煎服,日服2次。

功效:化痰清热通腑。

主治:中风伴大便秘结、舌苔黄腻者。

[经验方3]

组成:黄芪60克,赤芍30克,归尾10克,川芎10克,水蛭10克,地龙10克,丹参20克,桃仁10克,红花5克。

用法:每日1剂,水煎服,日服2~3次。

功效:益气活血通络。

主治:中风后遗症期,半身不遂。

[经验方4]

组成:黄芪40克,归尾12克,川芎8克,赤芍9克,红花5克,川牛膝10克,秦艽12克,僵蚕12克,广地龙10克,淫羊藿20克,桑寄生12克,续断10克,骨碎补12克。

用法:每日1剂,水煎服,日服2次。

功效:补肾祛风,益气活血。

主治:中风,偏瘫,语謇,口眼歪斜者。

[经验方5]

组成:丹参30克,赤芍、红花、沙苑子、龟板、菟丝子各15克。

用法:把以上药材磨成粉,装成胶囊。每日3次,每次6克。

主治:中风后遗症期。

[经验方6]

组成:红花、川芎、丹参、桂枝、地龙、川牛膝、山楂各15克。

用法:每日1剂,水煎服,日服2次。

功效:益气活血,祛瘀通络。

主治:中风。

[经验方7]

组成:丹参10克,当归12克,制蜈蚣草30克,牛膝10克,生地黄9克,知母12克,枸杞10克,白芍12克,龟板8克,菊花8克,郁金10克。

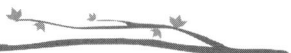

用法:每日1剂,水煎服,日服2次。

功效:养阴降火,活血化瘀。

主治:中风。症见头晕耳鸣、目眩少寐,突然发生舌强言謇、口眼歪斜、半身不遂者。

[经验方8]

组成:法半夏、胆南星、茯苓、天麻、白僵蚕各10克,钩藤15克,远志、菖蒲、广陈皮各9克,水牛角20克(削皮,煎煮),竹叶10克,生甘草5克,生姜3片。

用法:每日1剂,水煎服,分3次服用。

功效:祛痰开窍、息风通络。

主治:中风。症见偏瘫,痰涎壅盛,神志不清,舌弱无力,舌苔黄腻。

[经验方9]

组成:生石决明30克,代赭石9克,桑寄生30克,地龙10克,鸡血藤20克,全蝎3克,黛蛤粉30克,旋覆花9克(包煎),威灵仙10克,生鳖甲9克,僵蚕12克,蜈蚣草12克,知母9克。

用法:每日1剂,水煎服,分3次服用。

功效:平肝祛痰,通络活血。

主治:中风。症见下肢瘫痪、口眼歪斜、言语迟钝者。

[经验方10]

组成:丹参、鸡血藤各30克,桃仁、红花各10克,蜈蚣3条,全蝎8克,乌梢蛇8克,黄芪12克,白芍15克,地龙15克,桑枝、桂枝各10克,水蛭3克,海桐皮15克。

用法:将上药研磨成细粉,加入冷水中,兑入白酒,搓成梧桐大小的丸子,晾干后放入瓶中。一次10克,每天3次,用温水喂服。

功效:益气活血,祛风通络。

主治:中风。症见半身不遂或偏瘫,神志清而语言不利,口角舌体向对侧歪斜,鼻唇沟变浅,肌肉松弛,手不能握,足软无力,舌质瘀点或瘀紫斑,苔白或腻。

第三节　脾胃系病证养生验方

一、胃痛

胃痛是以上腹胃脘部近心窝处疼痛为主要症状的疾病。现代医学中的急慢性胃炎、消化性溃疡、功能性消化不良等疾病以胃脘疼痛为主要症状时,可参照本部分辨证论治。

［经验方1］

组成:高良姜8克,制香附10克,百合30克,乌药10克,丹参30克,檀香6克(后下),砂仁3克。

用法:每日1剂,水煎服,分2次服用。

功效:和胃止痛。

主治:胃痛,寒热虚实夹杂并见者。胃痛长期难愈,或曾服用其他治胃痛药无效者。症见胃脘喜暖,痛处喜按,但又不能重按;大便或干或溏,舌苔白或薄白。

［经验方2］

组成:高良姜8克,丹参30克,檀香6克(后下),乌药10克,制香附10克,百合30克,砂仁3克,蒲黄10克(包煎),五灵脂10克(包煎)。

用法:每日1剂,水煎服,分2次服用。

功效:和胃化瘀止痛。

主治:胃痛,证属中焦瘀血阻滞者。症见胃痛长期难愈,胃脘刺痛,痛处固定,喜暖喜按,但又不能重按,兼有唇舌色暗或有瘀斑,或夜间痛重。

［经验方3］

组成:半夏10克,陈皮10克,茯苓10克,山楂10克,神曲10克,莱菔子10克,连翘10克,谷芽15克,麦芽15克。

用法:每日1剂,水煎服,分2次服用。

第四章 内科疾病养生验方

功效:消食导滞,和胃止痛。

主治:胃痛,属饮食停滞证。症见胃脘疼痛,胀满拒按,暴饮暴食后诱发或加重,嗳腐吞酸,或呕吐不消化食物,吐后痛减,食欲不振,大便不爽,舌苔厚腻,脉滑。

[经验方4]

组成:柴胡10克,白芍10克,川芎10克,香附10克,陈皮10克,枳壳10克,甘草6克,青皮8克,川楝子10克,延胡索10克。

用法:每日1剂,水煎服,分2次服用。

功效:疏肝理气,和胃止痛。

主治:胃痛,属肝气犯胃证。症见胃脘胀痛,连及胁肋部,胸闷嗳气,喜长叹息,遇烦恼郁怒发作或加重,得嗳气、矢气则减轻,大便不畅,苔薄白,脉弦。

[经验方5]

组成:黄芪20克,桂枝10克,白芍20克,炙甘草10克,生姜3片,大枣3个,饴糖20克,干姜6克,半夏10克,茯苓10克。

用法:每日1剂,水煎服,分2次服用。

功效:温中健脾,和胃止痛。

主治:胃痛,属脾胃虚寒证。症见胃痛隐隐,绵绵不休,喜温喜按,受凉或劳累后发作或加重,饥饿时疼痛明显,进食后减轻;手足不温,泛吐清水,食少,乏力,大便稀溏,舌淡苔白,脉虚弱。

[经验方6]

组成:党参15克,黄芪10克,炒枳壳10克,生白术10克,升麻3克,柴胡3克,当归10克,砂仁10克,丹参15克,檀香3克,焦三仙各15克。

用法:水煎服,每日1剂,分2次温服。

功效:健脾和胃,化瘀止痛。

主治:胃痛。

[经验方7]

组成:北沙参、麦冬、党参、玉竹、天花粉各9克。

用法:将上药共研成粗末,开水冲泡代茶饮。每日1次。

功效:养阴益胃,清热止痛。

主治:胃痛,证属胃阴亏虚型。

[经验方8]

组成:海螵蛸180克,延胡索150克,甘草120克。

用法:共研细末,每服3克,温开水送下。每日服3次。

功效:补中益气。

主治:胃痛。症见胃痛、泛酸、烧心。

[经验方9]

组成:焦山楂15克,延胡索9克,香附12克。

用法:每日1剂,水煎服,分2次服。

功效:行气止痛,和胃消食。

主治:胃痛。

[经验方10]

组成:北沙参、山药各30克。

用法:每日1剂,水煎服,分2次温服。

功效:补中益气,益胃生津。

主治:胃痛。

[经验方11]

组成:砂仁3克,木香3克,红糖6克。

用法:每日1剂,水煎服。10天为1个疗程。

功效:补中益气,益胃生津。

主治:胃痛。

[经验方12]

组成:鸡内金100克,山药100克,醋半夏60克。

用法:将上药研成末,每次3克,每日3次,温开水送下。10天为1个疗程。

功效:健脾和胃。

主治:胃痛,证属脾虚食滞型。

第四章 内科疾病养生验方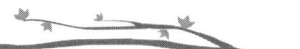

[经验方 13]

组成:党参 15 克,大枣 5 枚,陈皮 3 克。

用法:煎汤代茶,经常饮用。

功效:健脾益气。

主治:胃痛。症见上腹胀痛、饱胀不适、嗳气、纳少、乏力。

[经验方 14]

组成:鸡内金 5 克,乌梅肉 6 克,玫瑰花 3 克,甘草 3 克。

用法:每日 1 剂,水煎服,分 3 次温服。

功效:和胃疏肝。

主治:胃痛。症见胃脘隐隐作痛、食欲不振、口干舌燥、胃酸。

[经验方 15]

组成:苍术、陈皮、山楂、白豆蔻、沉香各等份。

用法:将上药研为细末。每次 3 克,每日 3 次,温开水送下。

功效:理气和胃。

主治:胃痛。

[经验方 16]

组成:白芍 15 克,甘草 6 克,蒲公英、百合各 30 克,丹参、莪术各 15 克,乌药 10 克,薏苡仁 20 克。

用法:水煎服,每日 1 剂,分 2 次温服。

功效:健脾和胃,理气活血。

主治:胃痛。

[经验方 17]

组成:白芍 20 克,蒲公英 20 克,黄芩、半夏、干姜、柴胡、枳壳、甘草、竹茹各 10 克,黄连 9 克,厚朴 10 克。

用法:水煎服,每日 1 剂,分 2 次温服。

功效:理气和胃,清热养阴。

主治:胃痛,伴反酸、烧心。

[经验方 18]

组成:广木香 9 克,厚朴 9 克,郁金 12 克,香附 9 克,当归 9 克,枳壳

6克,砂仁3克,三棱9克,莪术9克,蒲黄9克,桃仁9克,五灵脂9克。

用法:水煎服,每日1剂,分2次温服。

功效:疏肝理气,活血止痛。

主治:胃痛。

[经验方19]

组成:黄芪、党参、黄芩、泽兰各15克,丹参、白花蛇舌草各30克,赤芍、甘草各10克。

用法:水煎服,每日1剂,分2次温服。

功效:健脾和胃,理气通络。

主治:胃痛。

二、吐酸

胃中酸水上泛,又称泛酸,若随即咽下称为吞酸,若随即吐出称为吐酸。

[经验方1]

组成:黄连12克,吴茱萸2克,旋覆花12克(包煎),代赭石12克,柴胡10克,枳壳12克,焦山栀15克,白芍12克,甘草6克。

用法:水煎服,每日1剂,早晚2次分服。

功效:疏肝泄热,降胃和中。

主治:吐酸。症见泛酸伴烧心、烦躁易怒、胸骨后灼痛、嗳腐酸臭者。

[经验方2]

组成:黄连12克,栀子15克,生地黄15克,牡丹皮10克,玄参10克,升麻5克,当归10克,生甘草10克。

用法:水煎服,每日1剂,分2次温服。

功效:清泻脾胃,凉血益阴。

主治:吐酸,证属脾胃郁热者。

[经验方3]

组成:海螵蛸50克,姜半夏5克。

用法:将海螵蛸用文火炒至微黄有香气后,与姜半夏共研细末混匀。每次5克,每日服3次,温开水送下。

功效:降胃和中。

主治:吐酸。

[经验方4]

组成:黄连18克,吴茱萸3克。

用法:水煎服,每日1剂,分2次服。

功效:清泄肝火,和胃降逆。

主治:吐酸。症见吐酸时作,嗳腐气秽,胃脘闷胀,两胁胀满,心烦易怒,口干口苦。

[经验方5]

组成:黄连10克,吴茱萸2克,白芍10克。

用法:上药研为末,面糊为丸,如梧桐子大。每服6克,浓煎米饮下。空心日服3次。

功效:疏肝理脾,清热和胃。

主治:吐酸。症见泛酸、烧心、胃痛。

[经验方6]

组成:桂枝10克,炒吴茱萸6克,炒白术12克,炒白芍18克,鸡内金12克,生麦芽15克,川芎6克,炙甘草6克,大枣5个,生姜3片。

用法:水煎服,每日1剂,早晚2次分服。

功效:温中疏肝和胃。

主治:吐酸,属中虚不足、肝胃不和者。

[经验方7]

组成:木香8克,砂仁10克,陈皮10克,半夏10克,茯苓10克,党参10克,白术10克,炙甘草6克,生姜6克。

用法:水煎服,每日1剂,早晚2次分服。

功效:温中散寒,和胃制酸。

主治:吐酸。症见吐酸时作,嗳气酸腐,胸脘胀闷,喜唾涎沫,饮食喜热,四肢不温,大便溏泄。

[经验方8]

组成:柴胡10克,枳壳6克,旋覆花15克(包煎),代赭石15克,延胡索

10 克,川楝子 6 克,川黄连 3 克,吴茱萸 5 克。

用法:水煎服,每日 1 剂,早晚 2 次分服。

功效:舒肝清热,和胃降逆。

主治:吐酸。症见泛酸烧心,口苦,恶心欲呕,心烦易怒,胃脘痞满,胸痛,脉弦数,舌红苔黄腻者。

三、痞满

痞满是指以自觉心下痞塞、胸膈胀满,触之无形,按之柔软,压之不痛为主要症状的病证。现代医学的功能性消化不良、慢性胃炎、胃下垂等疾病,出现胃脘部痞闷不舒症状时,可参考本部分辨证论治。

[经验方 1]

组成:半夏 15 克,黄芩 10 克,干姜 10 克,党参 10 克,炙甘草 10 克,黄连 3 克,大枣 4 枚。

用法:水煎服,每日 1 剂,分 2 次服。

功效:清热化湿,和胃消痞。

主治:痞满。症见脘腹痞闷,或嘈杂不舒,恶心呕吐,口干不欲饮,口苦,纳少。

[经验方 2]

组成:白术 20 克,茯苓 12 克,党参 10 克,陈皮、半夏、枳实、川朴、莱菔子、槟榔各 10 克,砂仁、黄连、干姜各 5 克,炒麦芽 15 克,炙甘草 3 克。

用法:每日 1 剂,水煎服,分 2 次服。

功效:健脾益气。

主治:痞满,属脾虚者。

[经验方 3]

组成:黄芪、山药各 30 克,麦芽 20 克,白芍、白术、茯苓各 12 克,枳实、党参各 15 克,柴胡 9 克,炒葛根 18 克,桂枝 6 克,炙甘草 6 克。

用法:每日 1 剂,水煎服,分 2 次服。

功效:疏肝解郁,健脾和胃。

主治:痞满。

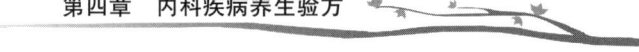

[经验方 4]

组成:黄芪 25 克,党参、白术、当归、陈皮各 10 克,升麻、柴胡各 5 克,炙甘草 5 克。

用法:每日 1 剂,水煎服,分 2 次服。

功效:补气健脾,升清降浊。

主治:痞满,证属脾胃虚弱者。症见脘腹满闷,时轻时重,喜温喜按,神疲乏力,食少便溏,乏力。

[经验方 5]

组成:枳实 10 克,白术 10 克,荷叶 10 克。

用法:每日 1 剂,水煎服,分 2 次服。

功效:健脾益气。

主治:痞满。

[经验方 6]

组成:焦山楂 15 克,鸡内金 10 克,麦芽 10 克,神曲 10 克,茯苓 10 克,莱菔子 10 克,半夏 10 克,连翘 5 克。

用法:每日 1 剂,水煎服,分 2 次服。

功效:消食和胃,行气消痞。

主治:痞满,证属饮食内停者。症见脘腹痞闷而胀,饭后尤甚,拒按,嗳腐吞酸,恶心呕吐,舌苔厚腻。

四、便秘

便秘是指粪便在肠内滞留过久,秘结不通,引起排便周期延长,或周期不长但大便干结,排出困难,或大便不硬,有便意但排便不畅的病证。现代学的功能性便秘、内分泌及代谢性疾病的便秘、肠易激综合征、肛门直肠疾病引起的便秘等均可参考本部分辨证。

[经验方 1]

组成:大黄 10 克(后下),厚朴 10 克,枳实 10 克,芒硝 5 克。

用法:加水 500 毫升,先煮厚朴、枳实,水剩下 250 毫升时,去渣,加入大黄再煮,至水剩下 100 毫升时,加芒硝煮一两沸即可。分次温服,大便通后

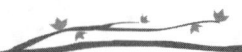

停药。

　　功效:泻热导滞。

　　主治:热秘。

　　[经验方2]

　　组成:生白术60克,生地黄20克,麦冬20克,北沙参15克,玉竹12克,当归15克,火麻仁15克,瓜蒌仁15克,郁李仁15克。

　　用法:水煎服,每日1剂,早晚2次分服。

　　功效:润肠通便。

　　主治:阴虚便秘。症见大便干结如羊屎状,头晕耳鸣,心烦少眠,舌红少苔。

　　[经验方3]

　　组成:生地黄、玄参、麦冬各15克。

　　用法:水煎,每日1剂,分2次服。

　　功效:润燥生津。

　　主治:阴虚便秘。

　　[经验方4]

　　组成:黄芪20克,生白术30克,党参15克,茯苓15克,枳壳15克,陈皮10克,干姜6克,当归15克,柴胡9克,升麻9克,炙甘草9克。

　　用法:水煎服,每日1剂,早晚2次分服。

　　功效:补气通便。

　　主治:气虚便秘。

　　[经验方5]

　　组成:肉苁蓉15克,牛膝10克,当归10克,火麻仁15克,枳壳10克,泽泻10克。

　　用法:水煎服,每日1剂,早晚2次分服。

　　功效:温阳通便。

　　主治:阳虚便秘。症见大便干或不干,排出困难,腹中冷痛,四肢不温,小便清长,舌淡苔白。

　　[经验方6]

　　组成:黄芪30克,白芍20克,肉苁蓉20克,火麻仁20克,当归20克,厚

第四章 内科疾病养生验方

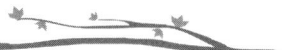

朴10克,酒大黄3~10克(上述剂量可视具体情况而定)。

用法:每天1剂,用水煎服,直到排泄顺畅,方可停用。

功效:益气养阴,润肠通便。

主治:老年体质虚弱,便秘。

[经验方7]

组成:白术60克,生地黄15克,枳壳15克,升麻10克。

用法:水煎服,每日1剂,早晚2次分服。

功效:益气通便。

主治:便秘。

[经验方8]

组成:柴胡20克,白芍15克,枳壳10克,生白术25克,决明子20克,知母10克,黄连6克,吴茱萸3克,莱菔子20克,火麻仁30克,百合30克,肉苁蓉20克,神曲15克,炙甘草6克。

用法:水煎服,每日1剂,分3次服。

功效:疏肝解郁,调气通便。

主治:气滞型便秘及长期便秘者,症见大便秘结、排便困难、食后饱胀,平素心烦、易怒、失眠、多梦。

[经验方9]

组成:生白术20克,玄参20克,茯苓10克,火麻仁20克,杏仁8克,炙甘草3克。

用法:水煎服,每日1剂,分2~3次服。

功效:润肠通便。

主治:老年长期便秘,证属脾虚肠燥型。症见长期便秘,3~7日1次,大便干结,排出困难,神疲乏力,纳差。

[经验方10]

组成:黄芪10克,太子参15克,油当归10克,茯神15克,生白术30克,远志6克,炒枣仁30克,木香10克,龙眼肉10克,川芎15克,郁李仁10克,火麻仁30克,枳实30克,厚朴10克,莱菔子15克,草果10克。

用法:水煎服,每日1剂,早晚2次分服。

功效:补气通便。

主治:气虚便秘。

[经验方 11]

组成:火麻仁、柏子仁各 10 克。

用法:共研为细末,用开水冲服,每日 2~3 次。

功效:润肠通便。

主治:便秘。

[经验方 12]

组成:当归 10 克,生地黄 10 克,麻仁 15 克,桃仁 6 克,枳壳 10 克。

用法:水煎服,每日 1 剂,早晚 2 次分服。

功效:养血润燥通便。

主治:血虚便秘。症见大便干结,面色无华,口唇色淡,头晕目眩,心悸气短,记忆力下降,舌淡苔白。

[经验方 13]

组成:阿胶(捣碎)8 克,葱白 5 段。

用法:将葱白用水煎煮,加入阿胶烊化后服用。每日 1 剂,连服 5~7 日。

功效:润肠通便。

主治:便秘。

[经验方 14]

组成:锁阳 12 克,桑葚 20 克,蜂蜜 20 克。

用法:将前 2 味药用水煎煮,每日 1 剂,兑入蜂蜜,分 2 次服。

主治:便秘。

五、泄泻

泄泻是以大便次数增多、粪质稀薄,甚至泻出如水样为临床特征的一种病证。现代医学中的急、慢性肠炎,肠结核,肠易激综合征,以及吸收不良综合征等疾病出现泄泻的表现时,可参考本部分辨证。

[经验方 1]

组成:藿香 90 克,白芷、紫苏、大腹皮、茯苓各 30 克,半夏、陈皮、厚朴、炒

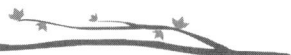

白术、桔梗各60克,炙甘草75克。

用法:上药研为细末,每服9克,用生姜、大枣煎汤送服。

功效:散寒化湿。

主治:寒湿泄泻。症见泄泻清稀,严重者如水样,腹痛肠鸣,或兼有外感风寒,恶寒发热,肢体酸痛,进食少,舌苔白或白腻。

[经验方2]

组成:葛根30,黄芩9克,黄连9克,炙甘草6克。

用法:水煎服,每日1剂,分2次服。

功效:清热利湿。

主治:泄泻,证属湿热伤中型。症见泄泻,泻下急迫,或泻而不爽,粪色黄褐,气味臭秽;腹痛,烦热口渴,肛门灼热,小便短黄,舌红苔黄腻。

[经验方3]

组成:麸炒白术、山药、党参、茯苓各20克,薏苡仁、莲子肉、砂仁、桔梗各10克,白扁豆15克。

用法:水煎服,每日1剂,分2次服。

功效:益气健脾,渗湿止泻。

主治:脾虚湿盛证。症见大便溏稀,迁延反复,胃纳减少,食后胸脘痞闷,进食油腻后大便次数增多,四肢乏力,面色萎黄,舌淡苔白腻。

[经验方4]

组成:炒白术15克,炒白芍15克,陈皮10克,防风10克。

用法:水煎服,每日1剂,分2次服。

功效:抑肝扶脾。

主治:泄泻,证属肝气乘脾型。症见泄泻腹痛、胸胁胀闷。

[经验方5]

组成:炒白术15克,炒山药15克,炒薏苡仁15克,半夏15克,陈皮15克,党参15克,茯苓15克,炮姜15克,补骨脂15克,赤石脂15克,诃子5克,厚朴6克,柿蒂10克,桔梗10克,刀豆子30克,鸡内金10克,焦三仙各15克。

用法:水煎服,每日1剂,早晚2次分服。

功效:益气止泻。

主治:泄泻。

[经验方6]

组成:炒白术15克,炮姜6克,补骨脂15克,陈皮15克,防风10克,枳壳9克,甘草6克,桔梗15克,醋柴胡6克,炒白芍15克,荆芥15克,赤石脂15克,芡实10克,党参15克,黄连6克,木香10克。

用法:水煎服,每日1剂,早晚2次分服。

功效:益气止泻。

主治:泄泻。

[经验方7]

组成:豆蔻10克,补骨脂15克,五味子10克,吴茱萸5克。

用法:水煎服,每日1剂,分2次服。

功效:温肾暖脾,固肠止泻。

主治:脾肾阳虚之肾泄证。症见五更泄泻,不思饮食,或久泻不愈,腹痛喜温,腰酸肢冷,神疲乏力。

第四节 肝胆病证养生验方

一、胁痛

胁痛是以胁肋部疼痛为主要表现的一种肝胆病证。现代医学的急慢性肝炎、肝硬化、胆囊炎、肋间神经痛以及胁肋部外伤等疾病,若以胁痛为主要症状时皆可参考本部分辨证论治。

[经验方1]

组成:川楝子、延胡索各30克。

用法:上药研为细末,每服6~9克,用酒调下,温水也可以。

功效:舒肝益气。

第四章 内科疾病养生验方

主治:胁痛,证属肝郁气滞或肝郁化火型。

[经验方2]

组成:柴胡12克,白芍10克,枳实10克,大黄10克,黄芩10克,半夏8克,郁金12克。

用法:每日1剂,水煎服,分2次服。

功效:清肝利胆。

主治:胁痛,证属肝胆湿热型。症见胁痛,发热,厌油腻,恶心,舌红,苔黄腻。

[经验方3]

组成:金钱草60克,板蓝根30克,平地木15,枳壳9克,赤芍9克,白芍9克,柴胡3克,大黄6克,生甘草3克。

用法:每日1剂,水煎服,分2次服。

功效:清热利湿,利胆排石。

主治:胁痛,证属肝胆湿热型。症见胁痛,厌油腻,口苦,大便难解,小便黄,舌红苔黄腻。

[经验方4]

组成:生地黄12克,枸杞9克,山楂12克,鸡内金9克、麦芽12克,茵陈、虎杖各9克,大黄8克(后下),玫瑰3克,佛手6克,绿萼梅6克。

用法:每日1剂,水煎服,分2次服。

功效:清肝利胆。

主治:胁痛以肝阴不足。症见胸胁部闷胀不适,乏力,口干咽燥,头昏眼花,舌淡,体弱,苔薄,脉弦细。

[经验方5]

组成:金钱草30克,海金沙15克(包煎),玉米须15克,鸡内金、川楝子、郁金各10克。

用法:每日1剂,水煎服,分2次服。

功效:清热利胆,通便排石,散瘀止痛。

主治:胁痛。

[经验方6]

组成:香附10克,川芎9克,郁金10克,赤芍15克,枳壳6克,枇杷叶

15克,百合15克。

用法:每日1剂,水煎服,分2次服。

功效:疏肝理气,通络气血。

主治:胁痛。

[经验方7]

组成:金钱草30克,柴胡9克,郁金9克,白芍9克,枳实9克,炙甘草3克,海螵蛸9克,浙贝母9克。

用法:每日1剂,水煎服,分2次服。

功效:疏肝利胆,解郁止痛。

主治:胁痛。症见上腹间歇性疼痛,右胁痛尤剧,胸闷腹胀,泛酸,纳少,口苦。

[经验方8]

组成:黄芩、生石膏、知母各12克,黄连5克,柴胡、青蒿、牡丹皮、金银花、连翘、滑石、龙胆草、郁金各9克。

用法:每日1剂,水煎服,分2次服。

功效:清热解毒,利湿止痛。

主治:胁痛。

[经验方9]

组成:茵陈50克,柴胡、金银花、马齿苋、川楝子、延胡索各15克。

用法:每日1剂,水煎服,分2次服。

功效:清热燥湿,利胆排毒。

主治:胁痛。症见右侧肋下疼痛、压痛,甚则引及右侧肩部、背部疼痛;纳呆、口渴、腹胀、恶心、舌苔薄黄。

[经验方10]

组成:金钱草30克,郁金12克,柴胡12克,枳壳12克,茵陈10克,炒栀子10克,木香12克(后下),焦山楂15克,生大黄8克(后下)。

用法:每日1剂,水煎服,分2次服。

功效:清肝利胆,清热除湿,理气排石。

主治:胁痛。

第四章 内科疾病养生验方

[经验方11]

组成:北柴胡6克,茵陈9克,黄连6克,栀子6克,猪苓15克,牡丹皮、金银花、大青叶、枳实、乌药各9克,大黄3克,甘草9克。

用法:每日1剂,水煎服,分2~3次服。

功效:清热利胆。

主治:胁痛。

[经验方12]

组成:金钱草、茵陈、金银花各25克,黄芩、柴胡、郁金、栀子、枳壳各15克,黄连5克,大黄10克(后下),芒硝10克(冲服)。

用法:水煎服,每日1剂,分2次服。

功效:理气开郁,清热利胆。

主治:胁痛。

二、黄疸

黄疸是以目黄、身黄、尿黄为主症的一种病证,其中目黄尤为本病的重要特征。现代医学中的急、慢性肝炎,肝硬化,某些消化系统肿瘤,胆囊炎,以及胆石症等疾病,若有黄疸表现者,可参照本部分辨证论治。

[经验方1]

组成:茵陈15克,大黄5克,栀子10克。

用法:每日1剂,水煎服,分2次服。

功效:清热利湿退黄。

主治:黄疸阳黄,热重于湿型。症见身目俱黄,色泽鲜明,发热口渴,口干口苦,恶心呕吐,右胁疼痛拒按,脘腹胀满,大便不爽或秘结,小便黄、短少,舌红,苔黄腻。

[经验方2]

组成:栀子10克,黄柏6克,炙甘草3克。

用法:每日1剂,水煎服,分2次服。

功效:清热利湿退黄。

主治:黄疸热重于湿型。症见身热,发黄,心烦,口渴,舌苔黄。

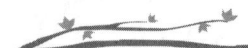

[经验方 3]

组成:麻黄 10 克,连翘 10 克,赤小豆 30 克,杏仁 5 克,桑白皮 15 克,大枣 4 枚,生姜 10 克,炙甘草 10 克。

用法:先煮麻黄去掉上沫,再加入其他药物煎煮,每日 1 剂,分 2 次服。

功效:清热化湿,佐以解表。

主治:黄疸初起。症见身黄,小便黄,脘腹满闷,纳差,伴发热,头身重痛,乏力,舌苔黄。

[经验方 4]

组成:茵陈 10 克,茯苓 10 克,泽泻 10 克,桂枝 10 克,白术 10 克,猪苓 10 克。

用法:水煎服,每日 1 剂,分 2 次服。

功效:利湿退黄。

主治:黄疸,湿热黄疸,湿重于热,小便不利。

[经验方 5]

组成:茵陈 15 克,陈皮 10 克,白术 10 克,熟附子 6 克(先煎 1 小时)。

用法:每日 1 剂,水煎服,分 2 次服。

功效:健脾温中化湿。

主治:黄疸,阴黄寒湿阻遏型。症见身黄目黄,黄色晦暗如烟熏,右胁疼痛,痞满腹胀,食少,口淡不渴,神疲畏寒,便溏,舌淡苔白腻。

[经验方 6]

组成:茵陈 10 克,干姜 8 克,熟附子 5 克(先煎),甘草 10 克。

用法:每日 1 剂,水煎服,分 2 次服。

功效:温阳利湿退黄。

主治:黄疸阴黄。症见黄色晦暗,后背恶寒,皮肤冷,手足不温,身体沉重,乏力纳少,大便稀溏。

[经验方 7]

组成:茵陈 30 克,白术 15 克,干姜 6 克,制附子 6 克(先煎),炒薏苡仁 30 克,甘草 6 克,厚朴 10 克,鸡内金 12 克,藿香 10 克,枳壳 12 克。

用法:每日 1 剂,水煎服,分 2 次服。

功效：温阳利湿退黄。

主治：黄疸。

[经验方 8]

组成：茵陈 30 克，炒栀子 9 克，生大黄 6 克，金钱草 30 克，海金沙 30 克，郁金 15 克，虎杖 10 克，柴胡 6 克，陈皮 15 克，清半夏 10 克，白术 15 克，焦山楂 15 克，炒神曲 15 克，炒麦芽 15 克，鸡内金 15 克，牡丹皮 15 克，瓦楞子 30 克。

用法：每日 1 剂，水煎服，早晚 2 次分服。

功效：利湿退黄。

主治：黄疸。

[经验方 9]

组成：茵陈 20 克，郁金 30 克，丹参 30 克，柴胡 10 克，黄芪 20 克，山楂 15 克，白花蛇舌草 30 克，赤芍 30 克，全蝎 10 克，三七粉 2 克（冲服）。

用法：每日 1 剂，水煎服，日服 2 次。

功效：利湿退黄，活血通络。

主治：黄疸。

[经验方 10]

组成：金钱草 20 克，茵陈 15 克，黄芩 12 克，板蓝根 15 克，车前子 12 克（包煎），柴胡 10 克，枳壳 12 克，木香 12 克，山楂 15 克，神曲 15 克，麦芽 15 克，芒硝 10 克。

用法：每日 1 剂，水煎服，分 3 次服用。

功效：清热利湿退黄。

主治：黄疸。

三、积聚

积聚是腹内结块，或胀或痛的病证。有形结块，固定不移，痛有定处称为"积"；包块聚散无形，痛无定处称为"聚"。现代医学的肝脾大、腹部肿瘤、增生型肠结核等，多属"积"；胃肠功能紊乱和不完全性肠梗阻等导致的包块，多属"聚"。临床诊治可参考本部分辨治。

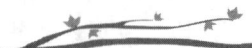

[经验方1]

组成:茯苓、太子参各15克,香附、柴胡、白芍、白术、川芎、枳壳各12克,炙甘草6克。

用法:水煎服,日1剂,分2次服。

功效:疏肝健脾,行气消聚。

主治:积聚,证属肝郁脾虚型。气短、神疲明显者,宜以党参为主,或加黄芪。

[经验方2]

组成:白芍15克,山药、党参、白花蛇舌草各25克,柴胡、鸡内金、甘草各8克,女贞子18克。

用法:水煎服,日1剂,早晚2次分服。

功效:疏肝行气。

主治:积聚。

[经验方3]

组成:当归、鳖甲各15克,牡蛎30克,丹参20克,芍药、青皮、白术、郁金、桃仁、红花各10克。

用法:水煎服,日1剂,分2次服。

功效:祛瘀软坚。

主治:积聚,证属气滞血瘀者。伴有目黄、身黄,可加茵陈、黄胆草;阴伤较甚,头晕目眩、口干、舌光少苔者可加入生地黄和石斛;如有牙龈出血、鼻衄者,可加茜草、三七、阿胶等。

[经验方4]

组成:当归10克,柴胡10克,茯苓15克,白术15克,五灵脂10克,鳖甲10克,炙土鳖虫10克,桃仁10克,丹参20克,白茅根20克,大腹皮20克。

用法:水煎服,日1剂,分2次服。

功效:补益气血,活血化瘀。

主治:积聚,证属气血不足、瘀血内阻者。胀满明显者可加莱菔子、沉香、降香;大便秘结的可加大黄(后下)、枳实;有出血倾向者加服三七粉、白及粉或云南白药。

第四章 内科疾病养生验方

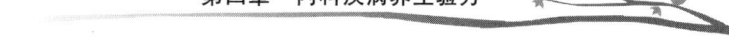

[经验方 5]

组成:白术 15 克,茯苓 15 克,太子参 30 克,鳖甲各 30 克,土鳖虫 3 克,楮实子 12 克,菟丝子 12 克,丹参 10 克,炙甘草 6 克。

用法:水煎服,日 1 剂,分 2 次服。

功效:健脾补气,化瘀消积。

主治:积聚。

[经验方 6]

组成:党参 200 克,黄芪 200 克,当归 150 克,枸杞 150 克,紫灵芝 150 克,黄精 200 克,巴戟天 150 克,鸡内金 150 克,绞股蓝 200 克,鳖甲 300 克,土鳖虫 150 克,水蛭 150 克,田七 150 克,香附 100 克。

用法:上药共研细末,每次 15~20 克,温开水送服。每日 2 次,1 周为 1 个疗程。

功效:祛瘀软坚。

主治:积聚。

[经验方 7]

组成:柴胡 10 克,黄芩 10 克,焦三仙各 10 克,姜黄 6 克,水红花子 10 克,鳖甲、牡蛎各 20 克,蝉蜕 6 克,白僵蚕 10 克,生大黄 5 克。

用法:用水煎煮,每次约 500 毫升,分 4 次温服。连续服用 3 个月后,改为 1 周 3 剂分服,以维持药效。

功效:祛瘀软坚。

主治:积聚早期,伴胁痛、腹胀者效果更佳。

[经验方 8]

组成:参三七、姜黄、广郁金、红参须、炙土鳖虫、鳖甲、生鸡内金各 60 克。

用法:将以上药物研磨成细粉,加水浸成药丸。每次 3 克,1 天 3 次,用温水送服。1 个月为 1 个疗程。

功效:化瘀消积。

主治:积聚。症见腹部积块,胁痛,固定不移,伴胸闷腹胀,消瘦乏力,面色暗淡、有血丝。

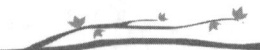

四、鼓胀

鼓胀是以腹胀大如鼓、皮色苍黄、脉络暴露为主要临床表现的一种病证。多属现代医学所指的肝硬化腹水。

[经验方1]

组成：柴胡15克，陈皮15克，川芎10克，香附10克，枳壳10克，白芍10克，炙甘草3克，桂枝10克，苍术10克，厚朴10克，白术10克，茯苓10克，猪苓10克，泽泻10克。

用法：水煎服，每日1剂，分2次服。

功效：疏肝理气，健脾利水。

主治：气滞湿阻型鼓胀。症见腹部胀大，按之不硬，胁下胀满或疼痛，食少，食后腹胀，嗳气，尿量减少，舌白腻。

[经验方2]

组成：茯苓20克，白术10克，苍术10克，大腹皮15克，草果8克，陈皮12克，附子10克（先煎），木香10克，厚朴10克，泽泻10克，半边莲50克，鲜玉米须50克。

用法：水煎服，每日1剂，早晚2次分服。

功效：温中健脾，行气利水。

主治：鼓胀，属水湿困脾证。症见腹大胀满，按之如囊裹水，面浮或下肢微肿，胸脘胀闷，周身困重，畏寒，大便溏薄，小便少，舌苔白腻水滑。

[经验方3]

组成：黄芩15克，黄连6克，知母10克，茯苓20克，猪苓10克，泽泻10克，茵陈15克，大黄6克，栀子8克，厚朴10克，枳壳10克，半夏10克，陈皮10克，砂仁10克。

用法：水煎服，每日1剂，早晚2次分服。

功效：清热利湿，攻下逐水。

主治：鼓胀，属湿热蕴结证。症见腹大坚满，脘腹绷急、拒按，口渴而不欲饮水，口苦，烦热，大便秘结或溏垢，小便黄，或有面、目、皮肤发黄，舌边尖红，苔黄腻或灰黑而润。

[经验方4]

组成:当归15克,川芎15克,赤芍10克,莪术10克,大腹皮10克,赤茯苓10克,陈皮12克,泽兰10克,益母草10克。

用法:水煎服,每日1剂,早晚2次分服。

功效:活血化瘀,行气利水。

主治:鼓胀,证属肝脾血瘀型。症见腹大坚满,按之硬,胁腹刺痛,面色晦暗,肌肤甲错,口干饮水不欲下咽,或见赤丝血缕,面部、颈胸、臂可出现蟹爪纹,唇色紫褐,舌质紫暗或边有瘀斑。

[经验方5]

组成:黄芪30克,白术15克,党参12克,桃仁8克,土鳖虫8克,生大黄8克,丹参、鳖甲各10克。

用法:水煎服,每日1剂,早晚2次分服。

功效:益气活血,行气利水。

主治:鼓胀。

[经验方6]

组成:茯苓、白术各12克,陈皮、柴胡、苍术、泽泻、厚朴、木香各10克,车前子20克。

用法:水煎服,每日1剂,分2次服。

功效:理气化湿行水。

主治:鼓胀。

五、肝癌

肝癌是以右胁肿硬疼痛,伴乏力、食欲不振、消瘦,或有黄疸或昏迷等为主要表现的一种恶性疾病。现代医学的原发性肝癌、肝脏其他肿瘤可参照本部分进行辨证论治。

[经验方1]

组成:桃仁8克,红花10克,大黄10克,天花粉15克,当归15克,柴胡10克,穿山甲6克,甘草6克,三棱10克,莪术10克,延胡索10克,郁金10克。

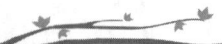

用法:水煎服,每日1剂,分2次服。

功效:行气活血,化瘀消积。

主治:肝癌,属气滞血瘀者。症见右胁疼痛较剧,如锥如刺,夜间严重,甚至痛引肩背;右胁下结块较大,质硬拒按;面色萎黄,倦怠乏力;脘腹胀满,甚至腹胀大,皮色苍黄,脉络暴露;食欲不佳,大便溏结不调,舌紫暗有瘀点瘀斑。

[经验方2]

组成:黄芪30克,半枝莲30克,白花蛇舌草30克,茯苓30克,白芍25克,党参18克,当归15克,香附15克,白术10克,延胡索10克,莪术10克,三棱10克,三七粉2克(冲服)。

用法:水煎服,每日1剂,分2次服。

功效:活血逐瘀。

主治:中晚期肝癌。

[经验方3]

组成:党参10克,麦冬10克,白花蛇舌草30克,半枝莲15克,三棱10克,莪术10克,重楼10克,赤芍15克,苏木10克,牛蒡子10克,鳖甲15克(先煎),炒麦芽15克。

用法:水煎服,每日1剂,分2次服。

功效:活血逐瘀。

主治:肝癌。黄疸明显可加茵陈15克、郁金10克;胁痛加川楝子15克、延胡索10克。

[经验方4]

组成:党参30克,茯苓15克,白术15克,八月札15克。

用法:水煎服,每日1剂,分2次服。

功效:活血化瘀。

主治:中期肝癌。

[经验方5]

组成:蜈蚣30克,全蝎30克,水蛭30克,守宫30克,僵蚕30克,蜣螂30克,五灵脂30克。

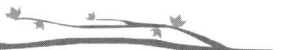

用法:共研细末,每服 3 克,每日 2 次。

功效:逐瘀消癥。

主治:肝癌。

[经验方 6]

组成:鳖甲 30 克,败酱草 30 克,猪苓 30 克,肿节风 30 克,龙葵 10 克,莪术 15 克,山豆根 15 克。

用法:水煎服,每日 1 剂,分 2 次服。

功效:化瘀消积。

主治:肝癌。

[经验方 7]

组成:芍药 9 克,茜草 9 克,桂枝 6 克,桃仁 6 克,橘红 6 克,甘草 6 克,砂仁 3 克,水红花子 30 克。

用法:每天 1 次,水煎服,分 2 次服。

功效:活血化瘀。

主治:肝癌。

[经验方 8]

组成:红花 20 克,益母草 30 克,郁金 15 克,白术 15 克,黄精 15 克,青皮 12 克,陈皮 12 克。

用法:水煎服,每日 1 剂,分 2 次服。

功效:活血清热,散结化瘀。

主治:肝癌。

[经验方 9]

组成:鲜白花蛇舌草 120 克。

用法:涤净榨汁,约榨 2 次,弃渣留汁。

功效:消痛散结。

主治:肝癌。

[经验方 10]

组成:白花蛇舌草、半枝莲、重楼、独角莲各 30 克,丹参、三棱、莪术各 10 克,土茯苓 9 克。

用法:每日1剂,水煎服,分2次服。

功效:解毒清热,活血逐瘀。

主治:晚期肝癌。

[经验方11]

组成:芦根30克,生、熟谷芽各12克,北沙参10克,石斛、竹茹、佛手各9克,绿萼梅6克。

用法:每日1剂,水煎服,分2次服。

功效:育阴和胃、降逆止呕。

主治:肝癌,伴呕逆。

第五节 肾系病证养生验方

一、水肿

水肿是体内水液潴留,泛滥肌肤,以头面、眼睑、四肢、腹背,甚至全身水肿为特征的一类病证。现代医学的肾性水肿,包括急、慢性肾小球肾炎,肾病综合征,以及继发性肾小球疾病等出现的水肿,可参考本部分辨治。

[经验方1]

组成:麻黄18克,石膏30克,甘草6克,生姜9克,大枣5枚,白术12克。

用法:先煮麻黄去上沫,再放入其他药物同煮,每日1剂,加水复煎取汁,分3次温服。

功效:疏风清热,宣肺行水。

主治:水肿,证属风水相搏型。症见浮肿起自眼睑,继则水肿延至四肢及全身,病势迅速,多伴有恶寒发热、小便短少、肢体酸痛等症。

[经验方2]

组成:麻黄10克,连翘10克,赤小豆30克,杏仁10克,桑白皮10克,金

银花10克,野菊花10克,蒲公英10克,紫花地丁10克。

用法:水煎服,每日1剂,日服2次。

功效:宣肺解毒,利尿消肿。

主治:水肿,属湿毒浸淫证。症见眼睑浮肿,之后遍延全身,小便不利,色黄,身发疮痍,甚则溃烂,或有咽喉肿痛,发热恶风,舌红,苔薄黄。

[经验方3]

组成:苍术15克,厚朴10克,陈皮10克,泽泻20克,桂枝10克,白术15克,茯苓20克,猪苓15克,桑白皮10克,大腹皮10克,生姜皮5克。

用法:水煎服,每日1剂,日服2次。

功效:健脾祛湿,通阳利水。

主治:水肿,属水湿浸渍证。症见全身水肿,下肢为重,按之凹陷,胸闷腹胀,身体困重,小便短少,纳少,呕恶,舌苔白腻。起病较缓,病程较长。

[经验方4]

组成:干姜10克,附子10克(先煎1小时),草果仁10克,泽泻、苍术、白术、茯苓各15克,桂枝、木香、厚朴、大腹皮、木瓜各10克,炙甘草8克,生姜3片,大枣3枚。

用法:水煎服,每日1剂,日服2次。

功效:温阳健脾,化气利水。

主治:水肿,证属脾阳虚衰型。症见全身水肿日久,腰以下水肿严重,按之凹陷不易恢复;小便少,脘腹胀闷,倦怠乏力,食欲差,食少,便溏,舌质淡,舌苔白腻或白滑。

[经验方5]

组成:附子10克(先煎1小时),肉桂3克,白术、茯苓、泽泻、车前子各15克,牛膝10克、白芍10克,生姜3片。

用法:水煎服,每日1剂,日服2次。

功效:温肾助阳,化气行水。

主治:水肿,证属肾阳虚衰型。症见水肿日久反复消长,全身水肿,腰以下明显,按之凹陷不起,腰部酸重冷痛,四肢凉,怕冷,尿量减少或反多,乏力疲倦,严重者心慌胸闷,气喘难卧,舌质淡胖苔白。

[经验方6]

组成:附子10克(先煎1小时),麻黄5克,车前子12克,乌豆30克,甘草5克。

用法:水煎服,每日1剂,日服2次。

功效:温阳利水。

主治:水肿。

[经验方7]

组成:茯苓10克,泽泻10克,淫羊藿10克,山药15克,生、熟地黄各15克,徐长卿15克,山茱萸10克,制首乌12克,虎杖12克,三七粉3克(冲服)。

用法:水煎服,每日1剂,早、中、晚分3次服用。

功效:补肾健脾,活血消肿。

主治:水肿。

[经验方8]

组成:茯苓15克,泽泻15克,白术12克,桂枝6克,益母草15克,芡实15克,白茅根20克,甘草6克。

用法:水煎服,每日1剂,日服2次。

功效:温补脾肾,化气行水。

主治:水肿。

[经验方9]

组成:茯苓、益母草各30克,赤芍、车前子(包煎)各15克,红花、川芎、桃仁、连翘各10克,丹参、金银花各20克,甘草6克。

用法:水煎服,每日1剂,日服2次。

功效:化气行水。

主治:水肿。症见面目及下肢浮肿,尿量减少,尿中泡沫多。

[经验方10]

组成:黄芪、丹参、石韦、益母草各30克。

用法:水煎服,每日1剂,日服2次。

功效:补气利水。

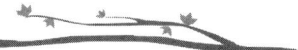

主治:水肿。

[经验方 11]

组成:黄芪、薏苡仁、玉米须、赤小豆、金钱草、鱼腥草、白花蛇舌草各 30 克,白术、茯苓、泽泻、猪苓、党参、鹿衔草、金樱子、生地黄、石韦、连翘各 15 克,车前子、苍术、芡实、山茱萸各 10 克。

用法:水煎服,每日 1 剂,日服 2 次。

功效:补肾利水。

主治:水肿。

二、淋证

淋证是以小便频急短涩、淋沥刺痛、小腹拘急引痛为主症的病证。现代医学的急、慢性泌尿系感染,泌尿系结石,急、慢性前列腺炎,以及尿道综合征等病,有淋证特征者,可参考本部分辨治。

[经验方 1]

组成:石韦 20 克,金钱草 50 克,海金沙 15 克(包煎),鸡内金 15 克,冬葵子 20 克,瞿麦 10 克,滑石 30 克,车前子 30 克,芍药 30 克,甘草 10 克,川牛膝 10 克,小蓟 10 克,生地黄 10 克,藕节 10 克。

用法:水煎服,每日 1 剂,日服 2 次。

功效:清热利尿,通淋排石。

主治:石淋。症见尿中夹有沙石,小便艰涩疼痛;或排尿时突然中断,尿道窘迫疼痛,少腹拘急,一侧腰腹部绞痛难忍,痛引少腹,连及外阴,尿中带血;舌红,苔薄黄。

[经验方 2]

组成:鸡内金 250 克(炮,研细粉),胡桃仁 500 克(烤或蒸,轧碎),蜂蜜 500 克。

用法:将蜜熬开,入胡桃仁、鸡内金粉搅匀,再熬 5 分钟即得,装瓶备用。每次 1 汤匙,每日 3 次,饭前服,服后多饮温水。

功效:通淋排石。

主治:石淋。

[经验方3]

组成:金钱草60克,瞿麦20克,滑石20克,车前子15克,鸡内金、赤芍、红花、三棱、莪术、牡丹皮各15克,丹参20克,桃仁15克。

用法:每日1剂,将上药用水浸泡30分钟,先武火后文火煎煮30分钟,每剂煎煮2次,2次药液混合后分成2份,早晚分服。

功效:通淋排石。

主治:石淋。

[经验方4]

组成:海金沙100克,净芒硝100克,苏琥珀40克,南硼砂80克。

用法:将上药共研为极细末,过筛后装瓶备用,每次以白开水送服5～10克,每日3次。

功效:通淋排石。

主治:石淋。症状轻微者,尿中常见沙粒,细小而易出,或偶感微痛或排尿不畅。严重者则频发或突发腰部剧烈绞痛,下引少腹疼痛,痛不可耐,小便癃闭或尿中带血。

[经验方5]

组成:金钱草30克,生薏苡仁30克,车前子、三棱、莪术、赤芍各15克,川牛膝、青皮、白芷、皂角刺、桃仁、枳壳各9克,厚朴、乳香、没药各6克。

用法:水煎成200毫升,每日1剂,分2次服。

功效:活血化瘀,行气散结,利尿排石。

主治:石淋。

[经验方6]

组成:金钱草60克,石韦、鸡内金、王不留行、芒硝、琥珀各30克,杜仲、川续断、滑石各20克,牛膝、延胡索各15克,石榴根、木香各10克。

用法:水煎服,每日1剂,日服2次。20日为1个疗程。

功效:清热利尿,行气活血。

主治:石淋。

[经验方7]

组成:熟附子6克(先煎),泽泻、车前草各30克,桂枝9克,花椒3克,补

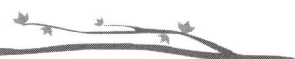

骨脂、川续断各9克,女贞子、黄精各10克。

用法:水煎服,每日1剂,日服2次。3个月为1个疗程。

功效:温阳利水排石。

主治:石淋。

[经验方8]

组成:金钱草30克,海金沙15克(包煎),鸡内金10克,车前子10克,滑石10克,当归10克,川牛膝10克,萹蓄10克,瞿麦10克,通草10克,甘草10克。

用法:水煎服,每日1剂,日服2次。3个月为1个疗程。

功效:通淋排石。

主治:石淋。

[经验方9]

组成:金钱草50克,鸡内金25克,牛膝15克,车前子30克,生地黄30克,粉牡丹皮15克,槟榔15克,荔枝核15克,广木香8克,乌药15克,女贞子25克,墨旱莲25克,鱼脑石10克。

用法:水煎服,每日1剂,日服2次。3个月为1个疗程。

功效:通淋排石。

主治:石淋。

[经验方10]

组成:金钱草25克,鸡内金15克,滑石12克,威灵仙15克,川牛膝12克,制乳香5克,甘草5克。

用法:水煎服,每日1剂,早晚各服1次(用文火煎两次,每次取汁500毫升,共1000毫升,分2次服)。并多饮水,多做跳跃运动,有利于结石的排出。

功效:渗湿泄热,排石通淋。

主治:石淋。症见尿中时挟沙石,小便困难,或排尿时突然中断,尿中带血,少腹拘急,尿道疼痛,甚至一侧腰腹绞痛难忍,舌红苔薄黄。

[经验方11]

组成:车前子18克(包煎),滑石15克(包煎),萹蓄12克,瞿麦12克,通草5克,栀子12克,灯芯草10克,大黄5克。

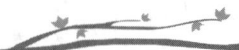

用法:每日1剂,煎煮2次,分早晚2次服用。两周为一疗程。

功效:清热利湿、利尿通淋。

主治:热淋。症见小便频急短涩,尿道灼热刺痛,少腹拘急胀痛,尿黄,口苦,恶心呕吐,舌苔黄腻。

[经验方12]

组成:金钱草20克,白茅根20克,金银花12克,紫花地丁12克,黄芩12克,淡竹叶12克,白花蛇舌草20克,野菊花10克,半枝莲12克,(炒)车前子20克,瞿麦12克,萹蓄10克,泽泻15克,怀牛膝10克,连翘12克,益母草10克,甘草8克。

用法:每天1剂,水煎服,分2次口服。

功效:清热解毒、利尿通淋。

主治:热淋。症见尿急、尿频、尿痛,可伴有腰痛、寒热、尿血。

三、癃闭

癃闭是以小便量少,排尿困难,甚至小便闭塞不通为主症的一种病证。其中小便不畅,点滴而短少,病势较缓者称为"癃";小便闭塞,点滴全无,病势较急者称为"闭"。类似于现代医学中各种原因引起的尿潴留和无尿症。

[经验方1]

组成:当归尾、王不留行、红花、桃仁、牛膝、大黄、芒硝、生地黄各10克,穿山甲6克,肉桂3克。

用法:每日1剂,水煎服,分2次服。

功效:行瘀散结,通利水道。

主治:癃闭,属尿道阻塞型。症见小便点滴而下,或尿细如线,甚至小便点滴不通,小腹胀满疼痛,舌质紫暗或有瘀点。

[经验方2]

组成:车前子10克,萹蓄10克,瞿麦8克,通草6克,栀子8克,滑石10克,甘草6克,大黄8克,茯苓15克。

用法:水煎服,每日1剂,2次分服。

功效:清热利湿,通利小便。

第四章 内科疾病养生验方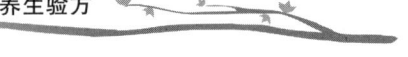

主治:癃闭,属膀胱湿热型。症见小便量极少而灼热、短赤,甚至点滴不通,小腹胀满,口渴不欲饮,口黏口苦,大便黏滞不畅,舌红,舌苔根部黄腻。

[经验方3]

组成:泽兰12克,王不留行10克,丹参12克,赤芍10克,桃仁8克,红花5克,川楝子10克,青皮10克,小茴香8克,白芷10克,败酱草12克,蒲公英20克,制乳香、没药各8克。

用法:水煎,每日1剂,分3～4次服。

功效:化瘀导滞,清热利湿,通利小便。

主治:癃闭。

[经验方4]

组成:通草5克,炒王不留行12克,败酱草20克,全瓜蒌20克,炒五灵脂8克,赤芍15克,桃红10克,红花5克,生地黄12克,牡丹皮10克,丝瓜络5克,甘草8克。

用法:水煎服,每日1剂,分2次服。

功效:清热利湿,祛瘀散结,通利小便。

主治:癃闭。

[经验方5]

组成:人参10克,黄芪30克,白术15克,桂枝10克,升麻5克,柴胡5克,猪苓15克,泽泻10克,茯苓15克。

用法:水煎服,每日1剂,分2次服。

功效:益气健脾,升清降浊,化气利尿

主治:癃闭,属脾气不升证。症见时欲小便而不得出,或小便量少而不爽利,小腹坠胀,语声低微,气短,精神疲乏,食欲不振,舌质淡。

[经验方6]

组成:川续断10克,枸杞15克,芡实15克,桑寄生15克,覆盆子10克,菟丝子12克,太子参10克,地龙12克,红花12克,牡蛎15克,乌梅10克,白芍10克,茯苓12克,黄柏10克,知母6克,甘草10克。

用法:水煎服,每日1剂,分2次服。7天为1个疗程。

功效:补肾化瘀,通利小便。

主治:癃闭。

[经验方7]

组成:牛膝20克,丹参30克,知母、黄柏、大黄各10克,益母草30克。

用法:每日1剂,水煎服,分2次服。

功效:清热活血,通利小便。

主治:癃闭。

第六节 气血津液病证养生验方

一、消渴

消渴是以多尿、多饮、多食、乏力、消瘦,或尿有甜味为主要症状的一种疾病,与现代医学的糖尿病表现基本一致。尿崩症有多尿、烦渴的特点,也可参考辨证。

[经验方1]

组成:生石膏30克,知母10克,生地黄10克,麦冬15克,黄连9克,栀子9克。

用法:每日1剂,水煎服,分2次服。

功效:清胃泻火,养阴增液。

主治:消渴。症见多食易饥,口渴,尿多,形体消瘦,大便干燥,苔黄。

[经验方2]

组成:山药25克,黄连10克。

用法:每日1剂,水煎服,分2次服。

功效:清胃热,养胃阴,止消渴。

主治:消渴,证属肺胃燥热、阴液不足者。

[经验方3]

组成:黄芪、天花粉、麦冬、茯神、甘草各90克,干地黄150克。

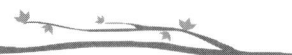

用法:每日1剂,水煎服,分2次服。

功效:补中益气,养阴生津。

主治:消渴,证属肺胃燥热、阴液不足者。

[经验方4]

组成:黄芪30克,山药18克,生、熟地黄各15克,西洋参10克,枸杞12克,当归10克,天冬、麦冬、葛根、陈皮各6克。

用法:每日1剂,水煎服,分2次服。

功效:健脾滋肾,益气养阴。

主治:消渴。

[经验方5]

组成:生黄芪、山药、天花粉各30克,生地黄、熟地黄、石斛、知母、白术、桃树胶、玄参各15克,麦冬、白芍、山萸肉、覆盆子各10克。

用法:每日1剂,水煎服,分2次服。

功效:益气养阴。

主治:消渴。

[经验方6]

组成:黄芪50克,天花粉、山药、生地黄各30克,白术25克,麦冬、玉竹、泽泻、五味子各15克,草豆蔻、甘草各10克。

用法:每日1剂,水煎服,分2次服。

功效:益气养阴。

主治:消渴。

[经验方7]

组成:黄芪、桑枝各50克。

用法:每日1剂,水煎服。

功效:益气养阴。

主治:消渴。

[经验方8]

组成:黄芪、山药、丹参各60克,麦冬、枸杞、茯苓、沙苑子、山茱萸各30克,西洋参10克,大黄、黄连、地骨皮、水蛭各20克,肉桂10克,玉米须

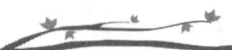

10克。

用法:以上诸药制为细末,装入胶囊。1次3克,每日3次,口服。3个月为1个疗程。

功效:益气养阴,活血化瘀。

主治:消渴。

[经验方9]

组成:山药、生地黄、天花粉、生黄芪各30克,葛根、虎杖、鬼箭羽各15克,西洋参、石斛各10克,肉桂3克。

用法:每日1剂,水煎服,分2次服。

功效:健脾滋肾,益气养阴。

主治:消渴。

[经验方10]

组成:生黄芪、怀山药各30克,制黄精、石斛、生地黄各15克,淫羊藿、金樱子、乌梅、枸杞、紫丹参、桃仁各10克。

用法:每日1剂,水煎服,分3次服。

功效:滋阴温阳,益气养阴。

主治:消渴。

[经验方11]

组成:麦冬、西洋参、北沙参、玉竹、天花粉各9克,乌梅、知母、甘草各6克。

用法:每日1剂,水煎服,分2次服。

功效:益气养阴、清热生津。

主治:消渴。

二、汗证

汗证是指由于阴阳失调、腠理不固,而致汗液外泄失常的病证。其中,不因外界环境因素的影响,白天时时汗出且活动后加重的称为自汗;睡眠中汗出,醒来自止者,称为盗汗。现代医学中的自主神经功能紊乱及甲状腺功能亢进等疾病引起的自汗、盗汗可参考本部分辨治。

第四章 内科疾病养生验方

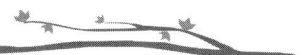

[经验方1]

组成:黄芪20克,白术20克,防风10克。

用法:水煎服,每日1剂,分2次服。

功效:益气固表止汗。

主治:表虚自汗。症见汗出恶风,面色㿠白,舌淡苔薄白。

[经验方2]

组成:煅牡蛎、麻黄根、黄芪各30克。

用法:上药研为粗散,每服9克,加小麦30克,水煎去渣温服,每日2次。

功效:敛阴止汗,益气固表。

主治:体虚自汗、盗汗证。经常自汗出,夜卧更甚,短气、心悸。

[经验方3]

组成:桂枝9克,白芍9克,炙甘草6克,生姜9克,大枣3枚。

用法:水煎服,每日1剂,分2次服。

功效:调和营卫。

主治:营卫不和所致的自汗,兼有表证效佳。

[经验方4]

组成:桂枝9克,白芍9克,炙甘草6克,煅龙骨、煅牡蛎各15克,生姜9克,大枣3枚。

用法:水煎服,每日1剂,分2次服。

功效:调和营卫,敛阴止汗。

主治:自汗。

[经验方5]

组成:当归、黄连、黄芩、黄柏、生地黄、熟地黄各6克,黄芪12克。

用法:水煎服,每日1剂,分2次服。

功效:滋阴降火,固表止汗。

主治:阴虚火旺盗汗。症见发热盗汗,口唇干燥,面赤心烦,大便干,小便黄。

[经验方6]

组成:龙胆草6克,黄芩9克,柴胡6克,栀子9克,通草6克,车前子

9 克,泽泻 12 克,当归 5 克,生地黄 9 克,甘草 6 克。

用法:水煎服,每日 1 剂,分 2 次服。

功效:清肝泄热,化湿和营。

主治:汗证属邪热郁蒸型。症见蒸蒸汗出,汗液易使衣服黄染,口苦烦躁,面赤烘热,小便黄,舌苔薄黄。

三、虚劳

虚劳又称虚损,是以脏腑功能衰退,气血阴阳虚衰,久虚不复成劳为主要病机,以五脏虚证为主要临床表现的多种慢性虚弱证候的总称。现代医学中的多种功能衰退性疾病以及慢性消耗性疾病,出现虚劳的临床表现时,可参照本部分辨治。

[经验方 1]

组成:人参 10 克,黄芪 15 克,熟地黄 10 克,五味子 10 克,紫菀 10 克,桑白皮 10 克。

用法:水煎服,每日 1 剂,分 2 次服。

功效:补益肺气。

主治:虚劳,属肺气虚者。症见短气自汗,声低,时寒时热,平素易于感冒,面色白,舌质淡。

[经验方 2]

组成:黄芪 15 克,人参、白术、茯苓、扁豆各 10 克,炙甘草 6 克。

用法:水煎服,每日 1 剂,分 2 次服。

功效:健脾益气。

主治:虚劳,属脾气虚者。症见倦怠乏力,饮食减少,食后胃脘不舒,面色萎黄,大便溏薄,舌淡苔薄。

[经验方 3]

组成:熟地黄 10 克,当归 10 克,芍药 10 克,川芎 10 克。

用法:水煎服,每日 1 剂,分 2 次服。

功效:补血养肝。

主治:虚劳,属肝血虚者。症见头晕目眩,肢体麻木,筋脉拘急;或筋惕

第四章 内科疾病养生验方

肉䏲,胁痛,妇女月经不调甚至闭经,面色不华,舌质淡。

[经验方4]

组成:党参10克,白术6克,云苓10克,熟地黄12克,鸡内金10克,枸杞10克,焦三仙各10克,大枣5枚。

用法:每日1剂,水煎3次取汁,分3次服。7剂为1个疗程。

功效:补血养气。

主治:虚劳,属血虚者。

[经验方5]

组成:紫草10克,鸡内金12克,生山楂10克,草豆蔻6克,青黛3克,建曲10克,莱菔子6克,甘草3克。

用法:每煎250毫升,分4次服。6剂为1个疗程。

功效:补气养血。

主治:虚劳,属血虚者。

[经验方6]

组成:黄芪30克,白术12克,人参10克,升麻6克,炙甘草6克。

用法:每日1剂,水煎3次取汁,分早、中、晚3次服用。

功效:补气养血。

主治:虚劳,属血虚者。症见面色萎黄、乏力、头晕眼花、心慌气短、纳差。

[经验方7]

组成:山药、明矾各10克,红枣20枚。

用法:先把红枣煮熟,去皮核。再把山药、明矾研成细末,与枣肉捣和为丸,如绿豆大,晒干备用。每次服1克,每日3次。

功效:补气养血。

主治:虚劳,属血虚者。症见面色萎黄、全身黄肿、乏力、心慌、头晕、眼花。

[经验方8]

组成:生黄芪25克,人参10克,阿胶10克(烊化),鹿角胶10克(烊化),龟板10克,当归、白芍、熟地黄各12克,制首乌30克,枸杞15克,灵磁

石 10 克,炙甘草 6 克。

用法:水煎服,每日 1 剂,分 2 次服。

功效:补气养血。

主治:虚劳,属血虚者。症见神疲乏力、气短懒言、心慌、面色苍白、畏寒肢冷。

[经验方 9]

组成:党参、茯苓各 15 克,当归、黄芪各 12 克,白术、焦山楂、焦麦芽、焦神曲各 10 克,广木香 6 克,砂仁 3 克(后下)。

用法:水煎服,每日 1 剂,早晚分服。

功效:补气养血。

主治:虚劳,属血虚者。症见面色萎黄,或苍白无光泽,心慌,头晕,纳少,大便稀溏者。

[经验方 10]

组成:炙黄芪 30 克,熟地黄、党参、麦芽各 15 克,陈皮、大枣、远志各 6 克,炙甘草、肉桂各 3 克,当归、白术、白芍各 12 克,女贞子、墨旱莲、枸杞、川芎、龙眼肉各 9 克。

用法:每日 1 剂,水煎服,早晚分服。

功效:养肝健脾,补血养血。

主治:虚劳,属血虚者。

[经验方 11]

组成:生、熟地黄各 30 克,枸杞 30 克,当归 20 克,牡丹皮 30 克,仙鹤草 30 克,鸡血藤 30 克,何首乌 15 克,黄精 20 克,山茱萸 20 克,龟板 20 克,玄参 20 克,女贞子 18 克,麦冬 15 克,阿胶 15 克,甘草 6 克。

用法:每天 1 剂,水煎服,分 2 次服。30 天为 1 个疗程。

功效:滋肾养阴补血。

主治:虚劳。

四、肥胖

肥胖是由多种原因导致体内膏脂堆积过多,体重异常增加,并伴有头晕、神疲乏力、懒言、少动气短等症状的一类疾病。现代医学的单纯性肥胖病和继发性肥胖病可参考本部分辨证。

[经验方1]

组成:陈皮10克,半夏15克,茯苓15克,胆南星10克,枳实10克,冬瓜皮10克,泽泻10克,决明子10克,莱菔子10克,白术10克,炙甘草5克。

用法:水煎服,每日1剂,分2次服。

功效:燥湿化痰,理气消痞。

主治:肥胖,属痰湿内盛证。症见形体肥胖,肢体困重,头晕目眩,痰多,胸膈痞满,神疲嗜卧,嗜食肥甘厚腻,口干不欲饮,舌苔白腻或白滑。

[经验方2]

组成:党参15克,茯苓20克,白术10克,白扁豆10克,陈皮10克,山药15克,砂仁10克(后下),薏苡仁30克,莲子肉10克,桔梗10克。

用法:水煎服,每日1剂,分2次服。

功效:健脾益气,渗利水湿。

主治:肥胖,属脾虚不运证。症见形体肥胖,神疲乏力,胸闷脘胀,身体困重,四肢轻度浮肿,劳累后明显,饮食减少,便溏。舌淡边有齿痕,舌苔薄白,或白腻。

[经验方3]

组成:厚朴10克,枳实10克,大黄6克(后下),神曲10克,焦山楂15克,茯苓20克,泽泻15克,莱菔子10克,黄连9克,连翘10克,半夏10克。

用法:水煎服,每日1剂,分2次服。

功效:清胃泻火,消食。

主治:肥胖,属胃热滞脾证。症见形体肥胖,脘腹胀满,口干口苦,多食易饥,胃脘灼热,嘈杂,舌红苔黄腻。

[经验方4]

组成:赤小豆、薏苡仁各50克,泽泻10克。

用法:将泽泻先煎取汁,用汁与赤小豆、薏苡仁同煮为粥。

功效:健脾利湿。

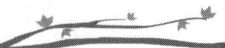

主治:肥胖。

[经验方5]

组成:生山楂片15克,决明子15克,菊花10克。

用法:将决明子打碎后,与菊花、生山楂片共放锅中,水煎代茶频饮。

功效:活血化瘀,降脂减肥。

主治:肥胖。

[经验方6]

组成:莱菔子、车前子、牵牛子各20克,桂枝、茯苓、陈皮、川椒目、商陆、青皮、桑皮、柴胡、郁金各10克。

用法:加水煮沸15分钟,滤出药液,再加水煎煮20分钟,去渣,两次药液兑匀。每天1剂,分2次服用。

功效:健脾利湿。

主治:肥胖。

[经验方7]

组成:苍术、白术各15克,泽泻、茯苓、半夏、陈皮、黄芪、防己各10克。

用法:每日1剂,水煎服,分2次服。

功效:健脾利湿。

主治:肥胖。

[经验方8]

组成:桂枝、茯苓、桑白皮、大腹皮、泽泻、陈皮、青皮、生姜皮各10克,附子5克(先煎)。

用法:每日1剂,水煎服,分2次服。

主治:肥胖。

[经验方9]

组成:玫瑰花5克,红花5克,山楂15克,红茶3克。

用法:用开水冲泡代茶饮。

功效:疏肝解郁。

主治:女性肥胖兼有肝郁气滞闭经者。

[经验方 10]

组成:枸杞 10 克,决明子 15 克,山楂 15 克,丹参 20 克。

用法:将上药共放砂锅中,加水适量用文火煎煮,取汁约 1500 毫升,储存在保温瓶中,代茶频饮。每日 1 剂。

功效:活血化瘀,轻身减肥。

主治:肥胖。

第五章
外科疾病养生验方

外科疾病多生于体表,易诊断,致病因素包括外因与内因,外因涵盖外感六淫邪毒(如风、寒、暑、湿、燥、火)、特殊毒物的接触以及外来的物理伤害等。内因则包括情志的过度波动、饮食不规律以及房室劳伤等。致病因素与病变部位之间存在一定的关联性:如出现在人体上部(如头面、颈项、上肢)的疾病,多由风温、风热邪气侵袭所致,因为风邪具有向上的特性;位于人体中部(如胸、腹、腰背)的病变,则往往由气郁、火郁等因素引发,因为气与火多在中焦发病;而发病于人体下部(如臀、腿、胫足)的疾病,则多因寒湿、湿热所引起,因为湿邪具有向下的趋势。然而,这只是疾病发生的一般规律,在诊断疾病时,还需要结合局部以及全身的证候综合分析,不能单纯依据发病部位来判断。虽然外科疾病大多局限于皮、肉、脉、筋、骨等某一特定部位,但鉴于人体是一个完整统一的有机体,因此这些病变与脏腑之间也存在一定的联系。脏腑内部的病变可以通过经络的传导在体表反映出来,同样地,体表的毒邪也可以通过经络影响到脏腑,进而引发脏腑的病变。如《素问·至真要大论》说:"诸痛痒疮,皆属于心。"总之,外科疾病的发生、发展与变化过程,与气血的运行状态、脏腑的功能活动以及经络的通畅程度之间存在着极为紧密的联系。局部气血的瘀滞不畅、营气运行受阻以及经络的壅塞不通,最终导致脏腑功能失调,是外科疾病总的发病机制。

外科疾病的治疗方法分内治和外治两大类。内治法要从整体观念、辨证施治着手。针对外科疾病发展的初期、成脓期及溃后期这3个阶段,确立了消法、托法、补法这3种总体的治疗原则。在临床实践中,具体运用时涵盖了多种治疗方法,如解表、通里、清热、温通、祛痰、理湿、行气、和营、内托、补益、养胃等。外治法有外用药物治疗、手术疗法和其他疗法等。大部分外科疾病必须辨证施治,根据疾病不同的发展过程,内、外治并重,才能获得满意的治疗效果。

第一节 躯干部疾病养生验方

一、项痹

项痹主要表现为颈项部疼痛、活动受限,或者伴有双上肢的放射性疼痛。现代医学的颈椎病有此症状时可参考本节辨证论治。

[经验方1]

组成:鸡血藤30克,当归、酒白芍各15克,川芎、桂枝、姜黄、淫羊藿、巴戟天各12克,通草6克,细辛3克。

用法:水煎服,每日1剂,早晚分服。2周为1个疗程。

功效:通络祛邪。

主治:项痹。

[经验方2]

组成:草乌、细辛各8克,洋金花5克,冰片15克。

用法:先将草乌、细辛、洋金花研磨成细粉,随后将其浸泡在500毫升浓度为50%的酒精溶液中。同时,将冰片单独浸泡于另外200毫升浓度为50%的酒精溶液中。每天搅拌2~3次,持续浸泡1周后,过滤去除其中的药渣。然后将这两种药液均匀混合在一起,倒入密封的罐子中保存。使用时,可以借助棉球或棉签蘸取适量药液均匀涂抹于痛处。每天2~3次,1周为1个疗程。

功效:祛邪通络。

主治:项痹。也可用于治疗足跟痛症、腰腿疼等疼痛疾病。本法仅供外用,不可内服。

[经验方3]

组成:葛根、白芍、生甘草、木瓜、羌活各20克,威灵仙、桂枝、赤芍、川芎各15克,独活10克。

用法:每日1剂,水煎2次,将药汁兑匀后分3次温服。15日为1个疗程。

功效:散瘀祛邪,通络止痛。

主治:项痹。疼痛明显者加桃仁、红花各15克。

[经验方4]

组成:葛根30克,天麻、川芎、赤芍、丹参各20克,钩藤15克,当归、桃仁各10克,红花6克,枳实12克。

用法:每日1剂,水煎取汁,分2次温服。30日为1个疗程。

功效:化瘀通络,平肝止眩,解肌止痉。

主治:项痹伴头晕。

[经验方5]

组成:葛根、桂枝、丹参、白芍各12克,生姜3片,大枣4枚。

用法:每日1剂,水煎服,取煎煮头3次的汤药,混匀后再均分为3份,每日分早、中、晚3次服。忌酸辣、油腻等刺激性食物。10日为1个疗程,连续治疗1~2个疗程。

功效:祛风散寒,活血通络。

主治:项痹,属风寒阻络型。

[经验方6]

组成:党参20克,柴胡、生姜、大枣各15克,半夏、黄芩各12克,桂枝、白芍各10克,甘草6克。

用法:每日1剂,水煎服,每天2次。7日为1个疗程。服药期间注意避风寒和休息。

功效:宣畅经络,理气和血,通经止痛。

主治:项痹。

[经验方7]

组成:黄芪100克,白芍30克,鸡血藤20克,当归15克,防风、桂枝、川

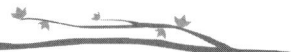

芎、乌梢蛇、生姜各10克,甘草6克。

用法:每日1剂,水煎取汁,分2次服。10日为1个疗程,服药1~4个疗程。同时嘱患者注意起居保暖。

功效:疏散风寒,活血化瘀,通络止痛。

主治:项痹。项背部疼痛明显者可加葛根15克,臂痛者加羌活6克。

[经验方8]

组成:艾粉850克,冰片、血竭各460克,樟脑粉600克,苏合香油1450毫升,黄丹21500克,白芷350克,穿根藤300克,金不换9000克,独活250克,生半夏250克,乳香、没药各760克,防风、荆芥、草乌、桂皮各160克,茶油5000毫升。

用法:先将艾粉、血竭、冰片、樟脑粉分别研细待备用,苏合香油、黄丹备用。其余各药洗净切碎阴干,用油浸10天。然后用热油炸枯,将药渣过滤干净,后加入黄丹熬成膏,放凉后,加入艾粉、血竭、冰片、樟脑粉、苏合香油5味药材,装于瓷器中。使用时外敷患处,每日1次,15天为1个疗程。

功效:活血通络。

主治:项痹。症见颈、肩部或枕部疼痛,头晕,恶心呕吐,位置性眩晕,持物坠地,猝倒,视物不清等。

[经验方9]

组成:川芎、葛根、威灵仙各20克,白芍15克,天麻10克,全蝎3克。

用法:每日1剂,水煎服,早晚2次分服。

功效:祛风散寒,养血活血,补益肝肾,通痹止痛。

主治:项痹。恶心呕吐者可加半夏、竹茹各10克;耳鸣者加石菖蒲10克、磁石15克;上肢麻木者加地龙10克、蜈蚣1条、桂枝12克。

二、落枕

落枕是指人在睡觉或外伤后突感颈部肌肉疼痛,尤以头颈部转动时更严重。

[经验方1]

组成:刀豆壳16克,羌活12克,防风12克。

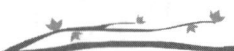

用法:每日1剂,水煎服,早晚2次分服。

功效:祛风柔筋。

主治:落枕。

[经验方2]

组成:当归10克,杭白芍10克,熟地黄12克,盐杜仲10克,玄参8克,西秦艽8克,牡丹皮10克,川芎5克,威灵仙5克,粉葛根8克,神曲6克,广陈皮6克,广木香3克,香附3克,香白芷5克,川羌活3克,甘草3克。

用法:每日1剂,水煎服,早晚2次分服。米酒30克为引。

功效:活血祛风,补肝柔筋。

主治:落枕,属虚弱易疲劳之体者。

[经验方3]

组成:黄芪20克,党参15克,葛根15克,白芍12克,蔓荆子10克,黄柏10克,升麻8克,炙甘草6克。

用法:每日1剂,水煎服,早晚2次分服。

功效:祛风通络活血。

主治:落枕。症见颈项强直疼痛,活动受限等。

三、腰痛

腰痛是指由外感、内伤或挫闪导致腰部气血运行不畅,或失于濡养,引起腰部一侧或两侧疼痛为主要症状的一类病证。现代医学的腰肌劳损、腰椎间盘突出症、腰肌纤维炎、腰椎骨质增生等以腰痛为主要症状者,均可参考本部分辨证。

[经验方1]

组成:全当归15克,延胡索20克,制香附10克,红花10克,桃仁泥10克,制乳香10克,制没药10克,五灵脂10克,广地龙15克,牛膝10克,泽泻10克,秦艽10克,炙甘草10克。

用法:每日1剂,水煎服,早晚2次分服。

功效:活血化瘀,通络止痛。

主治:腰痛。

[经验方 2]

组成:熟地黄 24 克,山萸肉、山药各 12 克,牡丹皮、茯苓、泽泻各 9 克,独活、防风、五加皮各 12 克。

用法:每日 1 剂,水煎服,早晚 2 次分服。

功效:滋肾壮腰。

主治:腰痛。

[经验方 3]

组成:黄芪 30 克,杜仲 24 克,川续断 18 克,当归、党参、牛膝、延胡索各 15 克。

用法:每日 1 剂,水煎服,早晚 2 次分服。

功效:补肾养精、活血化瘀。

主治:腰痛。

[经验方 4]

组成:黄芪 40 克,鹿角霜、白术各 20 克,骨碎补、当归、枸杞各 10 克,生麦芽 15 克,蟅虫、没药各 6 克。

用法:每日 1 剂,水煎服,早晚 2 次分服。药渣可热敷在腰部。10 天为 1 个疗程。

功效:补益肝肾,活血化瘀。

主治:腰痛。

[经验方 5]

组成:当归 30 克,丝楝树皮 20 克,党参 30 克,独根 30 克,接骨草 20 克,牛膝、延胡索各 15 克。

用法:每日 1 剂,水煎服,早晚 2 次分服。

功效:活血化瘀。

主治:腰痛。

[经验方 6]

组成:熟地黄 15 克,当归 15 克,杜仲 15 克,桑寄生 15 克,白芍 20 克,党参 15 克,独活 10 克,怀牛膝 10 克,秦艽 10 克,防风 10 克,丹参 30 克,肉桂 6 克,炙甘草 10 克。

用法:每日1剂,水煎服,早晚2次分服。7天1个疗程,连续服药21天。

功效:补肾壮腰。

主治:腰痛。

[经验方7]

组成:独活15克,桑寄生15克,威灵仙15克,潞党参15克,全当归12克,炒白芍12克,绵杜仲12克,川牛膝12克,生地黄12克,晚蚕砂15克(包煎),车前子15克(包煎),左秦艽9克,防风9克,蔓荆子9克,藁本9克,炒枳壳9克,生甘草9克。

用法:上药用水浸泡0.5~1.0小时,头煎、二煎分别浓缩成150毫升后混合,上、下午分2次口服,每日1剂,连续服用6周。

功效:通络止痛。

主治:腰痛。

[经验方8]

组成:羌活20克,独活20克,透骨草20克,伸筋草30克,当归20克,红花20克,乳香10克,没药10克,川芎10克,刘寄奴10克,海桐皮20克,秦艽20克,草乌8克,甘草10克。

用法:将上述药物共研为细末,用蜂蜜或麻油调和后敷在腰部,配合红外线热疗,每次30~40分钟,每天2次。10天为1个疗程,共治疗2个疗程。不可内服。

功效:通络止痛。

主治:腰痛。

[经验方9]

组成:青风藤30克,鸡血藤30克,红花、忍冬藤、杜仲、防己各15克,川乌10克(先煎),川椒10克,没药10克,细辛5克。

用法:上药煎好后将药液入药垫或将纱布用药液浸透,敷于患处,以皮肤有温热感为宜。每次30分钟,每天1次,10天为1个疗程。不可内服。

功效:活血化瘀,通络止痛。

主治:腰腿疼痛。

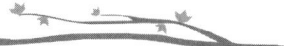

[经验方10]

组成:熟地黄15克,怀牛膝、杜仲、续断、川芎、当归、木瓜、党参、枸杞各10克,防风、白芷、泽兰、川厚朴各6克,西红花2克。

用法:每日1剂,酒水各半煎服,日服2次。

功效:活血通络。

主治:腰痛急性期。

[经验方11]

组成:独活、牛膝、桑寄生、狗脊、秦艽、威灵仙、防风、茯苓各10克,当归8克,细辛、炙甘草各3克,桂心1.5克,生姜2片。

用法:每日1剂,水煎服,早晚2次分服。

功效:祛风散寒,除湿通络。

主治:寒湿腰痛。

[经验方12]

组成:白术30克。

用法:每日1剂,水煎服,早晚2次分服。

功效:祛湿通络。

主治:湿伤腰痛,难以俯仰。

[经验方13]

组成:黄芪、当归、党参各30克,杜仲20克,怀牛膝、川续断、延胡索各15克。

用法:每日1剂,水煎服,早晚2次分服。

功效:益气活血,通络止痛。

主治:腰痛。

[经验方14]

组成:生地黄、熟地黄、狗脊各20克,山药30克,山萸肉、怀牛膝、焦杜仲、威灵仙各15克,砂仁12克(后下),红花9克,甘草6克。

用法:每日1剂,水煎服,早晚2次分服。

功效:补肾壮腰,活血通络。

主治:肾虚腰痛。

[经验方15]

组成:枸杞60克,黄芪45克,山楂45克。

用法:用白酒1000毫升浸泡7天后饮用,每次20~30毫升,每日2次。

功效:补益肝肾,祛瘀止痛。

主治:慢性腰痛。

[经验方16]

组成:白术40克,川续断30克,杜仲15克,香附15克,全蝎10克。

用法:每日1剂,水煎服,早晚2次分服。

功效:益肾壮骨。

主治:腰痛。

四、腰部伤筋

腰部伤筋是指由跌仆、扭闪或劳累过度等而致腰部筋肉受损的疾患,又称伤损腰痛、臀腰痛、瘀血腰痛、挫闪腰痛等。相当于现代医学的急性腰扭伤。

[经验方1]

组成:当归15克,丹参15克,白芍20克,香附15克,乳香6克,没药6克,炙甘草6克,炒枳壳12克。

用法:每日1剂,水煎,早、中、晚饭后温服。

功效:行气活血,通络止痛。

主治:腰部伤筋。

[经验方2]

组成:补骨脂15克,川杜仲10克,制大黄12克,桃仁10克,红花6克,制乳香8克,制没药8克,土鳖虫6克,炒枳壳8克,槟榔8克,肉桂6克,田七粉2克。

用法:水煎服,每日1剂,早晚2次分服。

功效:补肾壮骨,行气活血。

主治:腰部伤筋。

[经验方3]

组成:熟地黄25克,桑寄生15克,醋延胡索15克,酒制大黄10克,川楝子12克,青皮12克,肉桂5克。

用法:水煎,分2次温服,每日1剂。

功效:补益肝肾,活血通络。

主治:腰部伤筋。

[经验方4]

组成:黄连15克,黄芩15克,大黄15克,栀子15克。

用法:将上述药材混合,经干燥后,将其粉碎成100目的粉末,进行充分的搅动,混匀后密封保存在冰箱中。用时将药粉与适量的蜂蜜、白酒一起加热调成糊状,将药膏涂在纱布上敷在腰部,再覆盖4~5层纱布后用胶带固定,12天换1次药。7天为1个疗程。治疗期间患者多卧床静养。

功效:通络止痛。

主治:腰部伤筋。

[经验方5]

组成:当归15克,牛膝8克,没药8克,五灵脂6克,桃仁8克,红花6克,川芎6克,香附8克,地龙6克,秦艽10克,羌活8克,青皮8克,麻黄6克,甘草6克。

用法:将上述药材混合,加水400毫升,文火煎30分钟,取汁200毫升,再加水200毫升复煎,取汁100毫升,两次药液混合,1天分3次温服。患者在治疗期间卧硬板床休息,尽量减少腰部活动。

功效:活血行气,舒筋活络。

主治:腰部伤筋。若疼痛剧烈者可加醋延胡索10克、三七9克;腰膝酸软者加桑寄生10克、盐杜仲10克。

第二节 上肢疾病养生验方

一、漏肩风

漏肩风是一种以肩部疼痛,痛处固定,活动受限为主要症状的疾病。多发于50岁左右的成人,故俗称"五十肩",后期常出现肩关节粘连,活动明显受限,又称"肩凝症"。类似于现代医学的肩关节周围炎。

[经验方1]

组成:羌活、独活各10克,川芎15克,藁本、防风、炙甘草各6克,蔓荆子5克。

用法:水煎服,每日1剂,分2次服。

功效:祛风除湿,散寒止痛。

主治:风湿在表之漏肩风。症见肩背疼痛不可回顾,头痛身重,苔白。

[经验方2]

组成:透骨草15克,丹参15克,香附15克,延胡索15克,制川乌10克(先煎1~2小时),桂枝9克,干地龙9克,寻骨风9克,片姜黄9克。

用法:水煎服,每日1剂,分2次服。

功效:祛风除湿,温经散寒,通络止痛。

主治:漏肩风。症见肩关节疼痛或酸楚、屈伸不利、活动受限,日久不愈,得温稍舒,遇寒冷天气加重。

[经验方3]

组成:黄芪20克,芍药12克,桂枝12克,生姜6片,大枣4枚。

用法:水煎服,每日1剂,分2次服。

功效:益气温经,通络止痛。

主治:漏肩风。症见肩臂疼痛,畏寒肢冷,肌肤麻木不仁,肢体乏力。

[经验方4]

组成:桃仁、红花、赤芍、生地黄、川芎、当归、川牛膝各9克,枳壳、甘草各

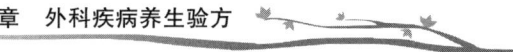

6克,桔梗5克,柴胡3克。

用法:水煎服,每日1剂,分2次服。

功效:活血化瘀,行气止痛。

主治:漏肩风,属气血瘀滞者。

[经验方5]

组成:鸡血藤、桑枝各30克,丹参、威灵仙各15克,川芎、桂枝、橘络、丝瓜络、香附各12克。

用法:水煎服,每日1剂,分2次服。

功效:祛风散寒,活络止痛。

主治:漏肩风。

[经验方6]

组成:黄芪30克,白芍15克,桂枝10克,桑枝12克,防风10克,当归10克,威灵仙10克,羌活10克,甘草6克。

用法:水煎服,每日1剂,分2次服。

功效:祛风止痛。

主治:漏肩风。

[经验方7]

组成:透骨草、当归、丹参各30克,羌活18克,桂枝15克,生地黄15克,香附15克。

用法:将上述各味加适量水煎汤取汁,每日1剂,早晚2次温服。

功效:活血通络,祛风散寒。

主治:漏肩风。

[经验方8]

组成:葛根20克,白芍30克,麻黄9克,桂枝6克,甘草9克,生姜2片,大枣3枚。

用法:水煎服,每日1剂,早晚2次分服。10天1个疗程。

功效:祛风散寒,通经活络。

主治:漏肩风。

[经验方9]

组成:黄芪30克,葛根30克,桂枝、白芍各10克,嫩桑枝10克,姜黄

10克,威灵仙10克,当归10克。

用法:水煎服,每日1剂,分2次服。

功效:益气活血,祛风通络。

主治:漏肩风。

[经验方10]

组成:桑枝90克,柏枝、槐枝各60克,桂枝、艾叶、松枝、柳枝各30克。

用法:水煎去渣取药液,加白酒50毫升,熏洗患处。

功效:祛风散寒,通经活络。

主治:漏肩风。

[经验方11]

组成:桂枝、独活、秦艽、山茱萸各10克。

用法:将上4味药物用水煎煮半小时,去渣取汁。每日1剂,早晚2次分服。

功效:祛风散寒,化湿通络。

主治:漏肩风,属风寒湿痹型。

[经验方12]

组成:威灵仙15克,汉防己6克。

用法:将上述药材加水煎取汁。每日1剂,早晚2次分服。

功效:祛风除湿,通经活络。

主治:漏肩风。

[经验方13]

组成:黄芪20克,桂枝、防风、赤芍各15克,白术10克。

用法:上药用水煎半小时,去渣取汁。每日1剂,早晚2次分服。

功效:益气固表,祛风通络。

主治:漏肩风。

[经验方14]

组成:伸筋草、川芎、威灵仙、生姜各15克,羌活12克,麦麸400克。

用法:先将伸筋草、川芎、威灵仙、生姜、羌活先加适量水浓煎取汁;再将麦麸入锅内炒黄,趁热伴入药汁,加适量白醋1汤匙,盛于纱布袋中。趁热敷患处,每日1次,10天为1个疗程。

功效:祛风除湿,通经活络。

主治:漏肩风。

二、肘痹

肘痹是以肘部关节筋脉肌肉疼痛、肿胀、挛缩,甚至屈伸不利为主要临床表现的疾病。类似现代医学的肱骨外上髁炎。

[经验方1]

组成:仙鹤草40克,桑枝30克,金银花、白芍各15克,片姜黄10克,甘草6克,大枣10枚。

用法:每日1剂,水煎服,日服2次。

功效:活血通络,消肿止痛。

主治:肘痹。

[经验方2]

组成:透骨草30克,丹参30克,鸡血藤20克,当归18克,香附、延胡索各12克,制乳香、制没药各9克。

用法:每日1剂,水煎服,日服2次。

功效:活血化瘀,行气通络。

主治:肘痹。

[经验方3]

组成:透骨草15克,伸筋草15克,桂枝12克,白芷12克,花椒12克,红花12克,当归12克,干姜18克。

用法:将上述诸药放入盆内,加入温水约3500毫升,浸泡2~3小时,武火煮沸后改文火煎煮30分钟。将患处置药盆上方,熏蒸20~30分钟。待药液温度适宜时,用药液浸泡、温洗20~30分钟。每日早晚各熏洗1次,每次约1小时。每剂药用1天,治愈为止。注意温度把控,防止烫伤。

功效:活血化瘀,行气通络。

主治:肘痹。

[经验方4]

组成:紫背天葵30克,苍术15克,白芷12克,大黄10克,红花10克,艾叶6克。

用法:上药用酒浸或水煎服,每日1~2次。

功效:活血化瘀。

主治:肘痹。

第三节　下肢疾病养生验方

一、骨蚀

骨蚀是因身体虚弱、寒胜其热、邪气入筋骨,久留而内蓄所致,以骨乏无力、足不能履地为主要临床表现的一种疾病。临床表现为髋膝疼痛,渐进性加重,活动后尤甚,间歇性、进行性跛行,关节僵硬,患侧肢体肌肉萎缩、无力,活动受限,功能障碍,甚至生活不能自理。类似于现代医学的股骨头无菌性缺血性坏死。

[经验方1]

组成:熟地黄24克,山药12克,山萸肉12克,枸杞12克,菟丝子12克,川牛膝9克,鹿角胶12克,龟板胶12克。

用法:每日1剂,水煎服,日服2次。

功效:补肾壮骨。

主治:骨蚀。

[经验方2]

组成:熟地黄24克,山萸肉、山药各12克,牡丹皮、泽泻、茯苓各9克,牛膝12克,黄芪30克,当归12克,鸡血藤18克,鹿角胶12克,骨碎补12克,威灵仙18克,丹参18克,桂枝9克。

用法:每日1剂,水煎服,日服2次。

功效:补肾壮骨,活血通络。

主治:骨蚀。

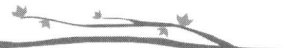

[经验方3]

组成:黄芪30克,丹参30克,益母草20克,刺五加15克,当归15克,桃仁15克,鸡血藤15克,党参20克,赤芍15克,三棱10克,莪术10克,牛膝15克。

用法:每日1剂,水煎服,日服2次。

功效:活血通络,补益肝肾。

主治:骨蚀早期。

[经验方4]

组成:当归30克,红花25克,乳香20克,没药20克,川乌15克(先煎),草乌15克(先煎),血竭10克,白芷15克,姜黄25克,大葱头50克。

用法:上药除大葱头外研成细末,备用。取大葱头50克,加清水煮沸10分钟,取汁放凉后,加入研好的药末,调成糊状放在纱布上敷在髋部,用胶布固定,每日换药1次。

功效:活血通络,补益肝肾。

主治:骨蚀早期。

[经验方5]

组成:熟地黄15克,骨碎补15克,鹿角胶15克,当归10克,血竭10克,石菖蒲10克,土鳖虫10克,黄芪30克。

用法:每日1剂,水煎服,日服2次。

功效:补肾壮骨,通经活络。

主治:骨蚀。

[经验方6]

组成:熟地黄75克,骨碎补50克,续断50克,枸杞50克,肉苁蓉50克,淫羊藿50克,五加皮50克,乳香50克,没药50克,血竭50克,鸡血藤50克,三七50克,自然铜50克,红花30克,牛膝30克。

用法:上药研成末,用蜂蜜调和炼制为丸。每丸重10克,每次2丸,每日早饭前用温黄酒为引服用。

功效:补肾壮骨,活血通络。

主治:骨蚀。

[经验方 7]

组成:黄芪 30 克,丹参 15 克,三七 10 克,鹿角胶 10 克,土鳖虫 10 克,牛膝 8 克,生甘草 6 克。

用法:每日 1 剂,水煎服,日服 2 次。

功效:补肾壮骨,活血通络。

主治:骨蚀。

[经验方 8]

组成:桑枝 30 克,赤芍 15 克,独活 12 克,防风 12 克,秦艽 12 克,刘寄奴 12 克,红花 9 克,川芎 9 克,艾叶 9 克,花椒 9 克,草乌 9 克(先煎),栀子 9 克,五加皮 15 克,透骨草 12 克,生姜 30 克,大葱 3 根。

用法:以上药物用食醋混合,用纱布包好,用蒸锅加热后,温敷于患处(温热为度,避免烫伤)。每天 2~3 次,每次 40 分钟。

功效:壮骨通络。

主治:骨蚀。

[经验方 9]

组成:当归 20 克,熟地黄 15 克,骨碎补 15 克,丹参 25 克,黄芪 25 克,肉苁蓉 15 克,淫羊藿 10 克,白芍 10 克,红花 10 克,伸筋草 5 克,泽泻 10 克,甘草 5 克。

用法:每日 1 剂,水煎服,日服 2 次。

功效:壮骨通络。

主治:骨蚀。若以臀痛、关节屈伸力差为主要表现的,可加牛膝、郁金各 10 克;若在阴雨天气时加重的可加独活、羌活、五加皮各 15 克,伸筋草 25 克;若伴有痉挛症状的患者,可加天麻 15 克,木瓜、钩藤各 10 克。

[经验方 10]

组成:骨碎补 15 克,续断 10 克,狗脊 15 克,牛膝 10 克,当归 10 克,郁金 10 克,延胡索 10 克,伸筋草 10 克,羌活 10 克,独活 10 克,白芷 10 克,肉桂 10 克。

用法:每日 1 剂,水煎服,日服 2 次。也可以将上药共研为细末,加蜂蜜调和为丸,每丸重 10 克,每日服 3 次。也可再加乳香 6 克、没药 6 克,共研成

细末,用白酒调成稠糊状,外敷于痛处。

功效:强筋壮骨,祛风除湿,通经活络。

主治:骨蚀早期。

[经验方11]

组成:滚山虫10克,叶下花20克,土鳖虫10克,三七20克,杜仲15克,巴戟天15克,骨碎补15克,狗脊10克,当归15克,菟丝子10克,续断15克,淫羊藿15克,肉苁蓉15克,龟甲15克,鳖甲15克。

用法:水煎服,每日服2次,每剂服2天。7剂为1个疗程。

功效:补益肝肾,养血止痛。

主治:骨蚀早期证属肝肾不足,血虚精亏者。

二、膝痹

膝痹是由外伤、劳损或感受风、寒、湿热邪气所致的膝关节气血瘀阻、津液输布不畅、痰湿内聚,导致关节肿痛、活动受限为主要临床表现的一种疾病。现代医学的膝骨关节炎、膝关节创伤性滑膜炎等可参考本部分辨证论治。

[经验方1]

组成:苍术15克,薏苡仁30克,川萆薢30克,黄柏15克,牛膝15克,五加皮30克,黄芪50克,土茯苓20克。

用法:每天1剂,水煎服,分2次服用。

功效:利湿消肿,益气通络。

主治:膝痹。

[经验方2]

组成:茯苓皮20克,薏苡仁30克,苍术12克,白术12克,金银花30克,川牛膝15克。

用法:每天1剂,水煎服,分2次服用。10剂为1个疗程。

功效:健脾燥湿,清热解毒,通利关节。

主治:膝痹。疼痛明显者可加赤芍20克;肿甚者可加赤小豆15克。

[经验方3]

组成:全当归9克,川芎9克,红花9克,茯苓12克,泽泻9克,川牛膝

9克,独活9克,陈皮6克,枳壳9克,乌药15克,甘草3克。

用法:每天1剂,水煎服,分2次服用。

功效:活血祛瘀,利水消肿。

主治:膝痹。

[经验方4]

组成:独活、秦艽、桑寄生、干地黄、杜仲、牛膝各10克,当归、川芎、茯苓、防风、党参、芍药、甘草各6克,肉桂3克,细辛3克。

用法:水煎服,每日1剂,分2次服。

功效:补肝肾,益气血,祛风湿,止痹痛。

主治:膝痹,属肝肾亏虚、气血不足者。症见膝部疼痛,关节屈伸不利,或麻木不仁,舌淡苔白。

[经验方5]

组成:土茯苓30克,黄柏10克,车前草20克,泽泻15克,透骨草15克,刘寄奴12克,白花蛇舌草30克,夏枯草15克,王不留行12克,赤芍15克,全蝎6克(研末冲服)。

用法:水煎服,每日1剂,分2次服。连服6剂,停1天,共服药30剂。

功效:清热祛湿,化瘀止痛。

主治:膝痹。

第四节 其他骨科疾病养生验方

一、骨萎

骨萎是以腰背酸软、难于直立、下肢痿弱无力、头晕、出汗、面色暗黑、牙齿干枯等为主要表现的一种疾病。类似于现代医学的骨质疏松症。

[经验方1]

组成:熟地黄15克,骨碎补10克,淫羊藿10克,肉苁蓉10克,鹿衔草

第五章 外科疾病养生验方

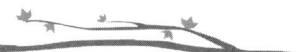

10 克,鸡血藤 10 克,莱菔子 5 克。

用法:水煎服,每日 1 剂,早晚 2 次分服。

功效:补益肝肾,通经活络,强筋健骨。

主治:骨萎。

[经验方 2]

组成:熟地黄 15 克,当归 15 克,山茱萸 15 克,怀牛膝 12 克,茯苓 12 克,续断 12 克,盐杜仲 10 克,五加皮 10 克,杭白芍 10 克,鳖甲 6 克,鹿角片 6 克,青皮 5 克。

用法:每日 1 剂,水煎服,疗程 3 个月。

功效:补肝肾,强筋骨。

主治:骨萎。

[经验方 3]

组成:枸杞 300 克,五味子 200 克。

用法:上药打成粗粉,加白糖适量混匀,装瓶储存。每日 30 克,用开水冲泡 15 分钟,茶包封装代茶饮。

功效:补肾壮骨。

主治:骨萎。

[经验方 4]

组成:龟板 50 克,鸡蛋壳 50 克。

用法:上药洗净沥干后焙干研成细末,用白糖 20 克混匀,每日 2 次,每次服 5 克。

功效:补肾壮骨。

主治:骨萎。

[经验方 5]

组成:淫羊藿、仙茅、煅龙骨、煅牡蛎各 25 克,巴戟天 12 克,当归、黄柏、知母、牛膝各 10 克。

用法:每日 1 剂,水煎浓缩取汁,分 2 次口服。连服 2 个月。

功效:补益肝肾,强筋壮骨。

主治:骨萎,证属肝肾亏虚者。

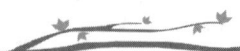

[经验方6]

组成:熟地黄15克,山药15克,山萸肉10克,茯苓10克,杜仲15克,枸杞15克,炙龟板10克,覆盆子10克,制首乌10克,紫河车粉3克。

用法:将上药除紫河车粉外用水泡1小时,再浓煎3次,服药前将紫河车粉加入其中同服。每天2～3次,每剂药12天服完,30天为1个疗程,须连服3个月。

功效:补肾壮骨。

主治:骨萎。

二、脊痹

脊痹是由肾虚于先,寒邪深入骨髓,使气血凝滞,脊失温煦所致,以腰脊疼痛,两胯活动受限,严重者脊柱弯曲变形,甚至强直僵硬,或背部酸痛、肌肉僵硬沉重感,阴雨天及劳累后明显为主要表现的肢体痹病类疾病。现代医学的强直性脊柱炎可参照本部分辨治。

[经验方1]

组成:黄芪60克,枸杞30克,当归、葛根各12克,露蜂房10克,海藻、昆布、炒牛蒡子各9克,桂枝、白芥子各6克,血竭3克。

用法:每天1剂,水煎服,分2次服用。

功效:补肾强骨,温经散寒,活血化瘀。

主治:脊痹,属肾虚骨寒型。

[经验方2]

组成:狗脊、秦艽、防己、石楠藤各12克,苍术、黄柏、桑寄生、甘草各10克,徐长卿20克。

用法:每天1剂,水煎服,分2～3次服用。10剂为1个疗程。

功效:清热健脾利湿,祛风止痛。

主治:脊痹,属湿热型。

[经验方3]

组成:制川乌10克(先煎1小时以上),制草乌10克(先煎1小时以上),熟地黄30克,当归15克,炙甘草10克,红花、狗脊、石楠藤各12克。

第五章 外科疾病养生验方

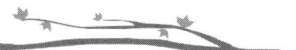

用法：每天1剂,水煎服,分2～3次服用。10剂为1个疗程。

功效：温肾祛寒,活血止痛。

主治：脊痹,属虚寒型。

[经验方4]

组成：川续断15克,狗脊40克,淫羊藿10克,炒杜仲15克,鹿角霜10克,制附片12克(先煎1小时),桂枝10克,骨碎补15克,牛膝18克,生、熟地黄各12克,赤、白芍各10克,生薏苡仁30克,羌活、独活各10克,伸筋草30克,土鳖虫10克,白僵蚕12克,知母15克,麻黄5克,防风10克。

用法：每天1剂,水煎服,分2次服用。

功效：温经散寒,活血化瘀,补肾强骨。

主治：脊痹,属肾虚骨寒者。

[经验方5]

组成：骨碎补20克,川续断18克,松节15克,伸筋草、络石藤、鸡血藤各30克,威灵仙12克,生、熟地黄各12克,羌活、独活各10克,赤、白芍各10克,补骨脂10克,桂枝10克,白蒺藜10克,山萸肉10克,蜈蚣3条,寻骨风10克,炒黄柏10克,制附片10克(先煎1小时),土鳖虫9克,红花10克。

用法：每天1剂,水煎服,分2次服用。

功效：滋补肝肾,荣筋壮骨。

主治：脊痹,属肝肾两虚型。

[经验方6]

组成：骨碎补60克,鸡血藤30克,杜仲20克,当归、川续断、狗脊、桑寄生、川芎、自然铜、首乌藤各20克,乌药、黄芪、土鳖虫、防己、怀牛膝各15克。

用法：上药共研为细末,炼蜜为丸,每丸重10克,1次1丸,1日2次,淡盐汤送服。

功效：补肾壮骨,活血化瘀。

主治：脊痹。

[经验方7]

组成：丹参、熟地黄各30克,鸡血藤20克,川续断、当归各15克,独活、桑寄生、桂枝、地龙、土鳖虫、乳香、没药、露蜂房、炙甘草各10克。

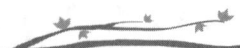

用法:每天1剂,水煎服,分2~3次服用。10剂为1个疗程。

功效:活血化瘀,祛风通络。

主治:脊痹,属血瘀型。

[经验方8]

组成:狗脊30克,熟地黄、桑寄生、续断、淫羊藿各20克,制首乌、杜仲、地龙各15克,川芎、丹参、红花各10克。

用法:每天1剂,水煎服,分2~3次服用。3周为1个疗程。

功效:益肾养血,化瘀通络。

主治:脊痹。遇冷加重、得温则减者,可加制附片5克、桂枝15克;髋、膝、踝关节肿痛者,可加木瓜、川牛膝各15克;肩及颈项部疼痛者加威灵仙、羌活各12克,葛根20克。

[经验方9]

组成:杜仲、当归、骨碎补、枸杞、仙茅、桂枝、红花、防己、川乌(先煎1小时)各10克,秦艽、海风藤、丹参各15克,全蝎、蜈蚣、甘草各9克,青风藤20克,细辛3克,黄芪60克。

用法:每天1剂,水煎服,分2~3次服用。10天为1个疗程,一般需3~4个疗程。

功效:补肝肾,强筋骨,祛风湿,止痹痛。

主治:脊痹。

[经验方10]

组成:青风藤30克,桂枝10克,生麻黄10克,制附子10克(先煎1小时),生石膏18克,通草6克,甘草6克,生姜10克。

用法:每天1剂,水煎服,分2次服用。

功效:祛风散寒,祛湿通络。

主治:脊痹,属寒湿痹阻、阳气亏虚型。

[经验方11]

组成:青风藤、熟地黄各30克,生麻黄15克,制附子10克(先煎1小时),桂枝10克,三棱6克,红花6克,通草6克,生石膏20克,甘草8克,生姜10克。

用法:每天1剂,水煎服,分2次服用。

功效:祛风散寒,通筋活络。

主治:脊痹。

[经验方12]

组成:生地黄18克,川续断15克,骨碎补18克,地骨皮12克,秦艽20克,赤芍12克,忍冬藤30克,络石藤30克,透骨草20克,威灵仙15克,知母12克,炒黄柏12克,羌活、独活各9克,蚕砂10克,土鳖虫9克,红花10克,制乳香、制没药各6克。

用法:每天1剂,水煎服,分2次服用。

功效:益肾壮骨,清热活络。

主治:脊痹。

[经验方13]

组成:忍冬藤30克,络石藤20克,伸筋草、生薏苡仁各30克,生地黄15克,川续断15克,桑寄生30克,骨碎补15克,补骨脂6克,桂枝6克,白芍、知母各15克,酒炒黄柏、威灵仙各12克,土鳖虫9克,炙山甲、羌活、独活各9克,制附片(先煎)5克。

用法:每天1剂,水煎服,分2次早晚饭后服。

功效:祛风除湿,温经止痛,益肾健骨。

主治:脊痹。

[经验方14]

组成:熟地黄15克,制附片10克(先煎1小时),鹿角霜10克,桂枝15克,骨碎补15克,淫羊藿9克,狗脊20克,川续断15克,杜仲15克,怀牛膝12克,羌活12克,独活10克,赤、白芍各12克,知母15克,土鳖虫6克,白僵蚕9克,防风12克,麻黄3克,炙山甲9克,生薏苡仁30克,伸筋草20克。

用法:每天1剂,水煎服,分2次早晚饭后服。

功效:补肾助阳,强骨驱寒,祛风除湿,壮腰通络。

主治:脊痹,属肾虚骨寒、风湿内侵证。症见腰髋关节疼痛、僵硬感,遇寒加重,得热减轻。

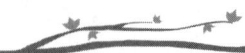

[经验方15]

组成:狗脊30克,骨碎补20克,续断20克,桑寄生20克,补骨脂15克,淫羊藿12克,桂枝10克,白芍12克,防风12克,姜黄12克,延胡索15克,独活10克,知母15克,郁金15克,香附15克,青风藤20克,鸡血藤15克,炙山甲15克。

用法:每天1剂,以水煎服,分2次早晚饭后服。

功效:补肾强督,活血通络。

主治:脊痹,属肾虚督寒、瘀血阻络证。症见腰骶、左髋关节及臀深部疼痛,活动略有受限,无晨僵,腰膝酸软,畏寒喜暖,舌暗,苔白。

[经验方16]

组成:生地黄、生黄芪、虎杖、土茯苓、鸡血藤、白花蛇舌草、青风藤、龙葵各15克,红景天20克,知母、当归各10克。

用法:每天1次,以水煎服,分2次早晚饭后服。

功效:清热利湿,益气活血。

主治:脊痹。

第五节 皮肤病养生验方

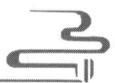

一、疖

疖是指发生在肌肤浅表部位,感受火毒,以局部红肿热痛为主要表现的急性化脓性疾病。与现代医学的疖类似。

[经验方1]

组成:金银花15克,野菊花8克,蒲公英8克,紫花地丁6克,紫背天葵子6克。

用法:每天1剂,水煎服,分2次服用。

功效:清热解毒。

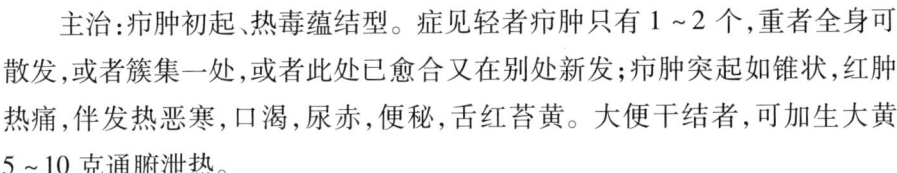

主治:疖肿初起、热毒蕴结型。症见轻者疖肿只有1~2个,重者全身可散发,或者簇集一处,或者此处已愈合又在别处新发;疖肿突起如锥状,红肿热痛,伴发热恶寒,口渴,尿赤,便秘,舌红苔黄。大便干结者,可加生大黄5~10克通腑泄热。

[经验方2]

组成:金银花30克,生甘草10克。

用法:每天1剂,水煎煮,代茶频饮。

功效:清热解毒。

主治:疖肿初起。

[经验方3]

组成:连翘10克,金银花10克,赤芍10克,天花粉10克,车前子10克,滑石10克,泽泻10克,甘草10克。

用法:每天1剂,水煎服,分2次服用。

功效:清暑化湿解毒。

主治:疖。多发于夏秋季节,常发于头面、颈部、背部及臀部,呈单个或者多个疖成片,疖肿红、胀、热、痛,抓破后流脓水,可伴心烦、口苦咽干、胸闷、便秘、尿赤等,舌红苔黄腻。热毒盛者,可加栀子10克、黄芩10克、黄连5~10克清热泻火;小便短赤者,可加滑石10克、生甘草6克清热利尿;大便秘结者,可加生大黄5~10克通腑泄热。

[经验方4]

组成:金银花15克,玄参15克,当归10克,生甘草6克。

用法:每天1剂,水煎服,分2次服用。

功效:扶正解毒。

主治:疖,证属体虚毒恋型。症见全身各处散发疖肿,此处愈合后又在别处新发,不断发生,疖肿较大者,可能转变成有头疽,颜色暗红,脓水稀少;可伴有低热、烦躁、口渴,或肢体乏力,舌质红,苔薄黄,脉细数。阴虚口干渴明显者,可加天冬10克、麦冬10克养阴生津。

[经验方5]

组成:鲜蒲公英、鲜紫花地丁适量。

用法：捣烂外敷患处。

功效：清热解毒。

主治：疖肿初起。

二、外痈

外痈是一种发生于皮肉之间的急性化脓性疾病，此病特点是结块局部光软无头，红肿疼痛（少数初起皮色不变），结块范围多在9~12厘米，发病迅速，易肿、易脓、易溃、易敛，可伴有寒热等全身症状。现代医学的皮肤体表浅表脓肿、急性化脓性淋巴结炎可参照本部分辨治。

[经验方1]

组成：蒲公英、金银花、鲜生地黄各15~30克，赤芍、连翘、花粉、重楼、川贝母、陈皮、龙葵各9~15克，白芷6~9克。

用法：每天1剂，水煎服，分2次服用。

功效：消热解毒，散瘀消肿，活血止痛。

主治：外痈初起。

[经验方2]

组成：蒲公英24克，连翘15克，金银花18克，茵陈30克，生黄柏15克，猪苓9克，云苓9克，防己12克，当归尾9克，赤芍9克，白芷9克，桔梗9克，车前子9克，甘草3克。

用法：每天1剂，水煎服，分2次服用。

功效：托里解毒，祛湿化瘀。

主治：痈成脓期。

[经验方3]

组成：黄芪18克，党参18克，连翘15克，金银花15克，云苓15克，白术12克，陈皮6克，白芷9克，桔梗9克，当归9克，赤芍9克，红花9克，甘草3克。

用法：每天1剂，水煎服，分2次服用。

功效：托里生肌，清除余毒。

主治：痈溃破期。

[经验方4]

组成:珍珠5~6粒,琥珀3克,冰片0.5克,青黛3克,黄丹100克,麻油240克。

用法:将珍珠粒纳入豆腐内加水煮2小时,取出珍珠晒干研末,以瓦罐煎麻油至浓黑色,将黄丹慢慢撒入油中,不断搅拌,不要沸出罐外,用文火熬至滴水成珠,再加入琥珀、青黛、冰片成药粉,搅匀即成。治疗时按疮口大小,用纸摊膏,贴于疮口上,每日换药1次。

功效:活血化瘀,祛腐敛疮,拔毒生肌。

主治:外痈。疮疡溃后,脓血淋漓,久久不收口者。

[经验方5]

组成:牛蒡子、栀子、夏枯草、薄荷、石斛、牡丹皮各10克,连翘、荆芥、玄参各15克。

用法:每天1剂,水煎服,分2次服用。

功效:祛风清热,化痰解毒。

主治:外痈,属风热痰毒型。症见颈侧或耳下、锁骨上窝处肿块,形如鸡卵,活动度差,热、痛,疼痛可牵引肩部、上臂,可伴发热恶寒、头痛、咳嗽,舌质淡红,舌苔黄。

三、瘰疬

瘰疬是指好发于颈部淋巴结的慢性感染性疾病,因其结核累累如贯珠的形状,故称瘰疬。本病相当于现代医学的颈部淋巴结结核。

[经验方1]

组成:陈皮10克,法半夏10克,茯苓15克,当归15克,白芍10克,柴胡15克,白术15克,薄荷6克,炙甘草10克,生姜3片。

用法:每天1剂,水煎服,分2次服用。

功效:疏肝养血,健脾化痰。

主治:瘰疬,属气滞痰凝证。症见结块一个或数个不等,肿大如豆粒,皮色不变,不热不痛,按之坚实,推之能动,无明显全身症状,舌苔腻,脉弦滑。

[经验方2]

组成:熟地黄15克,山药12克,山萸肉12克,茯苓10克,牡丹皮

10克,泽泻10克,银柴胡10克,胡黄连、地骨皮、秦艽、鳖甲、青蒿、知母各6克,甘草5克。

用法:每天1剂,水煎服,分2次服用。

功效:滋阴降火,化痰散结。

主治:瘰疬,属阴虚火旺证。症见结块逐渐增大、皮色暗红、皮肤粘连,全身可见潮热、盗汗、咳嗽,或痰中带血丝,心烦,失眠,舌红苔少,脉细数。

[经验方3]

组成:贝母、香附、白术、人参、茯苓、陈皮、川芎、当归、熟地黄、白芍各15克,桔梗、甘草各8克,生姜3片,大枣2枚。

用法:每天1剂,水煎服,分2次服用。

功效:益气养血,理气化痰。

主治:瘰疬,日久属气血两虚、气滞痰凝证。症见瘰疬日久,破溃后或经切开后脓出清稀,淋漓不尽,或夹有败絮样物,疮面灰白,可形成窦道,较难收口;可兼有面色苍白、头晕、疲乏、胃纳不佳;舌质淡红,苔薄。

[经验方4]

组成:夏枯草10克,山慈菇6克,白茅根10克,冬瓜皮10克,茯苓皮6克,滑石9克,甘草6克,通草3克,蒲公英6克,浙贝母6克,赤芍6克,橘叶6克。

用法:每天1剂,以水煎服,分2次服用。

功效:祛湿化痰。

主治:瘰疬,属痰湿阻滞型。症见颈部瘰疬,皮肤发痒,胃纳不香,可伴恶心,舌红苔腻。

[经验方5]

组成:佩兰10克,没药6克,香附10克,灯盏花6克,瓜蒌10克,郁金10克,独活10克,草果10克,葶苈子10克。

用法:每天1剂,水煎服,分2次服用。

功效:散寒化湿祛瘀。

主治:瘰疬。症见瘰疬质地软,活动度大,多伴有乏力、发热等。

四、蛇串疮

蛇串疮是一种皮肤上出现成簇水疱,呈带状分布,痛如火燎的急性疱疹性皮肤病。相当于现代医学的带状疱疹。

[经验方1]

组成:龙胆草6克(酒炒),栀子10克(酒炒),黄芩10克(酒炒),泽泻12克,紫草10克,板蓝根10克,川楝子10克,通草9克,车前子10克,酒当归9克,生地黄15克,柴胡10克,生甘草6克。

用法:每天1剂,水煎服,分2次服用。

功效:清肝泻火解毒。

主治:蛇串疮,属肝经郁热型。症见皮损鲜红色,疱壁紧张,灼热刺痛;可伴口苦、咽干、烦躁、易怒,大便干、小便黄,舌红,舌苔薄黄或黄厚。发于面部者,可加菊花10克以平肝解毒,引药上行;若大便干结,可加生大黄5~10克通腑泻下;若疼痛剧烈者,可加川楝子10克、延胡索10~20克以理气止痛。

[经验方2]

组成:炒苍术、厚朴(姜炒)、猪苓、泽泻、陈皮、赤茯苓、滑石、白术(土炒)、防风、栀子各9克,通草6克,肉桂、生甘草各3克。

用法:每天1剂,水煎服,分2次服用。

功效:健脾利湿。

主治:蛇串疮,属脾虚湿蕴证。此为湿盛于热,症见皮疹颜色比较淡,疱壁松弛,疼痛稍轻,可伴腹胀饮食减少、口淡不渴、大便时烂不成形;舌质淡,苔白或白腻。

[经验方3]

组成:当归、生地黄、川芎、赤芍、桃仁各9克,红花6克,制香附、延胡索、莪术各10克,珍珠母、生牡蛎、磁石各15克。

用法:每天1剂,水煎服,分2次服用。

功效:理气活血止痛。

主治:蛇串疮,属气滞血瘀证。常见于后遗神经痛期。症见皮疹消退后局部疼痛不止;舌质暗,苔白。若疼痛影响夜间睡眠者,可加酸枣仁 20 克以养心安神;年老体虚者,可加黄芪 10～30 克、太子参 10 克以益气抗邪。

[经验方 4]

组成:鲜马齿苋 30～50 克。

用法:捣烂外敷患处。

功效:清热解毒。

主治:蛇串疮。

[经验方 5]

组成:厚朴、白术、陈皮、茯苓、泽泻各 10 克,板蓝根 15 克,延胡索 20 克,生甘草 10 克。

用法:每天 1 剂,水煎服,分 2 次服用。

功效:健脾利湿兼解毒。

主治:蛇串疮。

五、湿疮

湿疮是一种由多种内、外因素引起的过敏性炎症性皮肤病。以对称分布的多形性皮损、自觉皮损瘙痒、表面易渗出,反复发作和慢性化为临床特征。类似于现代医学的湿疹。

[经验方 1]

组成:龙胆草 6 克(酒炒),栀子 10 克(酒炒),黄芩 10 克(酒炒),泽泻 12 克,紫草 10 克,板蓝根 10 克,川楝子 10 克,车前子 10 克,萆薢 10 克,通草 9 克,酒当归 9 克,生地黄 15 克,柴胡 10 克,生甘草 6 克。

用法:每天 1 剂,水煎服,分 2 次服用。

功效:清热利湿,解毒止痒。

主治:湿疮,急性期,属湿热浸淫型。症见发病急,皮损潮红灼热,持续瘙痒,渗液流出;伴身热、口渴,心烦,大便干,小便黄;舌红,苔薄白或黄。

[经验方 2]

组成:苍术、白术(土炒)、厚朴(姜炒)、陈皮、猪苓、滑石、赤茯苓、泽泻、防风、栀子、通草各 9 克,萆薢、薏苡仁、黄柏各 10 克,肉桂、生甘草各 3 克。

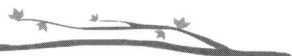

用法:每天1剂,水煎服,分2次服用。

功效:健脾除湿,止痒。

主治:湿疮,亚急性期,属脾虚湿蕴型。症见发病较缓,皮损潮红,瘙痒,抓后糜烂渗出,可见鳞屑;伴食少,疲倦,腹胀,便溏;舌淡胖,苔白或腻。

[经验方3]

组成:生地黄、白芍、当归、川芎、防风、荆芥、白蒺藜各15克,制首乌、黄芪、甘草各9克。

用法:每天1剂,水煎服,分2次服用。

功效:养血润肤,祛风止痒。

主治:湿疮,慢性期,属血虚风燥型。症见病久,皮损色暗或色素沉着,苔藓化、肥厚、干燥,剧烈瘙痒,伴口干不欲饮,纳差腹胀;舌淡,苔白。瘙痒不能入眠者,可加珍珠母、夜交藤、酸枣仁各10~30克以养心安神。

[经验方4]

组成:炉甘石30克,孩儿茶20克,冰片10克。

用法:共研成细末,装入瓶中备用。有渗出液者可以在患处直接撒上药末,没有渗出液者可以在药末中加入麻油调成糊状,然后再涂擦患处,每天2次。

功效:清热止痒。

主治:湿疮,急性期。

[经验方5]

组成:生蒲黄、海螵蛸、龙骨各等份。

用法:上药研成细末,过筛,将粉末直接撒在患处;若药粉被渗出液湿透,可以继续撒药粉。再次用药时,直接撒药粉在患处,不要将原来已经干燥的药粉去掉。

功效:清热除湿。

主治:湿疮,急性期,渗液较多者。

[经验方6]

组成:龙胆草、黄柏、苦参各30克。

用法:上药共研成细末,装入瓶中备用。有渗出液者可以在患者直接撒

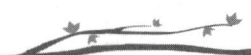

上药末,没有渗出液者可以在药末中加入麻油调成糊状,然后再涂擦患处,每天2次。

功效:清热止痒。

主治:湿疮,亚急性期。

[经验方7]

组成:苦参50克,大枫子50克,川芎15克,荆芥15克,浮萍15克,蛇床子15克,苍耳子30克,仙鹤草30克。

用法:加水1500~2000毫升,煮沸15~20分钟,过滤出药液,倒入盆中放置片刻,待不太烫时可以先熏洗患处,药液变温时可坐浴,每天2次。

功效:清热除湿。

主治:肛门湿疹。

六、瘾疹

瘾疹是一种皮肤出现红色或苍白色风团,时隐时现的瘙痒性、过敏性皮肤病。类似于现代医学的荨麻疹。

[经验方1]

组成:当归、生地黄、荆芥、防风、蝉蜕、牛蒡子、苦参、知母、胡麻、苍术、石膏各10克,甘草、通草各5克。

用法:每天1剂,水煎服,分2次服用。

功效:疏风清热。

主治:瘾疹,属风热犯表型。症见风团颜色鲜红、剧烈瘙痒、灼热感,遇热皮损加重;伴发热恶寒、咽喉肿痛;舌质红,苔薄白或薄黄。

[经验方2]

组成:黄芩12克,牛蒡子20克,栀子10克,金银花30克,桑叶10克,防风10克,蝉衣10克,蒺藜15克,生姜10克,生甘草10克。

用法:每天1剂,水煎服,分2次服用。

功效:疏风清热止痒。

主治:瘾疹,属风热犯表型。

[经验方3]

组成:桂枝10克,白芍10克,麻黄5克,杏仁6克,炙甘草6克,生姜

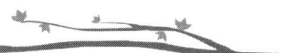

10 克,大枣 10 克。

用法:每天 1 剂,水煎服,分 2 次服用。

功效:疏风散寒止痒。

主治:瘾疹,属风寒束表型。症见风团色白,遇风寒加重,得暖则减,口不渴;舌质淡,苔白。

[经验方 4]

组成:荆芥 15 克,防风 10 克,白鲜皮 15 克,秦艽 15 克,浮萍 10 克,麻黄 6 克,白芍 10 克,生姜皮 10 克,生甘草 10 克。

用法:每天 1 剂,水煎服,分 2 次服用。

功效:疏风散寒。

主治:瘾疹,属风寒型。

[经验方 5]

组成:当归、白芍、白蒺藜、川芎、生地黄、防风、荆芥各 15 克,何首乌、黄芪、甘草各 9 克。

用法:每天 1 剂,以水煎服,分 2 次服用。

功效:养血祛风润燥。

主治:瘾疹,属血虚风燥型。症见风团反复发作,迁延日久,午后或夜间加剧;伴心烦易怒,口干,手足心热;舌红少津。

[经验方 6]

组成:当归 10 克,生地黄 15 克,知母 10 克,生石膏 30 克,白茅根 30 克,苦参 10 克,丹参 20 克,胡麻仁 10 克,生甘草 10 克。

用法:每天 1 剂,以水煎服,分 2 次服用。

功效:养血祛风润燥。

主治:瘾疹,属血热型。

七、牛皮癣

牛皮癣是一种患部皮肤状如牛项之皮,厚而且坚的慢性瘙痒性皮肤病。本病以皮肤局限性苔藓样变,伴剧烈瘙痒为临床特征。类似于现代医学的神经性皮炎。

[经验方1]

组成:龙胆草6克(酒炒),栀子10克(酒炒),黄芩10克(酒炒),泽泻12克,川楝子10克,柴胡10克,车前子10克,生地黄15克,酒当归9克,通草9克,生甘草6克。

用法:每天1剂,水煎服,分2次服用。

功效:清泻肝火。

主治:牛皮癣,属肝郁化火型。症见皮损色红、瘙痒,伴眩晕心悸、失眠多梦、心烦易怒、口苦咽干,舌边尖红。

[经验方2]

组成:当归、生地黄、防风、荆芥、蝉蜕、牛蒡子、知母、胡麻、苦参、苍术、石膏各10克,甘草、通草各5克。

用法:每天1剂,以水煎服,分2次服用。

功效:疏风利湿。

主治:牛皮癣,属风湿蕴肤型。症见皮损粗糙肥厚,呈淡褐色片状,瘙痒剧烈,时时发作,夜间加重;舌苔薄白或白腻。

[经验方3]

组成:当归、川芎、白芍各30克,生地黄、白蒺藜(炒)、荆芥、防风、各10克,黄芪、制首乌、炙甘草各15克。

用法:每天1剂,以水煎服,分2次服用。

功效:养血祛风润燥。

主治:牛皮癣,属血虚风燥型。症见皮损灰白色,抓如枯木,肥厚粗糙似牛皮,伴心慌、失眠、健忘,舌淡。

[经验方4]

组成:党参15克,白术10克,茯苓10克,山药10克,薏苡仁15克,玄参10克,鸡内金10克,白及6克,黄芩6克,甘草6克。

用法:每天1剂,以水煎服,分2次服用。

功效:健脾化湿。

主治:牛皮癣。

八、白疕

白疕特点是皮肤上出现红色丘疹或斑块,上覆以多层银白色鳞屑。与现代医学的银屑病类似。

[经验方1]

组成:生地黄20克,芍药9克,牡丹皮12克,水牛角30克,黄柏6克,知母6克,青皮6克,当归9克。

用法:每天1剂,水煎服,分2次服用。

功效:清热解毒,凉血活血。

主治:白疕,属风热血燥型。症见皮损不断出现,颜色鲜红,红斑多,刮去鳞屑可见发亮薄膜,有点状出血;伴口渴,心烦,尿黄,大便干;舌红,舌苔黄或腻。

[经验方2]

组成:生地黄15克,玄参10克,白芍10克,知母10克,白茅根15克,荆芥9克,防风9克,甘草5克。

用法:每天1剂,水煎服,分2次服用。

功效:清热解毒,凉血活血。

主治:白疕进行期。

[经验方3]

组成:红花10克,赤芍10克,归尾10克,土茯苓10克,三棱10克,莪术10克,甘草5克。

用法:每天1剂,水煎服,分2次服用。

功效:活血化瘀。

主治:白疕静止期

[经验方4]

组成:熟地黄15克,蜂房10克,当归10克,制首乌10克,白芍10克,天冬10克,麦冬10克,玉竹10克,甘草5克。

用法:每天1剂,水煎服,分2次服用。

功效:养血祛风。

主治:白疕,属风热血燥型。相当于静止期,病情迁延日久。

[经验方5]

组成:生地黄、熟地黄、当归、川芎、白芍、荆芥、防风、蝉蜕、牛蒡子、知母、苦参、胡麻、苍术、石膏各10克,甘草、通草各5克。

用法:每天1剂,水煎服,分2次服用。

功效:养血和血,祛风润燥。

主治:白疕,属血虚风燥型。症见皮损颜色偏淡,部分消退,鳞屑较多;伴口干,便干;舌淡红,苔薄白。

九、风瘙痒

风瘙痒是指无原发性皮肤损害,而以瘙痒为主要症状的皮肤感觉异常性皮肤病。和现代医学的皮肤瘙痒症类似。

[经验方1]

组成:生地黄9克,当归6克,赤芍5克,川芎5克,荆芥5克,防风5克,白鲜皮5克,蝉蜕5克,薄荷5克,独活5克,柴胡5克。

用法:水煎服,每日1剂,分2次服。消风散合四物汤。

功效:疏风清热凉血。

主治:风瘙痒,属风热血热型。多见于青年患者,新起病,皮肤瘙痒剧烈,遇热更甚,皮肤抓破后有血痂;伴心烦,口干,小便黄,大便干结;舌淡红,苔薄黄。血热甚者,加牡丹皮、紫草以凉血清热;风盛者,加全蝎、防风以祛风止痒。

[经验方2]

组成:龙胆草6克(酒炒),炒黄芩9克,泽泻12克,炒栀子9克,车前子9克,通草6克,柴胡6克,酒当归3克,生地黄9克,生甘草6克。

用法:水煎服,每日1剂,分2次服。

功效:清热利湿止痒。

主治:风瘙痒,属湿热蕴结型。症见瘙痒不止,抓破后脂水淋漓;伴胸胁闷胀,口干口苦,小便黄赤,大便秘结;舌红,苔黄腻。

[经验方3]

组成:当归、白芍、川芎、生地黄、白蒺藜、防风、荆芥穗各30克,何首乌、

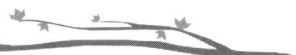

黄芪、炙甘草各15克。

用法:水煎服,每日1剂,分2次服。

功效:养血润燥,祛风止痒。

主治:风瘙痒,属血虚肝旺型。症见多见于病程较长的老年人,皮肤干燥瘙痒,抓破后血痕累累;伴失眠多梦,头晕眼花;舌红,苔薄。

［经验方4］

组成:槐花、牡丹皮、茜草、紫草各20克,白鲜皮、金银花、重楼各15克,甘草10克。

用法:每日1剂,水煎3次,前2次煎分2次服,第3次煎待温后外洗。

功效:清热解毒,凉血活血。

主治:全身性皮肤瘙痒,属风热症。

［经验方5］

组成:川芎15克,桂枝、蝉蜕、白芍、大枣、生姜、炙甘草各10克,肉桂6克,蜈蚣1条(研冲)。

用法:水煎服,每日1剂,分2次服。

功效:扶正祛邪,调和气血。

主治:全身性皮肤瘙痒,属风寒证。

［经验方6］

组成:苦楝皮、地肤子、鱼腥草、马齿苋、龙胆草、枯矾、豨莶草各12克,蛇床子15克,朴硝6克,白蔹9克。

用法:制成200毫升合剂。每次用40毫升加沸水适量,坐浴。

功效:清热,利湿,止痒。

主治:肛门皮肤瘙痒。

［经验方7］

组成:制首乌、生龙骨、生牡蛎各20克,当归、秦艽、龙眼肉、炒枣仁、茯神各10克,胡麻仁、蝉蜕各8克,炙甘草5克,大枣4枚。

用法:水煎服,每日1剂,分2次服。

功效:行气安神,散风利湿。

主治:皮肤瘙痒症。

十、油风

油风为一种头部毛发突然发生斑块状脱落的慢性皮肤病。相当于现代医学的斑秃。

[经验方1]

组成:生、熟地黄各15克,川芎10克,当归10克,白芍10克,山药10克,山萸肉10克,牡丹皮10克,泽泻10克,茯苓10克。

用法:每天1剂,以水煎服,分2次服用。

功效:凉血息风,养阴护发。

主治:油风,属血热风燥型。症见突然脱发成斑片状,偶感头皮瘙痒,或者伴有头部烘热感,心烦易怒,急躁不安,舌苔薄。

[经验方2]

组成:当归、白芍、川芎、羌活、天麻、熟地黄、木瓜、菟丝子各30克。

用法:上药共研为末,炼蜜为丸如梧桐子大。每次10克,每天2次,饭后用温酒或盐汤送下。

功效:滋肝补肾,活血祛风,养血生发。

主治:油风。适用于肝肾、血虚而内有瘀血,风邪外袭以致风盛血燥、不能荣养的脱发症。

[经验方3]

组成:蕲艾、蔓荆子、菊花、藁本、防风、荆芥、藿香、薄荷、甘松各6克。

用法:加水煮数滚,先用热气熏蒸头面,待药液稍温,用布蘸洗,每日2次。1剂用4天后再换新药。

功效:凉血护发。

主治:油风。

[经验方4]

组成:赤芍10克,川芎10克,桃仁10克(研泥),红枣7个(去核),红花9克,老葱3根(切碎),鲜姜9克(切碎)。

用法:每天1剂,以水煎服,分2次服用。

功效:活血通窍。

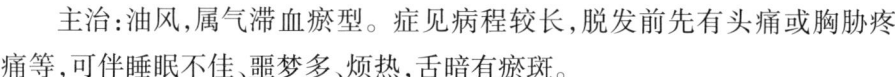

主治:油风,属气滞血瘀型。症见病程较长,脱发前先有头痛或胸胁疼痛等,可伴睡眠不佳,噩梦多,烦热,舌暗有瘀斑。

[经验方5]

组成:当归、川芎、白芍药、熟地黄、人参、白茯苓、白术、甘草(炙)各15克。

用法:每天1剂,以水煎服,分2次服用。

功效:益气补血。

主治:油风,属气血两虚型。症见多发生在病后或者女性生产后,头发呈斑块状脱落,范围由小而大,逐渐加重,毛发稀疏枯黄,触摸易脱;伴倦怠乏力,气短懒言,口唇发白,心悸;舌淡。

[经验方6]

组成:制首乌15克,赤茯苓、白茯苓、当归、枸杞、牛膝、菟丝子各12克,补骨脂10克。

用法:每天1剂,以水煎服,分2次服用。

功效:滋补肝肾。

主治:油风,属肝肾不足型。症见病程较长,平素头发焦黄或花白,发病时呈大片均匀脱落,严重者全身毛发脱落;伴头昏,目眩,耳鸣,腰膝酸软;舌淡,苔剥。

第六节　瘿病养生验方

瘿是颈前结喉两侧肿大的一类疾病。特征为颈前结喉两侧漫肿或结块,皮色不变,逐渐增大,病程缠绵。一般分为气瘿、肉瘿、石瘿、瘿痈4种。现代医学的甲状腺疾病,如单纯性甲状腺肿、甲状腺肿瘤、急性化脓性甲状腺炎和甲状腺癌等可参照本部分辨证论治。

[经验方1]

组成:白芍15克,夏枯草30克,海浮石30克,玄参9克,制香附12克,白芥子12克。

用法:每天1剂,水煎服,分2次服用。

功效:疏气化痰养阴。

主治:瘿。

[经验方2]

组成:黄芪30克,党参20克,夏枯草30克,白芍12克,鳖甲15克,龟板12克,首乌12克,淮山药12克,生地黄12克,制香附12克。

用法:每天1剂,水煎服,分2次服用。

功效:益气养阴,化痰疏气软坚。

主治:瘿。症见颈部肿块,食多易饥饿,口干、烦热、心慌、震颤,形体消瘦等。

[经验方3]

组成:玄参10克,牡蛎粉15克,夏枯草30克,山慈姑15克,漏芦根10克,郁金10克,木香10克,白花蛇舌草15克,半枝莲10克,淡昆布15克,淡海藻15克,陈皮10克,浙贝母10克,台乌10克,白芥子10克,丹参10克。

用法:每天1剂,水煎服,分3次服用。

功效:行气活血,软坚散结,清热解毒。

主治:瘿病。

[经验方4]

组成:银柴胡12克,夏枯草12克,昆布15克,海藻15克,陈皮12克,半夏10克,川贝母10克,当归12克,生龙骨30克,生牡蛎30克。

用法:每天1剂,水煎服,分2次服用。

功效:化痰解郁,软坚散结。

主治:瘿病,属痰气郁结者。症见颈部肿大,胸闷,腹胀,恶心呕吐,大便稀烂,舌苔腻脉弦滑。

[经验方5]

组成:夏枯草60克,牡蛎粉24克,蒲公英、紫花地丁各30克,紫背天葵子、昆布、海藻各15克,炒橘核、浙贝母、黄药子、银柴胡、野菊花、甘草各10克。

用法:每天 1 剂,水煎服,分 3 次服用。

功效:清热化痰,软坚散结。

主治:瘿瘤。症见颈前一侧或两侧肿大,心慌烦热,汗多口渴,食多易饥饿,甚至眼球作胀,外观明显突出者。

[经验方 6]

组成:海带、昆布、海藻、海螵蛸各 60 克,青木香 15 克,陈皮、海蛤粉各 9 克。

用法:将上药共研为细末,每次服 9 克,用酒或水调和,每日服 3 次。碗底药渣滓可敷在颈部。愈后可用黄药子 120 克、生酒 1 升,煮 60 分钟,窨七日,去火毒,早晚可适量饮数杯,以除病根。

功效:行气化痰,散结消瘿。

主治:气瘿,属肝郁气滞型。症见颈粗瘿肿,肿胀呈弥漫性而边界不清,皮色如常,质软不痛,可随吞咽上下移动,随喜怒消长;瘿肿过大时可有沉重感,或伴呼吸困难,咽下不适,声音嘶哑;舌淡红,苔薄。

[经验方 7]

组成:海藻 30 克,昆布 15 克,法半夏 10 克,贝母 15 克,陈皮 10 克,青皮 6 克,川芎 10 克,当归 15 克,连翘 10 克,甘草 6 克。

用法:每天 1 剂,水煎服,分 2 次服用。

功效:化痰软坚,理气散结。

主治:肉瘿,属肝郁痰凝型。相当于现代医学的甲状腺腺瘤。症见结喉正中附近单个瘿肿,呈圆形或卵圆形,随吞咽上下移动,咽部憋气,舌淡,苔薄微腻。胸闷不舒,可加香附 10 克、瓜蒌 10 克以理气宽胸。

[经验方 8]

组成:牛蒡子 9 克,夏枯草 9 克,薄荷 3 克,荆芥 9 克,连翘 9 克,栀子 9 克,玄参 9 克,牡丹皮 9 克,石斛 9 克。

用法:每天 1 剂,水煎服,分 2 次服用。

功效:疏风清热化痰。

主治:瘿痈,属风热痰凝型。症见颈前结块疼痛,色红灼热;可伴寒战高热,咽干口干,头痛;舌苔薄黄。

[经验方9]

组成:山栀、黄芩、牛蒡子、天花粉、柴胡、连翘、白芍、当归、川芎、防风、生地黄、甘草各10克。

用法:每天1剂,水煎服,分2次服用。

功效:疏肝清热,化痰散结。

主治:瘿痈属气滞痰凝型。症见颈前肿块较坚实,轻度胀痛,按压肿块疼痛可反射至后枕部;可伴有喉间堵塞感;舌苔黄腻。

[经验方10]

组成:海藻12克,昆布12克,全蝎10克,土鳖虫10克,料姜石60克,益母草30克,山豆根10克,瓦楞子30克。

用法:每天1剂,水煎服,分2次服用。

功效:软坚散结,活血化瘀。

主治:石瘿早期,正气未损。症见颈部肿块变硬,迅速增大,吞咽困难,而无其他症状时。

第七节　肛门直肠疾病养生验方

一、痔

痔是直肠末端黏膜下和肛管皮肤下的直肠静脉丛发生扩大、曲张所形成的柔软静脉团,或肛缘皮肤结缔组织增生或肛管皮下静脉曲张破裂形成的隆起物。分为内痔、外痔及混合痔。相当于现代医学的痔疮。

[经验方1]

组成:生地黄15克,黄柏、知母各10克,青皮、槐子(炒)、当归各6克。

用法:每天1剂,以水煎服,分2次服用。

功效:清热凉血祛风。

主治:内痔,属风伤肠络型。适用于Ⅰ期、Ⅱ期内痔,或年老体弱,或兼

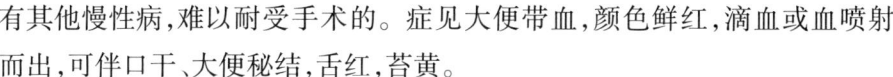

有其他慢性病,难以耐受手术的。症见大便带血,颜色鲜红,滴血或血喷射而出,可伴口干、大便秘结,舌红,苔黄。

[经验方2]

组成:黄柏、熟大黄、秦艽、苍术、泽泻、当归、槐花各10克,地榆15克,槟榔、桃仁、防风、荆芥各6克。

用法:每天1剂,以水煎服,分2次服用。

功效:清热利湿止血。

主治:内痔,属湿热下注型。适用于Ⅰ期、Ⅱ期内痔,或年老体弱,或兼有其他慢性病,难以耐受手术的。症见大便带血,量较多,鲜红色,痔核脱出嵌顿,局部肿胀疼痛,或伴糜烂坏死;口干不想饮水,口苦,小便黄;舌红苔黄腻。

[经验方3]

组成:黄芪15克,党参15克,炙甘草10克,当归10克,白术10克,柴胡6克,升麻6克,陈皮6克,生姜9片,大枣6枚。

用法:每天1剂,以水煎服,分2次服用。

功效:健脾益气。

主治:内痔,属脾虚气陷型。适用于Ⅰ期、Ⅱ期内痔,或年老体弱,或兼有其他慢性病,难以耐受手术的。症见肛门坠胀感,痔核脱出,需要用手托还,大便带血,颜色鲜红或淡红,病程长,神疲乏力,面色少华,食少便溏;舌淡,苔白。

[经验方4]

组成:蒲公英30克,黄柏30克,桃仁20克,赤芍30克,牡丹皮30克,土茯苓30,白芷15克。

用法:每天1剂,水煎外用,加水3000毫升左右,煮沸后去渣,先熏后洗,每次20分钟左右。每日2~3次。

功效:清热解毒,除湿消肿。

主治:痔。

[经验方5]

组成:墨旱莲30克,生甘草10克,马齿苋30克,蜂蜜10毫升。

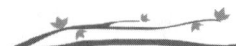

用法:每天1剂,以水煎服,分2次服用,服时加蜂蜜10毫升。第3次煮药后外用熏洗肛门。

功效:清热利湿,润肠止血。

主治:痔。

二、肛裂

肛裂是指肛管皮肤全层裂开,并形成慢性溃疡的一种疾病。

[经验方1]

组成:生地黄15克,黄柏、知母各10克,青皮、槐子(炒)、当归各6克,火麻仁15克,芍药10克,枳实10克,大黄10克,厚朴10克,杏仁10克。

用法:每天1剂,以水煎服,分2次服用。

功效:清热润肠通便。

主治:肛裂,属热结肠燥型。症见大便干结,多日1次,大便时肛门疼痛,便时滴鲜血,或大便表面带血,或便纸沾血。舌偏红。

[经验方2]

组成:蜂蜜15毫升,香油5毫升,芒硝5~10克。

用法:上药合一处,加水约150毫升,煎数沸,温服。

功效:养阴清热润肠。

主治:肛裂,属阴虚肠燥型。症见大便时疼痛,滴血,裂口深红,大便干结,数日1次;伴口咽干燥,五心烦热;舌红少苔。

[经验方3]

组成:生地黄20克,当归尾10克,黄连6克,黄芩10克,地榆15克,槐角10克,赤芍10克,天花粉15克,生甘草10克,枳壳6克,荆芥6克。

用法:每天1剂,以水煎服,分2次服用。

功效:凉血润燥,止血止痛。

主治:肛裂,属风热肠燥型。

[经验方4]

组成:桃仁9克,红花9克,生地黄12克,川芎15克,赤芍10克,当归15克,延胡索10克,川楝子10克。

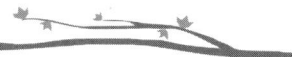

用法:每天1剂,以水煎服,分2次服用。

功效:活血行气止痛。

主治:气血瘀滞型肛裂。

[经验方5]

组成:黄连6克,黄芩9克,栀子9克,连翘12克,薄荷6克,大黄6克,槟榔12克,桔梗6克,木香9克,乌药15克,当归12克,甘草6克。

用法:每天1剂,以水煎服,分2次服用。

功效:清热化湿通便。

主治:肛裂,属湿热蕴结型。湿重者加茯苓15克、苍术10克以健脾祛湿;大便出血者加侧柏炭10克、蒲黄炭10克以清热凉血止血。

[经验方6]

组成:全当归15克,桃仁9克,细生地12克,火麻仁20克,枳壳12克。

用法:每天1剂,以水煎服,分2次服用。

功效:养血生津,润肠通便。

主治:肛裂,属血虚肠燥者。若便后出血,色淡者可加藕节炭10克、阿胶珠10克、黄芪10~30克以益气养血止血,血虚者加白芍10克、制首乌10克以养血补血;津亏便秘者可加麦冬15克、玄参10克以养阴润燥通便。

[经验方7]

组成:白及150克,蜂蜜40克。

用法:将白及置于锅中,加入足够量的水,加热至沸腾并持续煮至汁液变得浓稠。随后,捞出白及,改用小火继续熬煮药汁,直至其浓缩成糊状。关火后,将热的蜂蜜与药糊混合均匀,待其冷却后,装入瓶中制成白及膏。在大便后,将白及膏涂抹在患处,并用敷料加以固定,每天1次。

功效:收敛生肌,润肠生津。

主治:肛裂。

[经验方8]

组成:槐花、汉防己、甘草各15克,白芍、生地黄各30克,延胡索、大黄各10克。

用法:每日1剂,水煎服,每日2次。

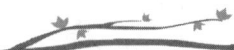

功效:清热凉血,活血止痛。

主治:肛裂。疼痛剧烈者,可加田七末3~5克(冲服);出血重者,可加茜草根10克、仙鹤草30克。

三、脱肛

脱肛是直肠黏膜、肛管、直肠全层,甚至部分乙状结肠向下移位,脱出肛外的一种疾病。相当于现代医学的肛管直肠脱垂。

[经验方1]

组成:黄芪15克,党参15克,炙甘草10克,白术10克,当归10克,柴胡3克,升麻3克,陈皮6克,生姜3片,大枣3枚。

用法:每天1剂,以水煎服,分2次服用。

功效:健脾益气,升提固涩。

主治:脱肛,属脾虚气陷型。症见大便时或咳嗽、远行时肛内肿物脱出,淡红色,时轻时重,伴肛门坠胀,疲乏无力,食欲不振;舌淡苔白。

[经验方2]

组成:黄芪30克,党参20克,白术10克,当归10克,升麻10克,五倍子5克,乌梅5克,小茴香5克。

用法:每天1剂,以水煎服,分2次服用。

功效:益气生津。

主治:脱肛。

[经验方3]

组成:萆薢10克,薏苡仁30克,滑石30克,黄柏10克,泽泻15克,赤苓15克,牡丹皮15克,通草5克。

用法:每天1剂,以水煎服,分2次服用。

功效:清热利湿。

主治:脱肛,属湿热下注证。症见直肠脱出难以还纳,局部红肿、灼热感,严重时渗流、肛门胀痛;舌红,苔黄腻。

[经验方4]

组成:黄连、五倍子、地榆各30克。

用法:加水煮沸20分钟,不用去渣。熏洗坐浴20分钟左右,每天2次。

功效:清热益气。

主治:脱肛。

[经验方5]

组成:马勃15克。

用法:将上药焙干、研成末,用香油调匀后涂抹患处。

功效:解毒,止血。

主治:脱肛伴肛门红肿。

四、锁肛痔

锁肛痔是指肛管直肠癌后期,肿块堵塞肛门,引起肛门狭窄,大便困难,犹如锁住肛门一样,故称锁肛痔。临床特点是便血、大便习惯改变、直肠肛管肿块。现代医学的肛管直肠癌有上述症状时可参考辨治。

[经验方1]

组成:槐角20克,地榆炭10克,黄芩10克,当归尾5克,地黄10克(炒焦),荆芥10克,枳壳8克,白花蛇舌草15克,半枝莲15克,乳香10克,没药10克,桃仁8克,薏苡仁30克,土茯苓20克。

用法:每天1剂,以水煎服,分2次服用。

功效:清热利湿,化痰祛瘀。

主治:锁肛痔,属湿热痰瘀型。症见大便带血、暗红色,或带黏液,肛门坠胀感,大便次数增多,里急后重;舌红苔黄腻。

[经验方2]

组成:桃仁10克,当归15克,熟地黄15克,川芎15克,白芍15克,红花10克,五灵脂(酒研,淘去沙土)、蒲黄(炒香)各6克,白花蛇舌草15克,半枝莲15克,土茯苓20克。

用法:每天1剂,以水煎服,分2次服用。

功效:理气活血,破瘀散结。

主治:锁肛痔,属气滞血瘀型。症见肛周肿物隆起,疼痛拒按,坚硬如石,或大便带血,色暗红,大便困难,里急后重;舌紫暗。

[经验方 3]

组成：党参、白术、茯苓、当归、川芎、白芍、熟地黄、甘草（炙）各 20 克，玄参、麦冬、生地黄各 10 克，半枝莲、蛇舌草、金银花、土茯苓各 15 克。

用法：每天 1 剂，以水煎服，分 2 次服用。

功效：益气养阴，清热解毒。

主治：锁肛痔，属气阴两虚型。症见大便解出困难，肛门坠胀感，或便中带血；神疲乏力，面色少华，形体消瘦，口干心烦，舌红少苔。

[经验方 4]

组成：白花蛇舌草 15 克，半枝莲 15 克，皂角刺 10 克，炒白术 10 克，枳壳 10 克，太子参 10 克，黄芪 20 克，凤尾草 15 克，广木香 10 克，延胡索 15 克。

用法：每天 1 剂，以水煎服，分 2 次服用。

功效：健脾益气，清热祛湿。

主治：锁肛痔术后，证属湿热留滞，气血亏虚，脾胃虚弱。

[经验方 5]

组成：白花蛇舌草 30 克，败酱草 30 克。

用法：上药水煎煮浓缩成 100～120 毫升，保留灌肠，每次 50～60 毫升，每天 2 次。

功效：清热散结，水肿止痛。

主治：锁肛痔。

第八节　男性病养生验方

一、精浊

精浊是尿道口常有精液溢出的生殖系疾病。其特点是尿道口常有精液溢出，尿频、尿急、尿痛，伴会阴部、腰骶部及耻骨上区等部位隐痛不适。与现代医学的前列腺炎类似。

第五章　外科疾病养生验方

[经验方 1]

组成:车前子 15 克,滑石 15 克,瞿麦 9 克,萹蓄 9 克,通草 6 克,栀子 9 克,大黄 9 克,甘草梢 6 克。

用法:每天 1 剂,水煎服,分 2 次服用。

功效:清热利湿。

主治:精浊,属湿热蕴结证。症见排尿或大便时尿道有白浊溢出,尿频、尿急、尿痛,尿有灼热感,腰骶、少腹、会阴及睾丸坠胀疼痛;舌苔黄腻。

[经验方 2]

组成:丹参 10 克,桃仁 10 克,泽兰 10 克,赤芍 10 克,王不留行 10 克,乳香 4.5 克,没药 4.5 克,红花 4.5 克,川楝子 6 克,白芷 6 克,青皮 6 克,小茴香 3 克,蒲公英 20 克,败酱草 20 克。

用法:每天 1 剂,水煎服,分 2 次服用。

功效:行气活血祛瘀。

主治:精浊,属气滞血瘀型。症见少腹、会阴、睾丸坠胀不适,严重时可有疼痛,或有血精、血尿;舌紫暗或有瘀点,苔白或黄。

[经验方 3]

组成:知母 24 克,黄柏 24 克,熟地黄 24 克,山茱萸 12 克,干山药 12 克,茯苓 9 克,泽泻 9 克,牡丹皮 9 克。

用法:每天 1 剂,水煎服,分 2 次服用。

功效:滋阴降火。

主治:精浊,属阴虚火旺型。症见排尿或大便时尿道口有白浊滴出,遗精或血精,腰膝酸软,头昏眼花,失眠多梦,阳事易兴,舌红少苔。

[经验方 4]

组成:生地黄、熟地黄、怀山药、知母、黄柏、牡丹皮、泽泻、茯苓各 10 克,丹参 15 克,赤芍 15 克,牛膝 10 克。

用法:每天 1 剂,以水煎服,分 2 次服用。

功效:滋养肝肾。

主治:精浊。症见尿道口流白浊,小便短赤或涩痛,头晕眼花,失眠多梦,遗精,性欲亢进,口咽干燥,五心烦热,舌偏红,舌苔薄或少苔。

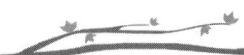

[经验方 5]

组成:沙苑蒺藜 30 克,芡实 30 克,莲须 30 克,龙骨(酥炙)、牡蛎各 15 克,熟地黄 15 克,鹿角胶 15 克,龟板胶 15 克,菟丝子 10 克,山萸肉 10 克,山药 10 克,枸杞 10 克,牛膝 10 克。

用法:每天 1 剂,以水煎服,分 2 次服用。

功效:温肾固精。

主治:精浊,属肾阳亏虚证。症见稍劳累后尿道口溢出白浊,阳痿早泄,形寒肢冷,头昏神疲,腰膝酸软,舌淡胖,苔白。

[经验方 6]

组成:茯苓、车前子、王不留行、黄芪各 15 克,益智仁 20 克,大黄 6 克。

用法:每天 1 剂,水煎服,分 2 次服用。

功效:化瘀利湿。

主治:精浊。

[经验方 7]

组成:当归、牡丹皮、泽泻、茯苓各 10 克,山药、黄柏、黄芪各 15 克,生地黄 12 克,白花蛇舌草 60 克。

用法:每天 1 剂,水煎服,分 2 次服用。

功效:滋阴降火。

主治:精浊。

[经验方 8]

组成:苦参、延胡索、川芎、红花、枳壳、川椒、桂枝、艾叶各 10 克,伸筋草、透骨草、土茯苓、丹参各 20 克。

用法:每天 1 剂,水煎服,分 2 次服用。

功效:温阳益气。

主治:精浊。

二、精癃

精癃是指精室肥大所引起的一种常见的老年男性泌尿生殖系疾病。其特点是排尿困难和尿潴留,相当于现代医学的前列腺肥大。

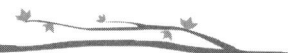

[经验方1]

组成:黄芩15克,当归、赤芍、川芎、防风、生地黄、干葛、天花粉、杏仁各10克,桔梗10克,桑白皮、连翘、红花各10克,薄荷5克。

用法:每天1剂,以水煎服,分2次服用。

功效:清热宣肺,通调水道。

主治:精癃,属肺热失宣型。症见小便不畅或点滴不通,胸闷,咽干口燥,呼吸不畅,咳嗽咯痰,舌红,苔薄黄。

[经验方2]

组成:车前子15克,滑石15克,瞿麦9克,通草9克,萹蓄9克,栀子9克,大黄9克,甘草梢6克。

用法:每天1剂,以水煎服,分2次服用。

功效:清热利湿。

主治:精癃,属湿热下注膀胱型。症见尿少黄赤,尿频涩痛,点滴不畅,甚至尿闭,小腹胀满,口渴不欲饮,或发热,或大便干结,舌红,苔黄腻。

[经验方3]

组成:黄芪15克,党参15克,当归10克,炙甘草10克,白术10克,陈皮6克,柴胡6克,升麻6克,生姜3片,大枣5枚。

用法:每天1剂,以水煎服,分2次服用。

功效:补中益气。

主治:精癃,属中气下陷型。症见小便欲解不爽,尿失禁或遗尿、夜尿,小腹坠胀不适,神疲乏力,少气懒言,舌淡,苔薄白。

[经验方4]

组成:知母24克,黄柏24克,熟地黄24克,山茱萸12克,干山药12克,茯苓9克,泽泻9克,牡丹皮9克。

用法:每天1剂,以水煎服,分2次服用。

功效:滋肾养阴。

主治:精癃,属肾阴亏虚型。症见小便频数,淋漓不尽,欲解不爽,腰酸膝软,头晕目眩,失眠多梦,咽干,舌红,苔薄。

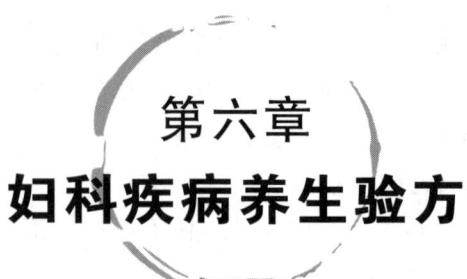

第六章 妇科疾病养生验方

中医妇科疾病养生验方,作为中医食疗的一个重要分支,历史悠久,源远流长。它基于中医理论,将养生与药物相结合,通过调节人体内部环境,达到预防和治疗妇科疾病的目的。

第一节 月经病养生验方

一、痛经

凡在月经期或月经前后,出现小腹疼痛,呈周期性发作,或伴腰骶部酸痛,称为痛经,也称经行腹痛,严重时可因剧烈疼痛而晕厥。

[经验方1]

组成:当归15克,生地黄15克,赤芍12克,醋延胡索12克,川芎12克,乌药10克,刘寄奴10克,牡丹皮10克,苏木10克,肉桂5克。

用法:每日1剂,水煎服,早晚2次分服。

功效:行气化瘀,止痛。

主治:痛经,证属血瘀者。

[经验方2]

组成:赤芍15克,香附15克,夏枯草15克,当归10克,蒲黄10克,五灵脂10克,醋延胡索6克,郁金10克,川芎6克,牡丹皮9克,柴胡6克,白芥子6克,皂角刺9克,九香虫15克,甘草6克。

用法:每日1剂,水煎服,早晚2次分服。

功效:化瘀止痛。

主治:痛经,证属血瘀者。

[经验方3]

组成:红藤30克,败酱草20克,赤芍12克,生地黄12克,当归10克,川芎10克,川楝子10克,炒五灵脂12克,醋乳香、没药各5克。

用法:将上药用清水浸泡20分钟,武火煮开后用文火再煎煮30分钟。经行腹痛开始服用,每日1剂,早晚各服1次。

功效:化瘀止痛。

主治:痛经。往往于经行第一天腹痛明显,或见血块落下则痛减。

[经验方4]

组成:香附12克,当归12克,赤芍12克,白芍12克,川芎8克,桃仁、干姜、生蒲黄、陈皮、延胡索各9克,肉桂5克,小茴香、炙甘草各6克。

用法:每日1剂,水煎服,早晚2次分服。

功效:行气化瘀止痛。

主治:各型严重痛经。

[经验方5]

组成:陈艾12克,制香附10克,当归9克,川续断9克,熟地黄9克,杭白芍8克,木香6克,台乌药6克,川楝子9克,黄芪15克,肉桂3克。

用法:每日1剂,水煎服,早晚2次分服。

功效:理气温经。

主治:痛经较剧,腰酸,经来量少不畅,夹有紫红血块;舌苔薄白。

[经验方6]

组成:柴胡12克,郁金10克,香附10克,蒲黄10克,延胡索10克,川楝子8克,当归10克,杭白芍10克,五灵脂5克,炙甘草8克。

用法:每日1剂,水煎服,早晚2次分服。

功效:舒肝理气,活血止痛。

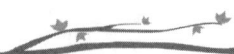

主治:痛经。

[经验方7]

组成:当归、益母草各 15 克,丹参 18 克,延胡索、杭白芍、泽兰、白芷各 12 克,川芎 8 克,细辛 3 克。

用法:水煎服,每日 1 剂。经前 1 周开始服用,服 6 剂为 1 个疗程,连服 3 个月经周期。

功效:舒肝理气,活血化瘀。

主治:痛经。

[经验方8]

组成:泽兰 15 克,香附 15 克,续断 15 克,当归 12 克,赤芍 12 克,红花 6 克,牛膝 6 克,柏子仁 12 克,醋延胡索 8 克。

用法:每日 1 剂,水煎服,早晚 2 次分服。甜酒为引。

功效:舒肝理气,活血化瘀。

主治:痛经。

[经验方9]

组成:川芎 15 克,赤芍 10 克,当归 10 克,红花 6 克,怀牛膝 5 克,麸炒枳壳 8 克,苏木 5 克,莪术 8 克,三棱 8 克,芫花 8 克。

用法:每日 1 剂,水煎服,早晚 2 次分服。空腹服。

功效:益气化瘀。

主治:痛经,证属气滞血瘀者。

[经验方10]

组成:党参 10 克,白术 12 克,当归身 5 克,茯苓 12 克,川芎 6 克,醋炒香附 8 克,杭白芍 10 克,生地黄 10 克,木香 5 克,青皮 5 克,炙甘草 5 克,生姜 5 片,大枣 7 枚。

用法:每日 1 剂,水煎服,早晚 2 次分服。

功效:养血益气。

主治:痛经,证属气血虚弱,虚中有滞。

[经验方11]

组成:黄连 5 克,薏苡仁 30 克,红藤 10 克,败酱草 10 克,当归 10 克,川芎 10 克,桃仁 6 克,红花 6 克,牡丹皮 10 克,莪术 6 克,香附 10 克,延胡索 10 克,生地黄 10 克,白芍 10 克。

用法:每日 1 剂,水煎服,早晚 2 次分服。

功效:清热除湿,化瘀止痛。

主治:痛经,属湿热内蕴证。症见月经前或月经期小腹灼热疼痛,拒按,痛连腰骶,或平时小腹疼痛,至月经前疼痛加重,月经量多或月经期长,经血颜色紫红、质稠或有血块,平时带下量多,黄稠臭秽,或伴低热,小便黄赤,舌红,苔黄腻。

[经验方 12]

组成:益母草 20 克,当归 15 克,赤芍 12 克,木香 12 克。

用法:每日 1 剂,水煎服,早晚 2 次分服。

功效:活血调经,祛瘀止痛。

主治:痛经。症见经行腹痛、经色暗红夹有血块,舌暗红有瘀点。

[经验方 13]

组成:吴茱萸 8 克,制半夏 6 克,当归 6 克,肉桂 3 克,茯苓 6 克,木香 6 克,牡丹皮 6 克,麦冬 6 克,干姜 5 克,藁本 5 克,防风 3 克,细辛 2 克,炙甘草 3 克。

用法:每日 1 剂,水煎服,早晚 2 次分服。

功效:温通经脉、散寒止痛。

主治:痛经,证属寒湿凝滞。

二、闭经

女子年龄超过 18 周岁,月经尚未来潮,或月经来潮后又中断 6 个月以上者,称为闭经,前者称为原发性闭经,后者称为继发性闭经。

[经验方 1]

组成:当归 12 克,丹参 15 克,菟丝子 9 克,肉苁蓉 9 克,巴戟天 9 克,淫羊藿 12 克,仙茅 9 克,杭白芍 9 克,鹿角胶 10 克(烊冲),阿胶 10 克(烊冲),熟地黄 15 克,紫河车粉 3 克(冲服)。

用法:每日 1 剂,水煎服,早晚 2 次分服。

功效:通督脉,壮元阳,养血生髓。

主治:闭经,属肾阳亏虚者。症见月经初潮来迟,或月经延迟、量少,腰痛,怕冷肢凉,头晕耳鸣,小便清长,夜尿多,大便稀烂,面色晦暗,舌淡苔白。

[经验方2]

组成:山药15克,熟地黄15克,茯苓10克,牡丹皮10克,山茱萸10克,泽泻10克,炮附子10克(先煎),五味子10克,肉桂5克,鹿茸15克。

用法:每日1剂,水煎服,早晚2次分服。

功效:温肾助阳,养血调经。

主治:闭经,属肾阳亏虚证。症见月经初潮来迟,或月经延迟、量少,逐渐至闭经,伴畏寒肢冷,腰痛如折,头晕耳鸣,面色晦暗,或目眶暗黑,小便清长,夜尿多,大便稀烂,舌淡,苔白。

[经验方3]

组成:黄芪25克,鹿角霜15克,白术18克,当归18克,川芎10克,香附12克,半夏10克,枳壳15克,昆布12克,益母草12克。

用法:每日1剂,水煎服,早晚2次分服。月经期间暂停服用。

功效:温阳补肾,祛湿通经。

主治:闭经,属肾虚痰湿者。症见闭经时间较长,形体肥胖,或有浮肿,疲倦乏力,胸胁满闷,痰多,恶心,舌质淡或胖嫩,苔薄白。

[经验方4]

组成:当归10克,川芎10克,赤芍10克,红花10克,桃仁10克,乌药10克,刘寄奴10克,牛膝10克,白术10克,肉桂3克,三棱10克,丹参10克。

用法:每日1剂,水煎服,早晚2次分服。

功效:活血逐瘀通经。

主治:闭经,属气滞血瘀者。症见月经先后不定期、量少,闭经或表现为骤然停闭,舌暗淡或有瘀斑,苔正常或薄黄。

[经验方5]

组成:当归10克,赤芍10克,桃仁6克,川芎15克,枳壳9克,红花6克,延胡索15克,五灵脂6克,牡丹皮10克,乌药9克,香附10克,炙甘草

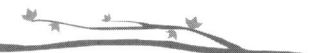

6克。

用法:每日1剂,水煎服,早晚2次分服。

功效:行气活血,祛瘀通络。

主治:闭经,属气滞血瘀者。症见月经停闭数月,小腹胀痛拒按,胸胁胀满,嗳气叹息,精神抑郁,烦躁易怒,舌紫暗或有瘀点。

[经验方6]

组成:益母草30克,赤芍、白芍各15克,当归9克,川芎9克,青皮、陈皮各9克,制香附9克,艾叶9克,小茴香8克,阿胶6克,肉桂5克,没药5克,乳香5克。

用法:每日1剂,水煎服,早晚2次分服。

功效:温通经脉,活血化瘀。

主治:闭经,证属寒凝血瘀者。

[经验方7]

组成:苍术15克,白术15克,姜半夏10克,茯苓15克,滑石10克,香附10克,川芎10克,当归10克。

用法:每日1剂,水煎服,早晚2次分服。

功效:豁痰除湿,活血通经。

主治:闭经,证属痰湿阻滞型。症见月经停闭数月,形体肥胖,疲倦,肢体乏力,或有面部及肢体浮肿,带下量多、色白质稠,头晕目眩,胸脘满闷,心慌气短,舌淡胖,苔白腻。

[经验方8]

组成:川续断12克,熟地黄12克,当归10克,益母草12克,杭白芍(炒)12克,盐杜仲10克,艾叶、巴戟天、乌药各8克。

用法:每日1剂,水煎服,早晚2次分服。月经期停服。

功效:补肾舒肝。

主治:闭经,属肾虚肝郁者。症见经来色淡量少,渐至闭经,伴腹痛腰酸,肢软无力。

三、月经不调

月经不调是以月经的周期、经期、经量等出现异常为特征的疾病,可表现为月经先期、月经后期、月经先后不定期、月经过多、月经过少、经期延长等。患者经前、经期还可伴有腹痛、头晕、乏力等症状。现代医学的子宫肌瘤、子宫腺肌症、子宫内膜异位症、多囊卵巢综合征、宫腔粘连等出现月经不调时可参考本病辨证施治。

[经验方1]

组成：益母草、青皮、乌药各15克，红花、川芎各10克。

用法：每日1剂，水煎服，早晚2次分服。药渣中可加入约2000毫升水、50毫升醋，大火煮开后小火再煮30分钟，待药液放凉到50℃左右时，连同药渣一起倒入盆中泡脚。

功效：理气活血调经。

主治：月经不调，属气滞血瘀型。症见月经先后不定期，月经量或多或少、颜色紫红、有血块，经行不畅，伴有小腹疼痛拒按，或胸胁乳部胀痛，舌紫暗有瘀点，苔薄白或薄黄。

[经验方2]

组成：肉桂、乌药、丁香、川芎、当归各15克，吴茱萸、干姜、小茴香各6克。

用法：每日1剂，水煎服，早晚2次分服。药渣可加入约2000毫升水、少量食盐，大火煮开后小火再煮30分钟，冷却到50℃左右，连渣倒入盆中泡脚。

功效：温阳散寒。

主治：月经不调，属阳虚寒盛型。症见月经稀少或闭经，白带清稀，怕冷，面色苍白，性欲低，腰膝酸软，夜尿次数多，浮肿，舌淡苔白润。

[经验方3]

组成：熟地黄、川芎、当归、白芍、白术、黄芪、杜仲各15克，饴糖适量。

用法：每日1剂，水煎服，早晚2次分服。药渣可加入约2000毫升水，大火煮开后小火再煮30分钟，冷却到50℃左右，连渣倒入盆中泡脚。

功效：益气养血调经。

主治：月经不调，属气血亏虚型。症见月经周期提前或错后，月经量增多或减少，经期延长，月经色淡质稀，或有小腹疼痛、疲倦乏力、头晕眼花，面色苍白或萎黄，食欲减少，大便稀烂，舌淡苔白。

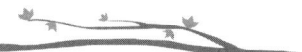

[经验方4]

组成:熟地黄12克,菟丝子12克,当归12克,麸炒白术8克,党参8克,茯苓8克,芍药6克,川芎6克,盐杜仲6克,鹿角霜6克,川椒6克,炙甘草3克。

用法:每日1剂,水煎服,早晚2次分服。

功效:温肾养肝,调补冲任。

主治:月经不调,属肝肾不足型。症见月经错后、量少色淡,腰腿酸软,少腹凉感,小便清长,舌淡苔白。

[经验方5]

组成:香附20克,乌药10克,陈皮、紫苏叶各6克,干姜5克。

用法:每日1剂,水煎服,早晚2次分服。

功效:疏肝理气调经。

主治:月经不调。症见经期或提前或错后,伴见气郁不舒、胸胁胀痛或胁肋刺痛。

[经验方6]

组成:熟地黄12克,益母草12克,杭白芍9克,丹参9克,当归9克,川芎9克,白术9克,香附9克。

用法:每日1剂,水煎服,早晚2次分服。

功效:活血调经。

主治:月经不调。症见经期或提前或错后,经行不畅,小腹隐痛,胸胁胀痛。

[经验方7]

组成:生地黄15克,当归12克,杭白芍10克,荆芥10克,川芎10克,黄芩8克。

用法:每日1剂,水煎服,早晚2次分服。

功效:清热止血,养血调经。

主治:月经不调。症见月经先期、颜色鲜红、量多,舌红苔黄。

[经验方8]

组成:熟地黄12克,盐黄柏15克,地骨皮15克,杭白芍15克,牡丹皮

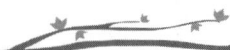

12克,青蒿8克,茯苓6克。

用法:每日1剂,水煎服,早晚2次分服。

功效:清热凉血。

主治:月经不调。症见月经先期,月经过多、色红或有块,舌质红,脉细数。

四、经断前后诸证

妇女在绝经前后出现烘热面赤,进而出汗,烦躁易怒,头晕目眩,耳鸣心悸,精神倦怠,健忘失眠,腰背酸痛,手足心热,或伴有月经紊乱等与绝经有关的症状,称为经断前后诸证,又称经绝前后诸证。相当于现代医学的更年期综合征。

[经验方1]

组成:枳壳20克,柴胡10克,党参15克,白芍8克,红花10克,郁金10克,麦冬10克,青陈皮各10克,玫瑰花10克,炒麦芽15克,当归6克,薄荷5克,木香6克,炙甘草5克。

用法:每日1剂,水煎服,早晚2次分服。

功效:疏肝解郁。

主治:经断前后诸证。

[经验方2]

组成:合欢皮20克,银柴胡12克,川芎10克,郁金10克,牡丹皮10克,栀子10克,杭白芍10克,枳壳10克,忍冬藤20克。

用法:每日1剂,水煎服,早晚2次分服。

功效:疏肝理气,清热通络。

主治:经断前后诸证。

[经验方3]

组成:夜交藤30克,酸枣仁25克,珍珠母、紫贝齿、磁石各20克,制首乌15克,生地黄、杭白芍各12克,甘草6克,朱砂0.9克(冲),琥珀0.8克(冲)。

用法:每日1剂,水煎服,早晚2次分服。

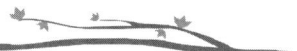

功效:疏肝益气。

主治:经断前后诸证。症见经断前后头晕、失眠、心慌、自汗盗汗、精神失常、怕噪声。

[经验方4]

组成:生、熟地黄各18克,何首乌、桑寄生各12克,柴胡、牡丹皮、茯苓、淫羊藿、枸杞、地骨皮、续断、橘红各9克,茯苓6克。

用法:每日1剂,水煎服,早晚2次分服。

功效:补气护肝。

主治:经断前后诸证。症见经断前后心慌、出汗、痰多。

[经验方5]

组成:山药30克,熟地黄、白术各15克,知母、黄柏、山茱萸、牡丹皮、茯神各9克,远志、莲子心、石斛各6克,桔梗5克。

用法:每日1剂,水煎服,早晚2次分服。

功效:滋阴生津,益气安神。

主治:经断前后诸证,属阴虚火旺型。症见经断前后头晕、耳鸣、自汗、心慌、发热。

[经验方6]

组成:生、熟地黄各12克,丹参、党参、玄参、茯苓、浮小麦、杭白芍、柏子仁、熟枣仁各10克,桔梗、远志、五味子、天冬、麦冬各5克,当归3克,延胡索6克,龙骨、牡蛎各15克。

用法:每日1剂,水煎服,早晚2次分服。

功效:养心,益阴,安神,镇潜。

主治:经断前后诸证。症见经断前后头晕头痛、精神疲乏、健忘、焦虑忧郁、失眠多梦、心悸怔忡、多汗、食欲减退、腹胁腰腿诸痛、舌红苔少等。

[经验方7]

组成:生地黄20克,麦冬15克,知母15克,黄柏15克,枣皮15克,牡丹皮15克,巴戟天15克,淫羊藿20克,仙茅15克,甘草10克。

用法:水煎服,每日1剂,早晚各服1次。

功效:调补阴阳,滋阴涵阳。

主治:经断前后诸证,属肾之阴阳俱虚者。症见月经周期紊乱、烘热汗出、心烦易怒、失眠多梦、疲倦乏力、纳差、苔薄白等。

[经验方8]

组成:浮小麦 30 克,炙甘草 10 克,红枣 8 枚。

用法:水煎煮半小时,分早、中、晚 3 次服用。

功效:养心安神。

主治:经断前后诸证。

第二节 带下病养生验方

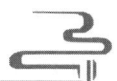

凡在月经期或月经前后,出现小腹疼痛,周期性发作,或伴腰骶部酸痛,称为带下病,也称"经行腹痛",严重时可因剧烈疼痛引起晕厥。带下病是指带下量明显增多或减少,色、质、气味发生异常,或伴有全身或局部症状。本病可见于现代医学的阴道炎、宫颈炎、盆腔炎、卵巢早衰、闭经、不孕、妇科肿瘤等疾病引起的带下增多或减少。带下病的诊断依据是带下量、色、质、气味发生异常,或伴全身或局部症状。若带下量多,奇臭难闻,或五色夹杂,应做必要检查,以排除恶性肿瘤。

[经验方1]

组成:白术 15 克,山药 15 克,党参 12 克,白芍 10 克,苍术 10 克,甘草 6 克,陈皮 10 克,黑芥穗 10 克,柴胡 10 克,车前子 15 克。

用法:水煎服,每日 1 剂,早晚 2 次分服。

功效:健脾益气,升阳除湿。

主治:带下病,属脾阳亏虚型。症见带下量多,绵绵不断,颜色白或淡黄,质稀薄,无臭气;面色㿠白,神疲倦怠,四肢不温,两足浮肿,纳少便溏,舌质淡,苔白腻。

[经验方2]

组成:茯苓 15 克,猪苓 10 克,泽泻 10 克,车前子 10 克,茵陈 10 克,赤芍 9 克,牡丹皮 9 克,黄柏 9 克,栀子 9 克,牛膝 9 克。

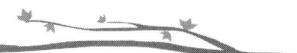

用法:水煎服,每日1剂,早晚2次分服。

功效:清热利湿止带。

主治:带下病,属湿热下注型。症见带下量多、颜色黄、质黏稠、有臭气,或伴外阴瘙痒,口苦咽干,纳食不佳,胸闷心烦,小腹或少腹作痛,小便短赤,舌红,苔黄腻。

[经验方3]

组成:蛇床子15克,生薏苡仁15克,蒲公英12克,煅龙骨15克,煅牡蛎15克,白花蛇舌草10克,金银花12克,芡实15克,白鲜皮15克,地肤子15克,百部12克,苏叶10克。

用法:水煎煮,稍温后先熏再清洗患处。每天1剂,每日2次,每次15分钟。

功效:燥湿止带。

主治:带下病。症见带下量多、质黏稠、黄白相间、有腥臭味,口苦咽干、心烦、胸闷,小便短少涩痛,舌质红、苔黄腻。

[经验方4]

组成:山药15克,狗脊12克,艾叶12克,土茯苓20克,淫羊藿12克,女贞子5克,桂枝5克,墨旱莲5克,益母草12克。

用法:水煎服,每日1剂,每剂用水连煎3次,混合均匀,日服3次。服药期间忌食生冷、辛辣食物。10天为1个疗程。

功效:温肾健脾,燥湿止带。

主治:带下病,属肾阳虚者。症见带下量多、清稀如水、淋漓不断,伴形寒肢冷,小便频数清长,大便溏薄,头晕腰痛,舌质淡,苔薄白。

[经验方5]

组成:麸炒白术20克,炒苍术20克,陈皮15克,白芍20克,党参10克,荆芥穗15克,柴胡12克。

用法:每日1剂,水煎服,每日2次,饭后服用。

功效:燥湿止带。

主治:带下病。症见带下量多、色白或淡黄、质稀薄、无气味,舌质胖、苔白或腻。

[经验方6]

组成:炒山药、芡实各20克,车前子12克,黄柏12克,白果8克。

用法:每日1剂,水煎服,每日3次,饭后服。

功效:燥湿止带。

主治:带下病。症见带下量多。

[经验方7]

组成:茯苓16克,猪苓16克,泽泻16克,茵陈16克,车前子12克,黄柏10克,栀子10克,赤芍10克,牡丹皮10克。

用法:每日1剂,水煎服,每日3次,饭后服。

功效:燥湿止带。

主治:带下病。症见带下量多、黏稠,色黄、白、赤或黄白相兼,气味腥、臭。

[经验方8]

组成:土茯苓25克,苦参25克,蛇床子12克,白鲜皮、百部各12克,黄柏、白矾各10克。

用法:加水1500毫升,煮至1000毫升,趁热先熏后洗患处,每次15分钟。每日1剂,水煎2次,分早、晚2次洗。

功效:燥湿止带。

主治:带下病。症见阴道分泌物量多,或黏稠,或水样,或白带色质有异常,或有气味者。

第三节　妇科杂病养生验方

一、阴挺

阴挺指子宫从正常位置向下移位,甚至完全脱出于阴道口外。相当于现代医学的子宫脱垂。

第六章 妇科疾病养生验方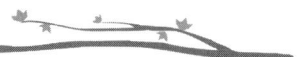

[经验方1]

组成:党参15克,黄芪15克,白术10克,陈皮10克,枳壳10克,当归10克,升麻5克,柴胡5克,炙甘草10克,大枣6枚,生姜3片。

用法:每日1剂,水煎服,早晚2次分服。

功效:补气升提。

主治:阴挺,属气虚型。症见子宫下移,或脱出阴道口外,劳累后加重,小腹下坠感,面色少华,疲倦乏力,少气懒言,尿频,或带下量多、色白质稀,舌淡,苔薄。

[经验方2]

组成:党参10克,熟地黄15克,杜仲15克,山药15克,当归15克,山萸肉15克,枸杞15克,鹿角胶10克,升麻10克,枳壳9克。

用法:每日1剂,水煎服,早晚2次分服。

功效:补肾固脱。

主治:阴挺,属肾虚型。症见子宫下移,或脱出阴道口外,小腹下坠感,小便频数,头晕耳鸣,腰酸腿软,舌淡,苔薄。

[经验方3]

组成:椿根皮60克,荆芥穗15克,藿香叶15克。

用法:加水1500毫升煎煮至1000毫升,趁热先熏后洗患处,每次15分钟。每日1剂,水煎2次,分早、晚2次洗。

功效:清热祛湿。

主治:阴挺。

[经验方4]

组成:炙黄芪30克,牡蛎15克,升麻12克,柴胡、枳壳、桔梗各8克,生甘草5克。

用法:水煎服,每日1剂,早晚各服1次。

功效:益气升提,收敛固脱。

主治:阴挺。也可治疗脏器下垂、脱肛等。

[经验方5]

组成:升麻12克,牡蛎16克。

用法:上药共研为细末,每服8克,温水送服;或装胶囊内,分2～3次空腹服下;或每日1剂,水煎服。

功效:升举阳气,收敛固涩。

主治:阴挺,证属中气下陷者。

[经验方6]

组成:黄芪、党参各15克,苍术、白术各12克,全当归10克,粉草薢、陈皮、椿树皮、柴胡各9克,升麻15克,生甘草6克,红枣5枚。

用法:水煎服,每日1剂,早晚2次分服。

功效:补中益气,健脾化湿。

主治:重度阴挺。

二、妇人腹痛

妇人腹痛指妇女不在月经期、妊娠及产后期间发生小腹或少腹疼痛,严重时疼痛可牵连至腰骶部,称为"妇人腹痛"。本病类似于现代医学的盆腔炎、子宫颈炎、子宫肥大症及盆腔淤血症等引起的腹痛。

[经验方1]

组成:党参9克,白术30克,巴戟天30克,杜仲9克,菟丝子9克,芡实9克,山药9克,补骨脂6克,肉桂6克,附子5克(先煎)。

用法:每日1剂,水煎服,日服2次。

功效:温肾助阳,暖宫止痛。

主治:妇人腹痛,属于肾阳虚衰型。症见小腹冷痛下坠感,喜温喜按,畏寒肢冷,头晕耳鸣,腰膝酸软,尿频,夜尿量多,大便不成形,舌淡,苔白滑。

[经验方2]

组成:当归10克,桂枝9克,芍药18克,炙甘草6克,生姜3片,大枣4个,饴糖30克。

用法:每日1剂,水煎服,日服2次。

功效:补血养营,和中止痛。

主治:妇人腹痛,属于血虚证。症见小腹隐隐作痛,按揉腹部疼痛可减轻,伴心慌、头晕眼花,睡眠少,面色萎黄,大便燥结,舌淡,苔少。

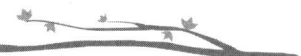

[经验方3]

组成:牡丹皮10克,桂心6克,当归10克,延胡索10克,莪术10克,牛膝10克,赤芍10克,荆三棱6克。

用法:每日1剂,水煎服,日服2次。

功效:行气活血,化瘀止痛。

主治:妇人腹痛,属于气滞血瘀证。症见小腹或少腹胀痛或刺痛,按压腹部疼痛加重,胸胁、乳房胀痛或刺痛,时时长叹气,烦躁易怒,食欲不佳,舌紫暗或有紫点。

[经验方4]

组成:当归10克,川芎10克,莪术10克,白芍10克,生地黄10克,香附10克,延胡索15克,牡丹皮10克,红花9克,桃仁6克,薏苡仁20克,败酱草15克,土茯苓15克,黄连5克,白花蛇舌草15克。

用法:每日1剂,水煎服,日服2次。

功效:清热除湿,化瘀止痛。

主治:妇人腹痛,属于湿热瘀结型。症见小腹部灼热疼痛,按压疼痛加重,或小腹部可触摸到积块,伴腰骶部胀痛,白带量多、色黄、质黏稠、有臭味,小便黄、量少,舌红,脉弦滑而数。

[经验方5]

组成:当归10克,赤芍10克,川芎10克,延胡索10克,生蒲黄10克,干姜3克,官桂3克,小茴香2克,没药5克,五灵脂5克(炒),苍术10克,茯苓10克。

用法:每日1剂,水煎服,日服2次。

功效:散寒除湿,化瘀止痛。

主治:妇人腹痛,属于寒湿凝滞型。症见小腹冷痛,痛处固定不移,得温痛减,白带量多、质稀色白,怕冷,四肢凉,面色青白,舌淡,苔白腻。

[经验方6]

组成:延胡索15克,赤芍12克,牡丹皮12克,川楝子10克,黄柏12克,败酱草10克,薏苡仁10克,栀子10克,桃仁10克,金银花10克,连翘10克,乳香6克,没药6克。

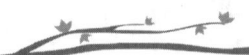

用法:每日1剂,水煎服,早晚2次分服。

功效:清热利湿,凉血解毒。

主治:妇人腹痛。症见小腹疼痛拒按,有灼热感,伴腰骶部疼痛,月经前后加重,带下量多、色黄白,纳食较差,小便黄少,舌苔黄腻脉。

[经验方7]

组成:薏苡仁、败酱草各20克,茯苓15克,川芎、苍术各10克,桂枝8克,制附子(先煎)、炮姜各6克。

用法:每日1剂,水煎服,早晚2次分服。

功效:散寒除湿,温经止痛。

主治:妇人腹痛。症见小腹及腰骶部冷痛,热则痛减,或月经前后加重,带下黏稠、量多色白,纳少便溏,畏寒身痛,苔白腻。

[经验方8]

组成:茯苓15克,白芍15克,川楝子15克,玄胡15克,香附15克,桂枝8克,牡丹皮、桃仁各10克。

用法:每日1剂,水煎服,早晚2次分服。

功效:活血化瘀,行气止痛。

主治:妇人腹痛。症见小腹疼痛拒按,或按之有块,伴胸胁胀满,抑郁不乐,或面色晦暗,肌肤甲错,舌质暗或有瘀点,苔薄。

三、阴痒

阴痒指妇女外阴及阴道瘙痒,甚至痒痛难忍,坐卧不宁,或伴带下增多者。现代医学的外阴瘙痒症、外阴炎、阴道炎等以外阴瘙痒为主要临床表现时可参考本部分辨证论治。

[经验方1]

组成:知母9克,黄柏9克,熟地黄24克,山药12克,山茱萸12克,泽泻9克,茯苓9克,牡丹皮9克,制首乌9克,白鲜皮15克。

用法:每日1剂,水煎服,日服2次。

功效:调补肝肾,滋阴降火。

主治:阴痒,属于肝肾阴虚型。症见阴部干涩,奇痒难忍,或局部皮肤变

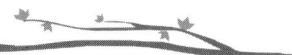

白、萎缩或增厚,皲裂破溃,伴头晕眼花、腰酸腿软、五心烦热,时有烘热汗出,舌红,苔少。

[经验方2]

组成:制首乌、生地黄、怀山药各15克,当归12克,知母、黄柏、山茱萸、茯苓、泽泻、麦冬各10克。

用法:每日1剂,水煎服,早晚2次分服。

功效:养血止痒,滋阴降火。

主治:阴痒,属肝肾阴虚者。症见阴部干涩、灼热瘙痒,头晕目眩,时有烘热汗出、五心烦热、耳鸣腰酸、带少色黄,舌红少苔。

[经验方3]

组成:龙胆草6克(酒炒),黄芩9克(酒炒),当归8克(酒炒),生地黄20克,栀子9克(酒炒),泽泻12克,通草6克,车前子9克,柴胡10克,生甘草6克。

用法:每日1剂,水煎服,日服2次。

功效:泻肝清热,除湿止痒。

主治:阴痒,属于肝经湿热证。症见阴部瘙痒,灼热疼痛,白带量多、色黄、臭秽黏稠,头晕目眩,心烦不宁,咽干口苦,尿黄便秘,舌红,苔黄腻。

[经验方4]

组成:萆薢10克,薏苡仁30克,黄柏9克,赤茯苓9克,牡丹皮9克,泽泻12克,通草9克,滑石12克,苍术12克,苦参12克,白藓皮15克,白头翁9克,苦参12克,防风6克。

用法:每日1剂,水煎服,日服2次。

功效:清热利湿,解毒杀虫。

主治:阴痒,属于湿虫滋生型。症见阴部瘙痒,如虫行状,甚至奇痒难忍,伴灼热疼痛;白带量多、臭秽、色黄、呈泡沫状,或白色如豆腐渣状;心烦眠少,胸闷呃逆,咽干口苦,小便黄赤,舌红,苔黄腻。

[经验方5]

组成:桑寄生、杭白芍各16克,生地黄15克,侧柏叶、椿皮各12克,牡丹皮、阿胶(烊化)各10克,香附、黄柏、鸡冠花各8克。

用法:每日1剂,水煎服,早晚2次分服。

功效:清热凉血,止血止痒。

主治:阴痒。

[经验方6]

组成:土茯苓18克,车前子、泽泻、苦参、蛇床子、山药、芡实、山楂、黄柏各12克,川续断、木香各10克,炙甘草6克。

用法:每日1剂,水煎服,早晚2次分服。

功效:健脾助运,清热利湿。

主治:阴痒,属脾失健运、湿热下注者。

[经验方7]

组成:炒薏苡仁、赤芍、车前子(包煎)、白鲜皮各15克,萆薢12克,地肤子、怀牛膝各10克,黄柏、龙胆草、苍术、栀子各8克。

用法:每日1剂,水煎服,早晚2次分服。

功效:泻肝止痒,清热利湿。

主治:阴痒,证属肝经湿热。

第四节 乳房疾病养生验方

一、乳癖

乳癖是以乳房有形状、大小不一的肿块,伴疼痛,与月经周期相关为主要表现的乳腺组织的良性增生性疾病。相当于现代医学的乳腺囊性增生症。

[经验方1]

组成:柴胡15克,川芎15克,当归15克,赤芍15克,丹参15克,香附10克,郁金10克,益母草10克,山楂10克,鸡血藤15克。

用法:每日1剂,水煎服,日服2次。

功效：疏肝理气,活血化瘀。

主治：乳癖。症见乳房结节质地较硬、有周期性变化,乳房胀痛,胸胁胀满不舒,易怒,舌紫暗,苔薄白。

[经验方2]

组成：蒲公英60克。

用法：水煎煮待温后,代茶饮。每日1剂。

功效：清热解毒,消痈散结。

主治：乳癖初期。

[经验方3]

组成：当归15克,夏枯草12克,浙贝母12克,海藻12克,海蛤壳5克,玄参10克,天花粉10克,白蔹10克,枳壳10克,桔梗12克,生地黄15克,连翘15克,大黄5克,薄荷5克,大青盐15克,甘草6克。

用法：每日1剂,水煎服,日服2次。

功效：散结消肿。

主治：乳癖。

[经验方4]

组成：海藻30克,昆布15克,当归15克,浙贝母15克,法半夏10克,川芎10克,陈皮10克,青皮6克,连翘10克,甘草6克。

用法：每日1剂,水煎服,日服2次。

功效：散结消肿。

主治：乳癖。

[经验方5]

组成：王不留行30克,蒲公英20克,牡蛎15克(先煎30分钟),醋北柴胡10克,黄芪10克,三棱10克,莪术10克,白芥子10克,炙甘草5克。

用法：每日1剂,水煎服,日服2次。

功效：消痰化瘀、软坚散结、补肺益肾。

主治：乳癖。广泛应用于肺结节、乳腺结节、甲状腺结节等。

二、乳岩

乳岩是以乳房部肿块质地坚硬、高低不平,病久肿块溃烂、脓血污秽恶

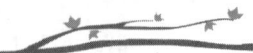

臭、疼痛逐渐加重为主要表现的肿瘤性疾病。相当于西医的乳腺癌。

[经验方1]

组成:当归15克,桃仁15克,红花30克,紫丹参30克,夏枯草30克,杭白芍30克,香附15克,三棱15克,莪术、昆布、海藻、没药各9克。

用法:每日1剂,水煎服,日服2次。

功效:活血化瘀,软坚散结佐以理气。

主治:乳岩。

[经验方2]

组成:土贝母12克,浙贝母12克,山慈菇12克,夏枯草15克,蒲公英15克,瓜蒌皮15克,连翘15克,青皮12克,漏芦10克,路路通10克,甘草6克。

用法:每日1剂,水煎服,日服2次。

功效:化痰散结,解毒抗癌。

主治:乳岩,属痰毒交阻、正气不虚者。

[经验方3]

组成:蒲公英、藤梨根、生牡蛎各30克,黄芪、党参各20克,海藻18克,昆布15克,浙贝母、山慈姑、土鳖虫各10克,三棱、莪术、柴胡各6克。

用法:每日1剂,水煎服,日服2次。

功效:化痰散结,解毒抗癌。

主治:乳岩,属痰毒交阻、正气不虚者。

[经验方4]

组成:山慈菇200克,蟹壳100克,蟹爪(带爪尖)100克。

用法:将上药共研成细末,炼蜜为丸。每次服用15克,每天3次。

功效:化痰散结,解毒抗癌。

主治:乳岩,正气不足。

[经验方5]

组成:生薏苡仁30克,夏枯草、生牡蛎各15克,广木香、砂仁、党参各12克,茯苓、陈皮、白术各10克,清半夏8克。

用法:每日1剂,水煎服,日服2次。

功效：健脾化痰、软坚散结。

主治：乳岩。

[经验方6]

组成：黄芪20克，露蜂房20克，王不留行、石见穿、莪术各15克，当归12克，三七粉3克（分2次吞服）。

用法：每日1剂，水煎服，日服2次。

功效：破血逐瘀，扶正祛邪，解毒活络，软坚散结。

主治：乳岩。

参考文献

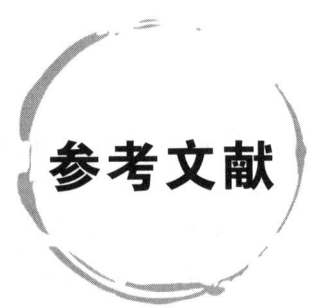

[1] 张振南,谢利民,于潼.从脾论治股骨头坏死[J].中医杂志,2015,56(7):615-6177.

[2] 周仲瑛.中医内科学[M].北京:中国中医药出版社.2003.

[3] 王庆国.刘渡舟医论医话100则[M].北京:人民卫生出版社.2013.

[4] 张玉辉,赵凯维,张敏,等.2020—2021年度中医养生学研究进展[J].中国中医基础医学杂志,2022,28(11):174,751,840.

[5] 单书健.重订古今名医临证金鉴·痹症卷[M].北京:中国医药科技出版社.2017.

[6] 罗元恺.中医妇科学[M].上海:上海科学技术出版社.1986.

[7] 顾伯康.中医外科学[M].上海:上海科学技术出版社.1986.

[8] 潘小梅.应用千百年的中医验方[M].石家庄:河北科学技术出版社.2013.

[9] 王承德,沈丕安,胡荫奇.实用中医风湿病学[M].北京:人民卫生出版社.2009.

[10] 单书健.重订古今名医临证金鉴·肿瘤卷[M].中国医药科技出版社.2017.

[11] 曲苗,庄颖梅,王俊志,等.华廷芳学术思想初探之"详辨病机,活用方药"[J].中医药学报,2011,39(6):45-47.

[12] 陈樟平,陈琼,刘军城.陈瑞春论经方与时方的应用[J].江苏中医药,2011,43(7):74-75.

[13] 李凤才,谢海泉,冷向阳.复方鹿茸健骨胶囊治疗原发性骨质疏松症的

Ⅲ期临床观察[J].中草药,2010,41(11):1856-1858.

[14]刘洪涛,刘晓阳,刘胜淳,等.金乌骨通胶囊治疗原发性骨质疏松症的临床观察[J].中国骨质疏松杂志,2009,15(8):593-594,579.

[15]涂华,周凤.李时珍《本草纲目》辨治咳嗽的特色浅析[J].时珍国医国药,2020,31(11):2783-2785.

[16]王德辰,马友诚,孙瑞茜,等.中医阴阳五行诊疗体系之治法浅探[J].中华中医药杂志,2022,37(1):6228-6233.

[17]金天翔,袁军,常俊杰,等.张曦老中医骨伤学术经验总结[J].中国医药导报,2023,20(19):153-157.